教师培训和盗版举报联系方式：

（1）cyf. 62@163. com；（2）13907463482 。

举报属实有奖！

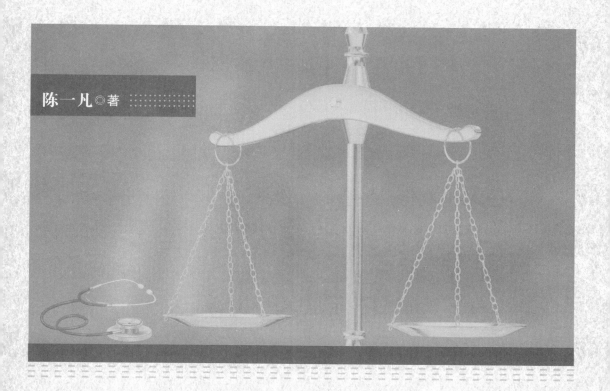

陈一凡◎著

实用医患关系学

SHIYONG YIHUANGUANXIXUE

中国政法大学出版社

2017·北京

图书在版编目（ＣＩＰ）数据

实用医患关系学/陈一凡著. —北京：中国政法大学出版社，2017.11
ISBN 978-7-5620-7854-8

Ⅰ.①实… Ⅱ.①陈… Ⅲ.①医院－人间关系－研究 Ⅳ.①R197.322

中国版本图书馆CIP数据核字(2017)第278014号

出　版　者	中国政法大学出版社
地　　　址	北京市海淀区西土城路 25 号
邮寄地址	北京 100088 信箱 8034 分箱　邮编 100088
网　　　址	http://www.cuplpress.com (网络实名：中国政法大学出版社)
电　　　话	010-58908586(编辑部) 58908334(邮购部)
编辑邮箱	zhengfadch@126.com
承　　　印	北京鑫海金澳胶印有限公司
开　　　本	720mm×960mm　1/16
印　　　张	15.75
字　　　数	260 千字
版　　　次	2017 年 11 月第 1 版
印　　　次	2017 年 11 月第 1 次印刷
定　　　价	48.00 元

PREFACE

前言

　　早在 2005 年 11 月，教育部就在医学院校"十一五"国家级规划教材目录中增列了医患关系内容。此后不同版本的医患关系学说相继问世，却未如人愿。十二年后的今天，《实用医患关系学》终于在社会变革和经济体制转型期，医疗体制相对落后和不完善，医疗水平相对低下和不平衡，医疗风险相对较高和不被理解，医患关系理论极为粗糙和纠纷指数不断攀升，以及倡导建设社会主义法治国家的背景之下应运而生了。

　　医患关系是一个历史久远的话题，也是一个亟待解决的课题。说其历史久远是因为医患关系早在远古时代就伴随社会分工出现的医疗服务而存在；说其课题亟待解决是因为医患纠纷已成为影响社会稳定的重要因素，以往医患关系理论都未触及医疗服务特征或仅涉及法律关系，导致理论的科学性欠缺和实用性减损。

　　《实用医患关系学》是以医患关系的本质，医患关系构成要素及其相互联系，医患关系产生、变化、消灭的规范运行机制，以及医患纠纷成因、防范和处理机制为研究对象的独立学科，是符合医疗服务特征的法律关系理论体系，是全新的医患关系学说。医患关系就是医疗服务关系，其本质是法律关系。这里所说的法律关系特指法律确认和调整医疗服务关系之后所形成的医患法律关系。那么，医疗服务关系是医患法律关系的基础关系。据此，《实用医患关系学》以医疗服务的形成要素——"医疗"与"服务"为起点，首先揭示医疗服务中医疗与服务的辩证关系，进而揭示医疗服务和医疗服务关系，最终揭示医患法律关系。这一学说，从医疗服务和医疗行为的细胞研究入手，客观揭示医疗服务特征和医疗技术的概念及具体要求；这一学说，从两类法定事由之间的因果关系出发，客观揭示医患关系产生、变化和消灭的规范运行机制；这一学说，从辩证服务出发，有效揭示医患关系内部转化规律和履行注意义务的一般规律；这一学说，特别注重医理与法理接轨，有效弥合医学界与法学界对医疗行为的技术要求与义务要求，以及医疗行为的技术标准与法律标准的不同认识；这一学说，特别强调理论联系实践，将医患关系作为当事人之间的行为互动关系与实践的中介——最具效力的行为规范和法律责任构成有机地结合在一起，以便明确当事人行为的对与错和行为结果的利与弊，从而提高医疗质量、降低医疗风险和构建医患和谐关系。

《实用医患关系学》与以往医患关系理论的最大区别在于：辩证的诊疗原是传统中医的基本原则，此前医患关系理论却未贯彻这一原则，从而片面强调避免损害来防范纠纷。然而，医者天职是救助患者，绝非防范纠纷。实用医患关系学从医疗服务是一种辩证服务，以及尽力实现诊疗目的和避免损害的诊疗原则出发，强调通过尽力实现诊疗目的的方式来救助患者和避免损害，从而更加符合医疗服务的实际需要。

《实用医患关系学》是作者从事医学教育、医疗诉讼和医院法律顾问工作二十多年来系统思考医患关系理论及其制度实践的结晶，是在《医患关系法律分析》基础上创立的医患关系学说。坚信这一学说的推广应用，能够促进医疗质量的提高、医疗风险的降低和医患和谐关系的构建，同时也能促进医疗体制改革、医学研究和医学教育，促进医疗立法、法学研究和法律教育。

《实用医患关系学》虽然简化了法理部分，依然是医学与法学相结合的横跨多学科的交叉边缘学科，同时是理论性和实践性极强的应用学科。因此，开课和讲座的适宜对象是具有一定医学和法学基础知识的医药类实习学生和在职医务人员，缺乏师资的医学院校将其作为实习辅导资料最为适宜。阅读的适宜对象是医药类和法学类在校学生、在职医务人员、医学和法学教师、医学和法学研究人员、卫生行政管理人员、医院管理人员、法官、律师、司法工作人员、医学会鉴定人员、司法鉴定人员，以及意欲维权的患方群体。

C 目 录
CONTENTS

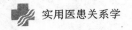

绪 论

　　实用医患关系学是以医患关系的本质，医患关系的构成要素及其相互联系，医患关系产生、变化、消灭的规范运行机制，医患纠纷成因、防范和处理机制为研究对象的独立学科，是符合医疗服务特征的法律关系理论体系。任何社会实践都需要理论指导。任何理论价值都体现在科学性和实用性上。从科学性上说，真正科学的理论是符合事物特征的理论。医患关系是因医疗服务而形成的医疗服务关系。所以，脱离医疗服务特征的理论就是欠科学的理论。以往的医患关系理论，均未把握"两类行为的相互依存，以及医疗行为的技术特点及其决定的救助作用是医疗服务的特征"〔1〕，因而缺乏科学性。从实用性上说，本质医患关系才是实用医患关系。医疗服务法律关系又称医患法律关系，是具有主体资质和行为标准的医疗服务关系，是与法律责任构成直接联系的医疗服务关系，是基于法定事由而形成的权利义务关系，因而必为本质医患关系，从而成为实用医患关系。然而，医患法律关系是法律确认和调整医疗服务关系的结果，医疗服务关系理论如欠科学，必然造成立法缺陷，从而导致医患法律关系不完善而减损实用价值。例如《侵权责任法》第62条将"泄露患者隐私或者未经患者同意公开其病历资料"产生的责任归于第七章"医疗损害责任"就明显不妥。因为，保密义务的履行行为不应具有诊疗目的而属一般行为，以致该损害不是医疗损害。此外，将第64条"干扰医疗秩序，妨害医务人员工作、生活"产生的责任归于医疗损害责任同样不妥。理论的实用价值并非仅凭外力的强行推动来实现，还需凭借理论的

───────────────

　　〔1〕 参见陈一凡：《医患关系法律分析》，人民法院出版社2013年版，第3页。

科学性对事物产生的内在作用来实现。所以，符合医疗服务特征并对当事人的行为产生自觉规范作用的理论才是真正的实用理论。据此，符合医疗服务特征的法律关系，就是科学的实用医患关系。它包括医患合同关系、无因管理关系和强制治疗关系。那么，符合医疗服务特征的法律关系理论体系，就是实用医患关系学。

一、实用医患关系学的研究对象和任务

任何科学理论均以特定研究对象为其存在的根据，没有特定的研究对象就没有独立的学科。由于我国医疗水平相对低下和不平衡，医疗风险相对较大和不被理解，医患关系理论极其粗糙和纠纷指数居高不下，因此实用医患关系学只有将运行中的医患关系和纠纷中的医患关系均作为研究对象，才能满足医疗服务的实际需要，否则难以实现提高医疗质量、降低医疗风险及构建医患和谐的理论价值。据此，实用医患关系学的研究对象就是医患关系，具体包括医患关系的本质，医患关系的构成要素及其相互联系，医患关系产生、变化、消灭的规范运行机制，以及医患纠纷的防范和处理机制。实用医患关系学的研究任务是为提高医疗质量、降低医疗风险及构建医患和谐关系提供强有力的理论支持。

二、实用医患关系学的研究方法

医患关系就是医疗服务关系，其本质是法律关系。这里的法律关系特指法律确认和调整医疗服务关系之后所形成的医患法律关系。所以，医疗服务关系是医患法律关系的基础关系。据此，实用医患关系学以医疗服务的形成要素——"医疗"与"服务"为起点，首先揭示医疗服务中医疗与服务的辩证关系，进而揭示医疗服务和医疗服务关系，最终揭示医患法律关系。实用医患关系学的这一研究方法，还针对不同问题分别遵循了五个原则：

第一，贯彻从细胞研究入手的原则，客观揭示医疗服务的特征和医疗技术的概念及其具体要求。首先，从医疗服务的细胞——"医疗"与"服务"的研究入手，揭示医疗服务中医疗与服务的关系是对立统一的辩证关系，是内因与外因、内容与形式、特殊与一般、被包含与包含、主要与次要的关系。进而揭示两类行为的相互依存，以及医疗行为的技术特点及其决定的救助作用是医疗服务的特征。其次，从医疗行为的细胞——诊疗项目服务研究入手，

揭示任何诊疗项目服务都可实现其诊疗目的，也可导致某种损害。因此，医疗技术是促进实现诊疗目的和避免损害的医疗方法。而且，实现诊疗目的和避免损害通过妥当选择和妥当操作诊疗项目来完成，以致医疗技术集中表现在诊疗规范对选择和操作诊疗项目的具体要求之上。

第二，顺应因果关系的原则，客观揭示医患关系产生、变化和消灭的规范运行机制。能够产生医疗义务及注意义务的缔约行为和病情，都是医患合同关系的法定事由。缔约行为和病情，作为合同关系的法定事由，其实是合同权利义务产生、变更和消灭的法定根据。其中，缔约行为通常是医疗义务产生的根据，极少是注意义务产生的根据。病情通常是注意义务产生的根据，极少是医疗义务产生的根据。然而，合同关系中的病情及其变化是因，缔约行为是果。诊疗规范的主要部分既是诊疗原则的具体运用又是注意义务的具体规定。诊疗规范包括选项规范和操作规范。在诊疗原则的制约下，诊疗规范确定的注意义务是针对病情及其变化的包括履行医疗义务的一种注意义务。医患合同关系的规范运行集中反映在法定事由的变化之上。法定事由的变化，其实是针对病情及其变化的注意义务对医者的行为要求有变化；注意义务对医者的行为要求有变化，就是要求诊疗项目服务应当变化；诊疗项目服务应当变化，就是医疗行为应当变化。所以，法定事由的变化最终源于患者病情的发展和变化。

第三，顺应辩证服务的原则，有效揭示医患关系的内部转化规律和履行注意义务的一般规律。首先，医疗服务是两类行为相互依存的辩证服务。因此，只有从辩证服务出发，才能客观揭示医疗服务关系是医疗关系与一般关系相互依存的辩证关系。医疗服务关系之所以特殊，是因医疗关系与具有特殊性的医疗行为直接联系的缘故。医疗服务关系之所以复杂，是因两类行为相互依存的辩证服务，导致一定条件下医疗行为与一般行为相互转化时，医疗关系与一般关系随之转化。其次，从疾病产生、发展和变化的一般规律，以及尽力实现诊疗目的和避免损害的诊疗原则出发，科学揭示履行注意义务的一般规律：医疗注意义务是妥当实施医疗行为的义务。履行注意义务除应在病情及其变化的基础上遵守选项规范和操作规范并贯彻辩证的诊疗原则外，还应规范履行告知义务、护理义务、转诊义务、资质保证义务、病历书写存档义务、诊疗管理义务等，才能妥当实施医疗行为。

第四，注重医理与法理接轨的原则，有效弥合医学界与法学界对医疗行为的技术要求与义务要求，以及医疗行为的技术标准与法律标准的不同认识。医学界从实现诊疗目的的愿望出发，强调运用技术和遵守诊疗规范。法学界从维护当事人权益的愿望出发，强调履行义务和遵守法律规范。其中，诊疗规范的主要部分是医疗技术的具体标准，法律规范的主要部分是注意义务的具体规定。然而，医理与法理是相通的。医疗技术的本质要求是履行注意义务，医疗技术与注意义务之间具有内在的联系。诊疗规范属法律规范的范畴，诊疗规范与法律规范之间也具有内在的联系。所以，重技术、轻法律的思想应当被摒弃，重法律、轻技术的思想亦应被革除。首先，医疗技术的本质要求是履行注意义务。因为医疗技术是促进实现诊疗目的和避免损害的医疗方法。医疗注意义务是妥当实施医疗行为的义务。只有妥当选择和妥当操作诊疗项目，才能促进实现诊疗目的和避免损害，从而保障医疗行为的救助作用。其次，诊疗规范属法律规范的范畴。诊疗规范作为法律规范的一种，其主要部分也是注意义务的具体规定。其实，有些诊疗规范的本身就是法律规范。比如，法律、行政法规和规章中的诊疗规范就是法律规范；另一些诊疗规范是"被视为法律"的法律规范，即《侵权责任法》第58条所指的"其他有关诊疗规范"。诊疗规范是专门调整医疗行为的法律规范。具体包括制定性诊疗规范和认可性诊疗规范。其中，制定性诊疗规范是国家立法机关创制的法律、行政法规和规章中的医疗行为规范，因而就是法律规范。认可性诊疗规范是医学专科以上教材、药品和医疗器械使用说明书、全国医学会和医疗机构等文件之中的医疗行为规范，这些行为规范虽然不由国家立法机关创制，但被国家行业主管机关认可，因而是国家认可的诊疗规范。

第五，强调理论联系实践的原则，将医患关系作为当事人之间的行为互动关系与实践的中介——最具效力的行为规范和法律责任构成有机地结合在一起，以便明确当事人行为的对与错和行为结果的利与弊，从而使实用医患关系学成为提高医疗质量、降低医疗风险和构建医患和谐关系的给力学说。

三、实用医患关系学的特点

实用医患关系学是医学与法学相结合的横跨多学科的交叉边缘学科。首先，实用医患关系学除必须运用医学与法学理论外，还需借鉴社会关系学、行为学、逻辑学、人际关系学、公共关系学、心理学、伦理学、政策学、管理学、营销学等理论。其次，这些独立学科的研究对象和应用范围，或大于或小于医患当事人活动涉及的范围，其中任何一门独立学科都有其特定价值，都可为当事人需要解决的特定问题提供理论指导，但却不能为当事人需要解决的所有问题提供理论指导。例如，实用医患关系不是单纯的医疗服务关系——医患社会关系，而是医患法律关系。医患法律关系是法律确认和调整医疗服务关系的结果。所以，医疗服务关系是医患法律关系的基础关系。如果不能客观揭示医疗服务关系就不能科学立法，从而不能构建完善的医患法律关系。这是法学借鉴社会关系学的客观证例。又如，调整医疗的行为规范，既可来源于医学教科书中的诊疗规范，即国家认可的诊疗规范；又可来源于法律、行政法规和规章中的诊疗规范，即国家制定的诊疗规范。如果医学教科书中有应当适用的诊疗规范，法律、行政法规和规章中没有应当适用的诊疗规范时，应以医学教科书中的诊疗规范为准；如果医学教科书中可适用的诊疗规范，与法律、行政法规和规章中可适用的诊疗规范发生冲突时，根据"规范适用规则"，应以法律、行政法规和规章中的诊疗规范为准，从而实现法律确认和调整医疗行为的目的。这是法学对医学既借鉴又取舍的客观证例。总之，实用医患关系学是医学与法学相结合的横跨多学科的既借鉴又取舍的一门交叉边缘学科。

实用医患关系学是理论性和实践性极强的应用学科。因为实用医患关系学是介于理论和实践之间的应用学科。医患关系的本质，医患关系的构成要素及其相互联系，医患关系产生、变化、消灭的规范运行机制，以及医患纠纷的成因、防范和处理机制等，都因医疗服务而存在于当事人之间。虽然，当事人在运行时的医患关系和纠纷时的医患关系中，应当如何实施自己的行为必受相关行为规范的确认和调整。但法律规范作为最具效力的行为规范，于立法之时就围绕着促进医疗服务及构建医患和谐而设定，从而不仅有效规范当事人意欲实施的各种行为，而且据此构建了最为精致、最为规范和最为实用的医患合同关系、无因管理关系和强制治疗关系。实际应用的有效性是医患关系理论的生命力和全部价值的承载。实用医患关系学将医患关系作为双方当事人的行为互动关系与实践的中介——最具效力的行为规范和法律责任构成有机结合在一起，以便明确当事人行为的对与错和行为结果的利与弊，从而成为提高质量、降低风险及构建和谐关系的一门应用学科。

四、实用医患关系学的创立和理论贡献

创立实用医患关系学的意义。实用医患关系学是在社会变革和经济体制转型期，医疗体制相对落后和不完善，医疗水平相对低下和不平衡，医疗风险相对较大和不被理解，医患关系理论极为粗糙和纠纷指数不断攀升，以及倡导建设社会主义法治国家背景下应运而生的医患关系学说。医疗事业发展的原动力是满足人们的健康需要和社会发展需要。为此，实用医患关系学以尽力实现诊疗目的和避免损害的诊疗原则为核心，以提高医疗质量、降低医疗风险及构建医患和谐为己任，不仅揭示了医患关系的本质，而且揭示了医患关系构成要素及其相互联系，还揭示了医患关系产生、变化、消灭的规范运行机制，以及医患纠纷的成因、防范和处理机制。实用医患关系学作为一门应用性极强的理论学科，其研究对象和应用范围应当限于医患主体、主体行为和行为后果所涉及的相关问题，不应过于宽泛。例如，医疗体制改革的问题和医患纠纷中发现医疗机构或医务人员违反法律、行政法规和规章而应当追究刑事责任或行政责任的问题，就不属实用医患关系学研究的问题；医疗责任保险和医疗保险问题，也不属实用医患关系学研究的问题。因为，医疗体制改革以及追究刑事责任或行政责任的行为主体是国家，其形成的关系不是医患关系。医疗责任保险关系是保险公司与医疗机构及医务人员之间的商业保险合同关系，医疗保险关系是国家机关内设的医保机构与患者之间的行政保险合同关系。总之，第三者与医患双方中的任何一方所形成的关系都不是医患关系。然而，医患关系作为社会关系的重要组成部分，在与其他社会关系及相关主体存在千丝万缕间接联系的同时，还存在间接的作用与反作用。医患关系中的医疗服务不仅直接关涉当下患者，而且间接关涉每个社会成员的生、老、病、死，从而间接牵动和波及所有社会成员的生命健康利益、经济利益，以及政治、法律、道德、宗教、科技、文化、教育等社会意识形态。所以，创立实用医患关系学具有重大的直接意义和间接意义。其直接意义是促进医疗质量的提高、医疗风险的降低及医患和谐关系的构建；其间接意义是促进医疗体制改革、医学研究和医学教育，促进医疗立法、法学研究和法律教育等。

实用医患关系学是在《医患关系法律分析》基础上创立的新型学科。《医患关系法律分析》作为论证阶段的理论专著，其全新理论为实用医患关系学

的创立奠定了基础。其一，《医患关系法律分析》全面揭示了原生形态的医患关系就是医疗服务关系这一事实，特别是通过阐述医疗服务中医疗与服务的辩证关系来揭示医疗行为与一般行为相互依存的辩证服务及其相互转化规律，从而为医患法律关系理论的创立完成了社会关系学范畴的基础课题。其二，《医患关系法律分析》论证和诠释了医疗行为的存在根据是诊疗目的，从而为区分医疗行为与一般行为和认定医疗行为与一般行为之间的相互转化提供了客观标准。其三，《医患关系法律分析》创建了医患行为规范体系；论证和诠释了诊疗规范的含义、特点、地位、分类和表现形式，从而为医者是否违反注意义务提供了认定依据和规范冲突时的解决办法。其四，《医患关系法律分析》将医疗民事义务区分为医疗义务和医疗注意义务，从而揭示了合同中医方的主给付义务（医疗义务）和医疗附随义务（医疗注意义务），进而填补了医患合同理论的一个空白。其五，《医患关系法律分析》论证和诠释了医患民事责任包括医疗民事责任和一般民事责任，双方医疗民事义务的不同特点决定医疗民事责任能被独立追究的主体只是医方；还论证和诠释了因果关系理论中原因力的认定规则等，从而为处理医患纠纷提供了切合实际的理论依据。其六，《医患关系法律分析》论证和诠释了医患纠纷的含义、分类、成因、防范和处理机制，从而纠正了医患纠纷防范和处理中的诸多理论误区。

　　实用医患关系学对医患关系理论发展的新贡献。《医患关系法律分析》于2013年2月出版后，历经4年多教学、医疗服务和司法实践，渐渐显露了认识不足和表达不明的理论缺陷。例如《医患关系法律分析》重点阐述了医方实施的医疗行为，医疗法律行为，医疗行为与一般行为的相互转化，医疗行为的特殊性，但未详尽阐述医疗行为的分类、医方实施的一般行为，更未阐述患方实施的医疗配合行为和一般行为，以致基础理论不够全面；未阐明前人尚未完善的医学基础理论，如医疗行为的细胞、医疗功能、绝对功能局限、相对功能局限、医疗技术及其本质要求、诊疗原则及其诊断和治疗原则、诊疗规范及其选项和操作规范、诊疗方案及其诊断和治疗方案、法定事由中的"病情及其变化"，以及未澄清医界长期混淆和相互替代的适应症与指征，以致基础理论不够扎实；医疗义务的所指未能明确至诊疗项目服务而过于笼统，以致难被人们理性掌握和具体运用；医疗注意义务因诊疗规范多如牛毛，且可能存在疏漏和不周而难以把握，却未在病情发展变化的一般规律和诊疗原则基础上揭示其履行要求的一般规律。实用医患关系学在进一步理论思考和制度实践的基础上，不仅弥补了上述缺陷，而且完善了相关理论，从而构建了更加科学、完善和实用的医患关系理论体系。

五、实用医患关系学的学习方法

实用医患关系学是医学与法学相结合的、横跨多学科的交叉边缘学科，同时是理论性和实践性极强的应用学科。因此，学习难度较大，文化基础要求较高，知识面要求较广，需要掌握科学合理的学习方法。

第一，注重基本概念和基本理论。任何学科都会有很多基本概念和基本理论。实用医患关系学也不例外，其理论体系是通过概念的分级划分和学科规则决定的逻辑组合来构建的。掌握基本概念和基本理论是学好实用医患关系学的基础。学习基本概念和基本理论不能死记硬背，应在理解的基础上用关键词或关键字眼相串联，用自己的语言来表达。唯有如此，才能吃透概念、掌握原理。

第二，认真听课、独立思考、刻苦钻研。认真听课要求重视课堂学习，明确概念，弄懂原理，把握规则和要点，区分重点和难点。独立思考要求树立"科学无顶点、真理无止境"的理念，要根据自己的思路、认识和意愿来判断，不迷信权威，人云亦云；要敢于质疑、批判和提出自己的见解。刻苦钻研要求具有不达目的不罢休的精神和韧劲，通过自学教材、求教他人、查阅相关资料并运用对比评价的方法来弄通、弄懂。

第三，贯彻理论与实践相结合的原则。任何理论都是人们在实践、认识、再实践、再认识的过程中创立和发展的。以医疗侵权中认定或推定过错（故意和过失）的标准为例：1987年实施的《医疗事故处理办法》认定过错仅限于过失，未明确行为标准。2002年实施的《医疗事故处理条例》认定过错也限于过失，其明列的行为标准是违反医疗卫生管理法律、行政法规、部门规章和诊疗护理规范、常规。2010年实施的《侵权责任法》将认定或推定过错的行为标准明列为违反法律、行政法规、规章以及其他有关诊疗规范。然而一直未见诊疗规范的相关司法解释出台，以致司法实践中歧义颇多。为此，《医患关系法律分析》根据《侵权责任法》第58条第1项之规定，论证和诠释了诊疗规范的含义、特点、地位、分类和表现形式，从而为医者是否违反诊疗规范并据此认定或推定是否有过错提供了理论依据及诊疗规范冲突时的解决办法。

　　学习实用医患关系学必须自觉运用理论与实践相结合的认识论原则。一方面要认真学习书本中的理论知识；另一方面既要注重服务中的双方行为互动又要注重纠纷中的双方行为互动，特别是医疗纠纷和解、调解和诉讼实践。要仔细观察门诊就医过程和住院就医过程；要了解入院挂号手续、缴费结算手续和办理出院手续；要查阅门诊病历和住院病历中记载的疾病诊断、病情变化及其发展过程，诊疗选项和诊疗方案的确定，手术、特殊检查、特殊治疗同意书中患方签字涉及的相关内容和问题，以及配合告知、出院医嘱中患方签字涉及的相关内容和问题；要细心听取医师进行病情告知、措施告知、风险告知和替代医疗方案告知时的交谈内容和患者担忧、关注及提出异议的相关问题；要细心观察、了解患方的维权要求和选择的维权路径及所采取的具体维权措施；要积极参与案例分析讨论会；要将身边事例与现行医疗卫生体制和相关法律制度联系起来思考；要将所学理论与身边事例及典型案例结合起来应用。总之，要善于观察、分析和研究实践中遇到的医患关系问题，要通过独立思考把感性认识和理性认识结合起来，以提高发现问题、分析问题和解决问题的能力。

复习思考题

1. 什么是实用医患关系学？
2. 实用医患关系学的研究对象和任务是什么？
3. 实用医患关系学的研究方法是什么？
4. 实用医患关系学有什么特点？
5. 怎样学好实用医患关系学？

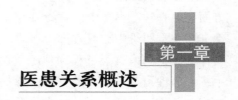

医患关系概述

医患关系的本质，一直以来是人们争论不休的话题。"难以统一认识的根本原因在于人们习惯从本位需要的角度来审视特定问题。"[1]医学界从医疗服务的需要出发，注重"医患技术关系、医患道德关系、医患利益关系、医患价值关系、医患文化关系、医患人际关系"[2]的考察和研究；法学界从纠纷处理的需要出发，注重医患法律关系的构建和完善，从而导致医学界与法学界对医疗服务及其形成的医疗服务关系有不同的认识和看法。

第一节　医患关系的法律属性

一、医患关系的概念

医患关系就是医疗服务关系，其本质是法律关系。首先，医患关系是医疗服务关系，它是一种社会关系。在现实生活中，有病或防病之人都会投医。这里的有病或防病之人，泛指投医的自然人。人们称其为患者，在医患关系中进一步简称其为"患"。这里的投医，意指找医院及其医务人员。人们将医院及其医务人员统称为医者，在医患关系中进一步简称其为"医"。显然，设立医院或学医的目的，是为不特定患者提供医疗服务和发展自己。投医的目的，是为了获得医疗服务。双方的共同目的是通过医疗服务来诊断疾病、治

---

〔1〕　陈一凡："医患关系概论"，载《报刊精萃》2008 年第 11 期，第 85 页。
〔2〕　参见本富主编：《医学伦理学》，北京大学医学出版社 2002 年版，第 40 页。

疗疾病和预防疾病，即以维护生命健康的方式来使患者获得医疗救助。可见，医患关系基于医疗服务的供求互补而得以建立。因此，医患关系是因医疗服务而形成的医疗服务关系。患者的不特定性使医疗服务具有面向社会的属性，以致医疗服务关系是医患社会关系。其次，医患关系的本质是法律关系。因为，法律确认和调整的社会关系都是法律关系。医疗服务关系是社会关系的一种。那么，法律确认和调整的医疗服务关系也是一种法律关系，即医疗服务法律关系又称医患法律关系。合同是合同法确认和调整的对象。医患合同是医疗服务关系的载体。因此，医患合同关系，就是法律确认和调整的医疗服务关系。其实，除医患合同关系外，法律确认和调整的医疗服务关系，还有无因管理关系和强制治疗关系。所以，医患合同关系、无因管理关系和强制治疗关系，都是医患法律关系。

医疗服务关系与医患法律关系是原生〔1〕与派生〔2〕的关系。"法律关系是社会生活关系的法律形式，是受法律确认和调整的社会生活关系……法律关系不是社会生活关系中独立的一种，而是一种派生的综合的关系。"〔3〕所以，医患法律关系是医疗服务关系的法律形式，是受法律确认和调整的医疗服务关系，是不能脱离医疗服务关系而存在的一种派生的综合关系。法律是综合汲取与生命规律相适应的技术、道德、利益、价值、文化、人际等内在要求而得以最终确定的关系制约因素，即最具效力的行为规范，因此医患法律关系具有综合的性质。医患法律关系还是一种综合汲取医患技术关系、医患道德关系、医患利益关系、医患价值关系、医患文化关系、医患人际关系等精华于一身的派生关系。显而易见，医疗服务关系是原生形态的医患关系，医患法律关系是派生形态的医患关系。只有客观揭示医疗服务关系，才能通过科学立法的方式来构建完善的医患法律关系。

揭示医患关系应从医疗服务关系入手，不应从法律关系入手。因为，医疗服务关系是医患法律关系的基础关系。假如不能客观揭示医疗服务关系就不能科学立法，从而不能构建完善的医患法律关系。然而，人们都忽略了医

---

〔1〕 原生，即最初生成的、原始形成的。参见刘文义主编：《现代汉语新词典》，中国妇女出版社1992年版，第994页。

〔2〕 派生，是指从一个主要事物的发展中分化出来的现象。参见中国社会科学院语言研究所词典编辑室编：《现代汉语词典》，商务印书馆1985年版，第851页。

〔3〕 参见李步云主编：《法理学》，经济科学出版社2000年版，第183~185页。

疗服务关系的考察与研究，以致医患法律关系存在先天不足。为此，本学说从医疗服务的细胞——"医疗"与"服务"的研究入手，首先揭示医疗服务中医疗与服务的辩证关系，进而揭示医疗服务和医疗服务关系，最终揭示医患法律关系。

二、医患关系的特征

医患关系是因医疗服务而形成的医疗服务关系。因此，医疗服务的特征就是医患关系的特征。从特点、作用、内容以及辩证关系上说，"医疗服务是特殊服务与一般服务相互依存的辩证服务，是主要服务与次要服务相互依存的辩证服务，是诊疗项目服务与一般项目服务相互依存的辩证服务"[1]。其中，诊疗项目服务是医疗行为；一般项目服务是一般行为。据此，两类服务的相互依存，以及诊疗项目服务的特殊性及其决定的主要作用是医疗服务的特征。然而，两类服务的相互依存，通过医疗行为与一般行为的相互依存表现出来；诊疗项目服务的特殊性及其决定的主要作用，通过医疗行为的技术特点及其决定的救助作用表现出来。所以，两类行为的相互依存，以及医疗行为的技术特点及其决定的救助作用是医疗服务的特征，即医患关系的特征。

1. 两类行为的相互依存是医疗服务的特征

医疗服务是两类服务相互依存的辩证服务，或者说是两类行为相互依存的辩证服务，因此医疗服务具有特殊性和复杂性。医疗服务之所以特殊，是因为诊疗项目服务是具有技术特点的医疗行为。医疗服务之所以复杂，是因为两类服务相互依存的辩证服务，导致一定条件下的诊疗项目服务与一般项目服务相互转化，从而表现为医疗行为与一般行为相互转化。例如，医疗机构提供的饮食、住宿和客运等一般项目服务是一般行为，在诊疗规范有特别规定的情况下就转化为医疗行为了。其他服务机构都不提供诊疗项目服务，因而不实施医疗行为，也就不存在医疗行为与一般行为的相互依存，进而不存在医疗行为与一般行为的相互转化。比如，兽医服务也实施医疗行为，但此医疗行为与彼医疗行为不同。虽然，此医疗行为与彼医疗行为的服务对象都是人，但此医疗行为与彼医疗行为的服务目的和实施对象明显各异。兽医服务中医疗行为的服务目的是以救助动物的方式来帮助顾客，其实施对象是

---

[1] 参见陈一凡:《医患关系法律分析》，人民法院出版社 2013 年版，第 3 页。

动物；医疗服务中医疗行为的服务目的是救助患者，其实施对象仍是患者。相对于医疗服务中的医疗行为来说，兽医服务中的医疗行为属一般行为。另外，其他服务机构只提供饮食、住宿、客运和商品销售等一般项目服务，未提供诊疗项目服务。因此，其他服务机构只实施一般行为，不实施医疗行为，以致不存在医疗行为与一般行为的相互依存，进而不存在医疗行为与一般行为的相互转化。所以说，医疗行为与一般行为的相互依存是医疗服务区别其他服务的特征。

2. 医疗行为的技术特点及其决定的救助作用是医疗服务的特征

医疗行为是实现救助患者的诊疗目的而选择和操作诊疗项目的行为。其细胞是诊疗项目服务。同时，医疗行为是医疗服务中的特殊服务和主要服务。医疗行为之所以是医疗服务中的特殊服务和主要服务，源于医疗行为的技术特点及其决定的救助作用。从特点上说，"医疗服务关系之所以特殊，是因其医疗关系与具有特殊性的医疗行为直接联系的缘故。"[1]医疗服务中的救助患者就是诊疗疾病。诊疗疾病必须依靠医疗技术。医疗技术集中表现在诊疗规范对诊疗项目选择和操作的具体要求之上，以致医疗服务的特殊性主要是指医疗行为的技术性。所以，医疗行为的技术特点是医疗服务的行为特征。从作用上说，医疗服务的社会作用主要是救助作用。因为，医疗服务的救助作用通过医疗行为的诊疗作用来体现。医疗行为是具有诊疗目的和诊疗作用的行为，同时是具有服务目的和救助作用的行为。最终目的决定行为本质，行为本质通过其对社会的作用来体现。虽然，医疗服务的主要目的通过诊疗目的的实现来实现，医疗服务的救助作用通过诊疗作用的体现来体现。但医疗行为的诊疗作用只反映医疗服务对特定患者的作用，医疗行为的救助作用才反映医疗服务对社会的作用。因此，医疗行为的救助作用是医疗服务的本质特征。然而，没有医疗技术就没有医疗救助，反之可导致医疗损害。所以说，医疗行为的技术特点及其决定的救助作用是医疗服务区别其他服务的特征。

三、医患关系的本质

医患关系是因医疗服务而在当事人之间形成的医疗服务关系。然而，当

---

[1]　陈一凡："论医疗服务关系"，载《管理观察》2008 年第 1 期，第 303 页。

人们运用法律、技术、道德、利益、价值、文化、人际等关系制约因素来确认和调整医疗服务关系时，则分别形成医患法律关系、医患技术关系、医患道德关系、医患利益关系、医患价值关系、医患文化关系、医患人际关系等。医患关系种类繁多，哪种才是医患关系的本质呢？

医患关系的本质是国家强力规范运行和实际应用的法律关系。医疗服务关系因其具有为不特定患者提供医疗服务的特点而面向社会的属性，故而称其为医患社会关系。但是，医疗服务关系更重要的是具有法律属性而应称其法律关系。因为，法律确认和调整的所有社会生活关系都是法律关系。医疗服务关系是社会生活关系的一种。那么，在法治社会里，法律确认和调整的医疗服务关系也是一种法律关系，即医疗服务法律关系，也即医患法律关系。其中，医疗服务关系没有主体资质和行为标准，医患法律关系则有主体资质和行为标准。医疗服务关系在未经法律的确认和调整之前，仅以概念的形式存在于人们的意识之中。其主体、客体、内容和成立条件等均无明确规定。因此，未经法律确认和调整的医疗服务关系极为粗糙而易被否定。比如，当医疗机构或医师不具备资质时；当一方当事人的权益受到对方侵犯时；当双方为医疗服务关系是否成立而发生争执时；均无法判明对错以分清责任，以致运行中的医疗服务关系易被否定。医患法律关系是医疗服务关系的法律形式；是法律确认和调整医疗服务关系的结果；是法律责任构成直接联系的医疗服务关系；是具有主体资质和行为标准的医疗服务关系；是基于法定事由而形成的权利义务关系。医疗服务关系主体、客体、内容和成立条件等，经法律确认和调整之后均有明确规定，从而使医疗服务关系变得更为精致，更为规范，也更具实用性了。例如，患者投医形成的关系，就是法律上的医患合同关系；医务人员在医疗机构之外发现昏迷患者后予以急救或抱入医院所形成的关系，就是法律上的无因管理关系；甲类和特定乙类传染病防治、强制戒毒或对某类精神病人实施强制治疗的情况出现时所形成关系，就是法律上的强制治疗关系。总之，法律确认和调整的医疗服务关系，包括医患合同关系、无因管理关系和强制治疗关系。医患合同关系、无因管理关系和强制治疗关系都是医疗服务关系的载体，都是医疗服务关系的法律形式，都是法律确认和调整医疗服务关系的结果，都是法律责任构成直接联系的医疗服务关系，都是具有主体资质和行为标准的医疗服务关系（院前无因管理关系除外），都是基于法定事由而形成的权利义务关系，因而都是国家强力规范运行和实际应用的法律关系。所以说，医患关系的本质是法律关系。

第二节　医疗服务关系

医疗服务关系是医者为救助患者而提供医疗服务所形成的一种服务关系。它具有社会属性和原始形成两大特征。从社会属性上说，医者向不特定患者提供医疗服务是医疗服务关系存在的前提。医师在家为父母、妻子和儿女实施诊疗不会形成医疗服务关系，是因为医师虽为近亲属提供了医疗，但不是"为他人或社会"提供服务，因而不具有向不特定患者提供医疗服务的特点，也就没有形成医患社会关系，从而不会发生医患纠纷。医疗服务关系因其具有为不特定患者提供医疗服务的特点而具有面向社会的属性，故而就是医患社会关系。从原始形成上说，医疗服务关系是原生态的医患关系。因为，医疗服务关系是未经任何人为提炼，并反映社会生活本来面目的医患关系，是社会生活中医患关系的原型，因而是原始形成的一种社会关系。可见，医疗服务关系就是医患社会关系，也即原生态的医患关系，是因医疗服务而在当事人之间形成的一种服务关系。所以，科学揭示医疗服务是揭示医疗服务关系的基础，也是揭示医患社会关系的前提。

一、医疗服务

字面医疗服务是指诊疗项目服务。因为，医疗服务中的医疗是服务的定语，仅具有限定服务内容的意义。然而，医疗服务其实是医疗与服务这两个事物相结合的产物。其中的医疗又称诊疗，是医者对患者疾病的诊断和治疗，其中的服务是为他人或为社会做事。社会分工前，医疗只在氏族成员之间进行而不对外。那时的医疗仅以独立的事物而存在。"社会分工及其附属品，诸如餐饮、住宿和客运等一般项目服务出现后，以医疗为主，并以餐饮、住宿和客运等为辅的医疗服务便应运而生了。"[1]事实上，医疗服务并不仅指诊疗项目服务，而是以诊疗项目服务为主要内容，并以餐饮、住宿和客运等一般项目服务为辅助内容的综合服务。可见，医疗服务既是社会分工的产物，

---

〔1〕　参见陈一凡："论医疗服务中医疗与服务的辩证关系"，载《中外健康文摘》2008 年第 1 期，第 27 页。

也是医疗与服务这两个事物相结合的产物。唯物辩证法用联系、变动和全面的观点看问题，并运用对立统一规律来揭示事物的运动、变化和发展。所以，我们既可运用对立统一规律来揭示医疗与服务在医疗服务中的运动、变化和发展，也可运用其揭示医疗服务中医疗与服务的辩证关系，从而揭示医疗服务，进而揭示医疗服务的基本服务及其形成的医疗服务关系。

（一）医疗服务中医疗与服务的辩证关系

1. 医疗与服务是对立统一的辩证关系

（1）医疗与服务是对立的关系。这里的对立，是指医疗与服务矛盾的斗争性，即医疗与服务这两个事物的相互排斥、相互否定的性质和趋势。其斗争性表明：结合前的医疗与服务，是两个属性完全不同的对立事物。所以，其对应存在的是医疗与一般项目服务；结合后的医疗与服务，双方在发展要求和方向上存在着差异，任何一方总是要限制和否定对方，同时又总是要打破对方对自己的限制和否定。因此，结合后的医疗与服务，已不再是医疗与一般项目服务各自本身了。

（2）医疗与服务是统一的关系。这里的统一，是指医疗与一般项目服务之间矛盾的同一性、统一性或一致性，即医疗与一般项目服务这两个事物的相互依存、相互贯通而构成一个统一体的属性和趋势。具体说来，它包含两层意思：其一，医疗与一般项目服务相互依存，并在一定条件下共处于医疗服务这个统一体之中；其二，医疗与一般项目服务相互贯通，存在着由此达彼的桥梁，并在一定条件下相互转化。

（3）医疗与服务的矛盾运动推动着医疗服务的发展。医疗服务的运动、变化和发展是因医疗与一般项目服务又统一又斗争而引起的，是矛盾的同一性和斗争性共同作用的结果。

第一，医疗与一般项目服务相互依存是医疗服务存在和发展的前提。首先，医疗与一般项目服务，都不能脱离对方的存在而孤立存在，双方在一定条件下共处于医疗服务之中。也就是说，在医疗服务中医疗的存在以一般项目服务的存在为其前提条件，一般项目服务的存在也以医疗的存在为其前提条件。这是医疗服务得以存在和发展的前提。医疗与一般项目服务之所以结合成医疗服务也是有条件的。这个条件，就是必须建立医疗服务关系。如果没有建立医疗服务关系，医疗与一般项目服务就只能相互分离，也就不存在医疗服务了。其次，医疗与一般项目服务相互利用、相互合作，各自吸取对方有利于自己的因素而得到发展，从而促进了医疗服务的发展。一方面，医疗需要一般项目服务的辅助来发展自己，进而促进医疗自身和医疗服务的发展。例如，为方便医疗和及时医疗，就需要住宿、饮食和客运（救护车接送）等一般项目服务的辅助来完善医疗，并提高医疗服务的效率和质量。另一方面，一般项目服务也需要医疗的合作来开拓服务领域，进而促进服务自身和医疗服务的发展。可见，相互依存是指医疗与一般项目服务相互依存于医疗服务之中。

第二，医疗与一般项目服务相互贯通，存在着由此达彼的桥梁，并在一定条件下可以相互转化。首先，医疗与一般项目服务的矛盾运动，促使双方相互贯通、相互渗透，从而表现为你中有我、我中有你。一方面，相互贯通使医疗渗透着服务的属性，从而使结合后的医疗具有服务性质并成为服务的内容，也即成为诊疗项目服务；另一方面，相互贯通使原先的一般项目服务渗透着医疗的属性，从而使结合后的服务不仅包括原先的一般项目服务而且包括诊疗项目服务。换言之，相互贯通和相互渗透使医疗与一般项目服务相互依存于医疗服务之中。医疗与一般项目服务，正是在这种矛盾运动的推动下，使医疗具有服务的属性并成为诊疗项目服务；使服务成为既包含原先的一般项目服务又包含诊疗项目服务的一种新服务，进而促进了双方的各自发展，同时也构建了由此达彼的桥梁。其次，医疗与一般项目服务在一定条件下可以相互转化。在医疗服务中，医疗与一般项目服务的相互贯通和相互渗透，还规定着双方各自的发展方向和趋势，并促使双方向着自己的对立面转化。例如，病历书写保管是病史采集的一种。因此，病历书写保管就是医疗。但当病历作为患者的工伤评残依据时，病历书写保管就不再是医疗。这就是一定条件下医疗转化为一般项目服务的客观实例。又如，给普通患者提供饮食服务时，通常应以患者口味喜好和营养需求而定。但给糖尿病患者提供饮食服务时，则必须考虑饮食治疗的特殊要求而忌提供葡萄糖、蔗糖、蜜糖及其制品。这就是在一定条件下一般项目服务转化为医疗的客观实例。

2. 医疗与服务是内因与外因、内容与形式的关系

从医疗这一事物的角度上说，医疗内部存在的有效医疗与无效医疗的矛盾运动是医疗发展的内在根据，即内因。因为，有效医疗与无效医疗的矛盾运动存在于医疗共同体之中，它是医疗发展的根本动因。而医疗与服务的矛盾运动，是医疗发展的外在条件，即外因。因为服务所具有的社会属性能给

医疗的实践提供更多的机会和更适宜的形式，从而促进医疗的发展。这在医疗的发展史上可以得到印证：在社会分工前的远古时代，医疗不对氏族成员之外实施，所以那时的医疗只在有限的、简单的和低层次的条件下实践，其发展缓慢也就不足为怪了；社会分工出现以后，医疗与服务（一般项目服务）相结合而面向社会，专业性、集团性和综合性的先进医疗形式不断涌现，使医疗得以在更广阔、更复杂和更高层次的条件下进行实践，这便必然促进医疗的快速发展。"外因是变化的条件，内因是变化的根据，外因通过内因而起作用。"[1]在医疗服务中，医疗与服务矛盾的同一性，决定了结合后的医疗其实就是诊疗项目服务，结合后的服务则是诊疗项目服务与一般项目服务相互依存的服务了。因此，医疗服务中的医疗，相对于服务来说是内因和具体内容；医疗服务中的服务，相对于医疗来说是外因和具体表现形式。所以，医疗服务中的医疗与服务，是内因与外因、内容与形式的关系。

3. 医疗与服务是特殊与一般、被包含与包含的关系

医疗服务同其他所有事物一样，存在着矛盾的特殊性和普遍性。"具体事物所包含的矛盾，以及每一矛盾各有其特点。"[2]这就是矛盾的特殊性。"每一事物都有其特殊的矛盾，从而规定着它的特殊本质，使它同其他事物区别开来，这是事物千差万别的内在原因和特殊根据。"[3]矛盾的普遍存在就是矛盾的普遍性。医疗服务中医疗内在的特殊矛盾——有效医疗与无效医疗的矛盾通过医疗行为的外部作用反映出来。因此，医疗行为所具有的技术特点就是医疗的特殊性。它不仅能使医疗区别于一般项目服务，而且能使医疗服务区别于其他社会服务。可见，医疗反映了医疗服务的特殊性。服务只反映医疗服务的一般属性。所以说，医疗服务中的医疗与服务（一般项目服务）是特殊与一般的关系。

"一个概念的外延完全包含在另一个概念的外延之中，而且仅仅成为另一个概念外延的一部分，这两个概念的关系便是从属关系。"[4]医疗服务中的医疗与服务正是如此。因为，医疗服务中的服务其实是既包含诊疗项目服务又包含一般项目服务的一种服务。所以，医疗的外延包含于服务的外延之中，

---

〔1〕 《毛泽东选集》（第1卷），人民出版社1991年版，第302页。
〔2〕 舒远招主编：《马克思主义哲学原理》，湖南师范大学出版社2001年版，第107页。
〔3〕 舒远招主编：《马克思主义哲学原理》，湖南师范大学出版社2001年版，第107页。
〔4〕 吴家麟主编：《法律逻辑学》（第1版），群众出版社1983年版，第54页。

且只能成为服务外延的一部分。因此，医疗是种概念或称下位概念，服务是属概念或称上位概念。可见，医疗服务中医疗与服务的这种被包含与包含的关系，是医疗与服务矛盾运动中特殊与一般关系的反映。

4. 医疗与服务是主要与次要的关系

医疗服务是复杂矛盾体系运动的产物。在这个矛盾体系里，不仅存在医疗与服务（一般项目服务）的矛盾，而且存在有效医疗与无效医疗的矛盾、优质一般项目服务与劣质一般项目服务的矛盾、满意医疗服务与不满意医疗服务的矛盾，以及诊疗项目服务与一般项目服务的矛盾等。各种矛盾之间和矛盾的各个方面之间的发展是不平衡的，也是不相同的。矛盾发展的不平衡性，使医疗服务存在主要矛盾与次要矛盾、主要矛盾方面与次要矛盾方面。首先，在医疗这个共同体中，有效医疗与无效医疗的矛盾是医疗服务矛盾体系中的主要矛盾。由于有效医疗与无效医疗的矛盾在医疗服务矛盾体系中居支配地位、起主导作用，所以医疗内部矛盾的存在和发展，规定或影响着医疗服务共同体中其他矛盾的存在和发展，对医疗服务的发展起着决定性的作用。其他矛盾则居于次要地位、起辅助作用。但主要矛盾与次要矛盾的区分不是一成不变的，二者在一定条件下能够相互转化。例如，医院之外发生了重大交通事故导致患者病情急危，对于通过电话承诺提供救护车接诊的医院来说，此刻的主要矛盾就是能否提供快速交通服务的矛盾了，即次要矛盾上升为主要矛盾。其次，医疗与一般项目服务的矛盾双方是不平衡的，其地位和作用也不相同。一般来说，医疗是矛盾的主要方面，一般项目服务是矛盾的次要方面。医疗是这对矛盾中起主导作用、居支配地位的方面；一般项目服务是这对矛盾中起辅助作用、居被支配地位的方面。医疗服务的社会救助作用主要是由这对矛盾的主要方面来规定的。然而，医疗与一般项目服务这对矛盾的主要方面与次要方面也不是一成不变的，二者在一定条件下可以相互转化。比如，外伤所致的少量颅内出血患者，极有可能因继发出血而致病情转危。因此，建议留观、住院并提供病房、病床等一般项目服务，是及时发现病变和及时抢救的重要条件。可见，医疗服务中医疗的作用是主要的，一般项目服务的作用是次要或辅助的，但在一定条件下可以发生转化。

综上所述，医疗服务中医疗与服务的关系是对立统一的辩证关系，是内因与外因、内容与形式、特殊与一般、被包含与包含、主要与次要的关系。

（二）医疗服务的概念

医疗服务中医疗与服务的关系是对立统一的辩证关系，是内因与外因、内容与形式、特殊与一般、被包含与包含、主要与次要的关系。从特点、作用和内容上说，医疗服务中的医疗，是特殊服务、主要服务、诊疗项目服务。医疗服务中的服务，部分具有技术特点，部分不具有技术特点，部分作用是主要的，部分作用是次要的，部分是诊疗项目服务，部分是一般项目服务。那么，从特点、作用、内容和辩证关系上说，医疗服务是特殊服务与一般服务相互依存的辩证服务，是主要服务与次要服务相互依存的辩证服务，是诊疗项目服务与一般项目服务相互依存的辩证服务。其中，抽象的特殊服务又称主要服务，其具体化是诊疗项目服务，也即选择和操作诊疗项目，因而是医疗行为。抽象的一般服务又称次要服务，其具体化是一般项目服务，也即操作一般项目，因而是一般行为。因此，仅从内容和辩证关系上说，医疗服务是诊疗项目服务与一般项目服务相互依存的辩证服务，或者说是医疗行为与一般行为相互依存的辩证服务。据此，医疗服务是两类服务相互依存的辩证服务，或者说是两类行为相互依存的辩证服务。

须注意：诊疗项目服务是医疗行为，但医疗行为不能说是诊疗项目服务。例如，问诊和手术都是诊疗项目服务。所以"问诊和手术都是医疗行为"可以成立，但"医疗行为是问诊或手术"就不能成立。因为，医疗行为是一个个诊疗项目服务。为此，应当这样理解：医疗行为的细胞是诊疗项目服务。

（三）医疗服务的基本服务

医疗服务包括诊疗项目服务和一般项目服务。因此，医疗服务的基本服务有两类。一类是诊疗项目服务，该服务是医疗行为。另一类是一般项目服务，该服务是一般行为。

（1）诊疗项目服务。诊疗项目服务是既可救助患者又可导致损害的一类技术服务。诊疗项目服务就是提供诊疗项目，也即选择和操作诊疗项目，因而是医疗行为。所以，为查明病因、病理、生理特点以及机体结构和功能是否正常，是否受到破坏及破坏范围和程度而进行病史采集、了解症状、观察体征、实验室检查、辅助检查；为明确病因、病程、病名、转归、预后而对检查结果进行综合、分析、定性、判断以及制定、调整和修改诊断方案；为消除病因、控制病情、修复受损机体、恢复器官功能而进行麻醉、手术、给药、注射、针灸、处方、心理治疗、中医推拿和功能锻炼指导；为妥当提供

医患双方当事人。

（1）医方主体。这里所说的医方是指医者，即医疗机构、个体医师及其所属医务人员。应当强调的是，医疗机构作为法人或社会组织的一种形式，虽然不是自然人，但其行为是通过所属医务人员作出的。因此，以医师为代表的医务人员是医疗服务关系中医疗机构拟人化的代表。

（2）患方主体。这里所说的患方通常是指患者，但在一定条件下可包括患者的监护人、亲属和其他代理人。生物医学模式下的患者，是指患有疾病的人。但生物-心理-社会医学模式下的患者，则指就医人，即不仅包括病人，还包括那些为预防疾病而要求体检、医疗保健、医疗美容和心理诊疗的自然人。

2. 医疗服务关系的联系纽带

社会关系就是社会主体之间存在的某种联系。所谓联系，是指事物之间的相互影响、相互制约和相互作用。医患主体之间的相互联系是因某种纽带的存在，而在医患双方之间发生相互影响、相互制约和相互作用的一种状态。"所谓纽带又称桥梁，特指能够独立产生基础性联系作用的人或事物。他人介绍、媒体宣传确实有助于医患联系，但没有这些媒介的存在，人们有病也会投医。因为，医患双方之所以必然发生联系，首先是因'医疗'的需要而引起，其次是因'服务'的提供而进行，介绍或宣传并不能够独立产生基础性联系作用。"[1]所以，在医疗服务关系中，存在于医患之间并能独立产生基础性作用的联系纽带是医疗与服务这两个事物。

医疗与服务这两个事物作为纽带的联系作用和方式极其特别。因为，医疗服务关系中的医疗与服务这两个事物已结合成医疗服务共同体了，二者是对立统一的辩证关系，即内因与外因、内容与形式、特殊与一般、被包含与包含、主要与次要的关系。其中，医疗这个纽带的联系作用是主要的，服务这个纽带的联系作用是次要的，二者的联系通过医疗服务共同体的内部矛盾运动来实现。医疗服务是两类行为相互依存的辩证服务，以致医患之间的联系纽带其实是相互依存的两类行为。所以，医疗服务关系是医疗行为和一般行为这两个相互依存的联系纽带，在医患之间直接作用而产生的相互影响和相互制约的结果。因为服务就是行为。服务关系就是行为关系，没有行为就

---

〔1〕　参见陈一凡："论医疗服务关系"，载《管理观察》2008年第1期，第302页。

没有服务，同时也就没有服务关系。

（三）医疗服务关系的基本关系

医疗服务关系是因医疗服务而形成的辩证服务关系。其中，医疗服务是诊疗项目服务与一般项目服务相互依存的辩证服务，或者说是医疗行为与一般行为相互依存的辩证服务。因此，医疗服务关系的基本关系，由诊疗项目服务关系和一般项目服务关系构成，或者说由医疗行为关系和一般行为关系构成，简单说是由医疗关系和一般关系构成。

1. 医疗关系

医疗关系就是医疗行为关系、诊疗项目服务关系、特殊服务关系、主要服务关系和技术性医患关系的简称，是与医疗行为直接联系的关系，是与一般行为间接联系的关系，是有偿的间接对价关系。

（1）医疗关系是与医疗行为直接联系的关系。医疗行为是实现救助患者诊疗目的而选择和操作诊疗项目的行为。选择和操作诊疗项目，就是提供诊疗项目，也即诊疗项目服务。然而，诊疗项目服务是医疗行为，但医疗行为不能说是诊疗项目服务。因为，诊疗项目服务是医疗行为的细胞。所以，医疗行为是一个个诊疗项目服务。比如，选择和询问年龄、性别、职业、生活习惯、是否到过疫区、病史、遗传病史和药物过敏史等，就是一个个问诊子项目服务；选择和操作视诊、触诊、叩诊、听诊、嗅诊，以及测量体温、呼吸、脉搏、血压等，就是一个个体检子项目服务；选择和操作体液化验、病理检验和药敏试验，就是一个个实验室检查项目服务；选择和操作 B 超、X光、心电图，就是一个个辅助检查项目服务；对检查结果进行甄别、分析、归纳、综合、定性、判断以及制定、调整和修改诊断方案，就是一个个诊断项目服务；选择和操作手术、麻醉、处方、注射、给药、针灸和中医推拿等，就是一个个治疗项目服务；为妥当提供诊疗项目而进行病情告知、措施告知、风险告知、护理、病历制作存档、诊疗管理、后勤保障供给等，就是一个个诊疗项目服务。可见，医疗关系是与医疗行为直接联系的关系。因此，医疗行为也成为医疗关系的服务内容。换言之，医疗行为是医疗关系的存在根据，没有诊疗项目服务就没有医疗行为，从而不会产生医疗关系。

（2）医疗关系是与一般行为间接联系的关系。因为，医疗行为与一般行为作为医患联系的两个纽带，已结合成医疗服务共同体了，二者是相互依存的辩证关系。其中一个纽带不能脱离另一个纽带的存在而发生联系作用。所以，在医疗服务关系中，与医疗行为直接联系的关系，就是与一般行为间接联系的关系。

（3）医疗关系是有偿的间接对价关系。因为医疗关系作为技术性医患关系，已排除了没有技术要求的收费关系。但诊疗项目服务依然是对价有偿的，其价值或价格由成本费和劳务费构成。比如，X线检查费由检查成本、检查劳务和诊断劳务费构成。只不过，此类收费关系不在医疗关系中直接实现，而是通过一般关系来间接实现。

2. 一般关系

一般关系就是一般行为关系、一般项目服务关系、一般服务关系、次要服务关系和非技术性医患关系的简称，是与一般行为直接联系的关系，是与医疗行为间接联系的关系，是直接对价或非对价的关系。

（1）一般关系是与一般行为直接联系的关系。一般行为是根据服务需要而操作的一个个一般项目的行为。操作一般项目，就是提供一般项目，也即一般项目服务。然而，一般项目服务是一般行为，但一般行为不能说是一般项目服务。因为，一般项目服务是一般行为的细胞。所以，一般行为是一个个一般项目服务。例如，接待指引、就诊咨询、挂号登记、划价、收费与发票给付、隐私保密和健康知识宣教；对患者及其探视亲友进行就医秩序（维护患者权益的医疗秩序除外）管理、遗体暂存和保护；开具医学证明、允许复印病历；提供病房、床位、饭菜、客运、空调、彩电、电话、购物、借阅书报、借用针线、代买生活小件、保管贵重物品、出借热食灶具、设施安全维护、病历复印、生活护理、打扫卫生和水电供给；临终关怀而对患者及其家人的精神安慰、心理平静和生活照料等，就是一个个一般项目服务。可见，一般关系是与一般行为直接联系的关系。同时，一般行为也因此成为一般关系的服务内容。换言之，一般行为是一般关系的存在根据，没有一般项目服务就没有一般行为，从而不会产生一般关系。

（2）一般关系是与医疗行为间接联系的关系。因为，一般行为与医疗行为作为医患联系的两个纽带，已结合成为医疗服务共同体，二者是相互依存的辩证关系。其中一个纽带不能脱离另一个纽带的存在而发生联系作用。因此，在医疗服务关系中，与一般行为直接联系的关系，就是与医疗行为间接联系的关系。

（3）一般关系是直接对价或非对价的关系。其一，提供收费发票的本身就属一般项目服务，因而是直接关系；其二，一般项目服务是有偿或无偿的服务，其价值或价格由劳务费和成本费构成，但繁琐的劳务和有较高成本支出的一般项目服务才收费。比如，床位、就餐、"120"接送和病历复印就需收费，其价格标准由物价部门核定。

（四）医疗服务关系的特殊性和复杂性

医疗服务关系是因两类行为相互依存的辩证服务而产生的关系。那么，医疗服务的特殊性和复杂性必然反映在医疗服务关系上。医疗服务关系之所以特殊，是医疗关系与具有特殊性的医疗行为直接联系的缘故。医疗服务关系之所以复杂，源于两类行为相互依存的辩证服务，不是源于两类行为并存的简单服务。因为，两类行为的并存服务是能够保持行为原有特点和作用的服务，否则将无并存服务可言。两类行为的依存服务是可以改变行为原有特点和作用的辩证服务，因而才有转化的契机。医疗服务关系是因两类行为相互依存的辩证服务而产生的关系，以致医疗行为与一般行为在一定条件下发生转化时，必使得医疗关系与一般关系随之转化。例如，供给早、中、晚餐通常是一般行为。因此，提供饮食服务所形成的关系，就是一般关系。但根据医学教材中的诊疗规范，糖尿病人禁忌葡萄糖、蔗糖、蜜糖及其制品；心、肾、肝疾病引起的水肿病人禁忌高盐食物；胰胆疾病引起的脂肪吸收不良病人禁忌高脂肪食物……那么，医师除了应向患者告知禁忌食物外，还应吩咐后勤部门对有关患者不得提供禁忌食物。无论医师向患者告知，还是向后勤吩咐，都具有诊疗目的，因而都是医疗行为。该医嘱产生的关系，就是由一般关系转化而来的医疗关系。可见，医疗服务关系中的医疗关系与一般关系，伴随医疗行为与一般行为之间的相互转化而转化，因而具有复杂性。

第三节　实用医患关系

医患关系的本质是国家强力规范运行和实际应用的法律关系。医患合同关系、无因管理关系和强制治疗关系，都是医疗服务关系的载体，都是具有主体资质和行为标准的医疗服务关系，都是法律责任构成直接联系的医疗服务关系，都是法律确认和调整医疗服务关系的结果，都是基于法定事由而形成的权利义务关系，都是国家强力规范运行和具体应用的法律关系，因而都是医疗服务法律关系，也即医患法律关系。因此，实用医患关系就是医患法律关系。科学构建医患法律关系是规范当事人行为、发展医疗卫生事业、促进医患和谐以及医学研究和医学教育的重要举措，是正确处理医患纠纷的理论基础。

一、实用医患关系的概念

实用医患关系就是医疗服务法律关系，也即医患法律关系。"法律关系是社会生活关系的法律形式，是受法律确认和调整的社会生活关系，是法律关系主体或法律人格之间基于一定的法定事由而形成的法律上的权利义务关系。"[1]据此，实用医患关系是医疗服务关系的法律形式，是受法律确认和调整的医疗服务关系，是基于法定事由而形成的权利义务关系。那么，实用医患关系既是医疗服务关系的载体又是医患法律关系。它包括医患合同关系、无因管理关系和强制治疗关系。现实生活中，只有通过医患法律关系的建立和维护，才能保障医疗服务的救助作用，从而实现医疗服务的社会价值和医疗服务关系的法律秩序。

二、实用医患关系的构成要素

实用医患关系的构成要素，同所有法律关系一样，由主体、客体、内容三要素构成。主体是医患法律关系的参加者，也即享有权利和承担义务的双方当事人；客体是当事人权利义务共同指向的对象或标的；内容是当事人享有的权利和承担的义务。法律事实又称法定事由，是指能够引起医患关系产生、变更和消灭的客观情况。简洁而形象地说，实用医患关系的内容是主体的权利义务，"主体是权利义务之所属，客体是权利义务之所附，法律事实是权利义务之所成。"[2]

三、实用医患关系的种类

实用医患关系包括医患合同关系、无因管理关系和强制治疗关系三种。其中，医患合同关系和无因管理关系属私权医患关系，强制治疗关系属公权医患关系。医患合同关系是常见医患关系，无因管理关系和强制治疗关系是

---

〔1〕　参见李步云主编：《法理学》，经济科学出版社 2000 年版，第 183、188、189 页。
〔2〕　参见李步云主编：《法理学》，经济科学出版社 2000 年版，第 183、188、189 页。

少见医患关系。实用医患关系的种类是由法律确认和调整医疗服务关系的特点和性质决定的。医疗服务活动涉及不同的领域，不同领域的医疗服务具有不同的法律属性并涉及不同的活动主体，从而表现不同的特点，同时也决定医疗服务关系处于不同属性时法律的调整状态。对于法律调整的不同属性的医患关系，理论上可按不同的标准进行划分并作出不同意义的分类。然而，实用才是硬道理。私权医患关系与公权医患关系，常见医患关系与少见医患关系的划分最具意义。

"按照私权与公权，或者说私权主体与公权主体来划分"[1]，可将实用医患关系区分为私权医患关系与公权医患关系两大类。私权医患关系与公权医患关系的区分问题，其实是具体医疗服务关系法律属性的归属问题。

所谓私权，是指民间或私人的权利。所谓公权，是指国家或公共的权力。私权关系对应私法关系而存在，是因私权的行使而在平等主体之间形成的私法关系。如民事法律关系和商事法律关系。公权关系对应公法关系而存在，是因国家公权力的行使而在不平等主体之间形成的领导与服从、管理与被管理、强制与被强制的公法关系。如行政法律关系和刑事法律关系。在现代社会里，私权与公权的相对渗透与互动，导致二者界限在一定程度上相互交错而逐渐模糊。因此，私权与公权对于医患关系法律属性的区分意义极其重大。因为，医疗服务既可因私人患病的救助需要而产生，也可因疾病公害的救助需要而产生。前者是私权行使而形成的私法关系，即私权医患关系；后者是公权行使而形成的公法关系，即公权医患关系。为此，必须把医患关系产生的法定事由之私权属性和公权属性作为根据，并将具体医患关系分别纳入私法或公法调整之中，进而将医疗服务活动中发生的各种法律上的医患争执，分别纳入民事诉讼和行政诉讼程序，才能实现最终的定纷止争目的。

1. 私权医患关系

私权医患关系又称私权医疗服务关系、医患私法关系、医患民事关系，它是受民法确认和调整的医疗服务关系。按照是否有契约与是否可按契约对待，可将私权医患关系进一步区分为两种：医患合同关系和无因管理关系。

（1）医患合同关系。医患合同关系即医患契约关系，也即医疗服务合同关系，是医者为患者提供医疗服务，患者为此支付医疗服务费而形成的契约

---

[1] 参见李步云主编：《法理学》，经济科学出版社2000年版，第183、188、189页。

关系。医患合同关系是私权医患关系的一种。当双方完成了法律规定的缔约行为——要约和承诺，或当急危患者求医和被送诊的事件发生时，即出现了合同成立的法定事由，此时医患之间便形成了医患合同关系。医患合同关系是私权医患关系的一种，同时也是经常呈现的一种医患关系。因此，本学说将其称为常见医患关系。例如，某同学因腹痛到市人民医院就诊。医师检查后诊断：急性阑尾炎并穿孔。于是建议立即手术治疗。该同学当天接受手术，住院两周后痊愈出院。该同学与市人民医院之间的关系就是医患合同关系。又如，车祸后的昏迷患者被亲友送至医院，医务人员立即施救。该患者与医院之间的关系也是医患合同关系。

（2）无因管理关系。无因管理关系是医疗无因管理关系的简称，具体是指没有法定医疗义务和约定医疗义务，医者为患者生命健康利益免遭损害而实施医疗行为所形成的关系。理论上所说的无因管理关系是医患准契约关系。准契约是罗马法的概念，是指当事人之间既无约定又无侵权，但依据民法规定在当事人之间产生的如同订约一样法律后果的一种关系。根据准契约的概念，准契约在医疗服务活动中的存在形式是无因管理关系。无因管理关系也是私权医患关系的一种，同时是难以见到的医患关系。因此，本学说将其称为少见医患关系。

无因管理是指没有法定义务或约定义务，为避免他人利益受损而为他人管理事务或提供服务的事实。因此，既无法定医疗义务又无约定医疗义务时，医者为患者生命健康利益免遭损害而为其实施医疗行为的，即出现了无因管理的法定事由。此时，医患之间便形成了无因管理关系。其中，医者是债权人或称管理人，患者是债务人，或称本人、被管理人。比如，医师在医疗机构之外发现昏迷患者予以就地急救所形成关系就是院前无因管理关系。如果急抱入院或通知救护车接患者入院，则形成院内无因管理关系。经救治后清醒患者承认或亲属前来追认无因管理事实的，院内无因管理关系就转化为合同关系了。例如，某孕妇和丈夫一起乘坐火车回家过年。途中孕妇突然腹痛，下体流血并有坠落感，不久出现规律宫缩。恰巧乘客中有一名产科医师，于是帮忙进行分娩。一小时后，产下了一个健康女婴。旅客们掌声雷鸣，整列火车洋溢着新生命降临的喜庆。产妇爱人拿出 5000 元表示感谢，却被婉言谢绝了。人们纷纷向这位医师投来敬意的目光。以上孕妇与医师之间的关系就是院前无因管理关系。又如，某行人在医院附近的街上发生车祸昏迷，过路医师上前检查后将其急抱入院实施手术。该行人与医院之间的关系就是院内无因管理关系。

2. 公权医患关系

公权医患关系又称公权医疗服务关系、医患公法关系、医患行政关系，是受行政法确认和调整的医疗服务关系。理论上，学者们将其称为强制治疗关系。与私权医患关系不同，强制治疗关系是为救助大众而形成的医疗服务关系。因此，强制治疗关系是为救助大众而由行政法确认和调整的医疗服务关系。当现行法律、法规中规定的，为救助大众而对公害性极强的传染病人、疑似传染病人、传染病易感人群等，实施强制治疗的突发公害卫生事件发生；疾病预防控制中心、医疗保健机构依据法律、法规的直接授权，而对特定社会群体进行一类计划疫苗接种；各省政府成立的应急指挥部针对公害传染病发布的决定和命令；各级公安局针对不能自控而伤人、毁物的精神病人、吸毒病人分别作出送入精神病院、戒毒所治疗的决定时，才能引起强制治疗关系的产生。比如，医疗机构发现鼠疫、霍乱、肺炭疽和禽流感 H_7N_9 病人，就是能够引起强制治疗关系的法定事由。2003 年"非典"肆虐之时，各省政府成立的应急指挥部下令对来自疫区的过客实行强制留观，就最为典型。强制治疗关系是医患行政关系，同时是难以见到的医患关系。因此，本学说将其称为少见医患关系。例如，某精神病人喜欢玩火，不但点着了自家房子，还波及众多邻居的房屋。邻居们在灭火后向派出所报案。干警到场了解案情后，劝家属联系精神病院。家属以怕挨打和经济困难等为由拒绝。于是，市公安局作出书面决定并委派干警将病人送入精神病院治疗半年。该病人与精神病院之间的关系就是强制治疗关系。本例中，该强制治疗关系中的医方主体是公安局，精神病院是公安局委托行使行政管理权的组织。又如，某县疾病控制中心及其联系的社区卫生院对县城内所有幼儿园、小学的适龄儿童进行一类计划疫苗接种。县疾病控制中心和社区卫生院，与适龄儿童之间的关系就是强制治疗关系。此例中，县疾病控制中心是法律、法规直接授权行使行政管理权的组织，社区卫生院是县疾病控制中心委托行使行政管理权的组织。

综上所述，实用医患关系包括医患合同关系、无因管理关系和强制治疗关系。其中，医患合同关系既属私权医患关系又属常见医患关系；无因管理关系既属私权医患关系又属少见医患关系；强制治疗关系既属公权医患关系又属少见医患关系。

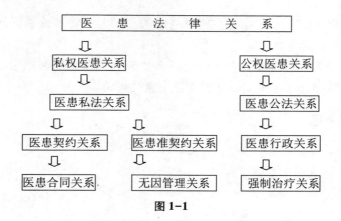

图 1-1

本章小结

　　本章第一节通过医患关系的概念、特征、本质来阐述医患关系的法律属性。第二节从医疗服务中医疗与服务的辩证关系出发，揭示医疗服务和医疗服务关系。第三节阐述实用医患关系的概念、构成要素和分类。本章涉及的主要内容如下：

　　医患关系就是医疗服务关系，其本质是法律关系。

　　两类行为的相互依存，以及医疗行为的技术特点及其决定的救助作用是医疗服务的特征，也即医患关系的特征。

　　医疗服务是两类服务相互依存的辩证服务，或者说是两类行为相互依存的辩证服务。

　　医疗服务关系由医患主体和联系纽带这两个要素构成。其联系纽带是相互依存的两类行为。

　　医疗服务关系是医疗关系与一般关系相互依存的辩证关系。

　　实用医患关系就是医患法律关系。它包括医患合同关系、无因管理关系和强制治疗关系。

　　医患合同关系又称医疗服务合同关系，是医者为患者提供医疗服务，患者为此支付医疗服务费而形成的契约关系。医患合同关系既属私权医患关系又属常见医患关系。

　　无因管理关系是没有法定医疗义务和约定医疗义务，医者为患者生命健康利益免遭损害而实施医疗行为所形成的关系。无因管理关系既属私权医患关系又属少见医患关系。

强制治疗关系是为救助大众而由行政法确认和调整的医疗服务关系。强制治疗关系既属公权医患关系又属少见医患关系。

复习思考题

1. 什么是医患关系？

2. 医患关系有哪些特征？

3. 什么是医疗服务？

4. 什么是医疗服务关系？

5. 医疗服务关系为什么具有特殊性和复杂性？

6. 什么是实用医患关系？它包括哪些种类？

7. 运行中的医患关系是医疗服务关系，纠纷处理中的医患关系是法律关系。这句话对吗？为什么？

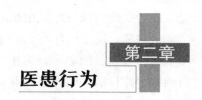

第二章

医患行为

　　自然人与自然人、自然人与法人、法人与法人的联系纽带主要是行为。因此，医患法律关系，其实是当事人之间的行为互动关系。建立、变更和消灭法律关系的法定事由，除事件外，都是当事人的表意行为。表意行为是建立、变更和消灭法律关系的常见法定事由。当事人的表意行为，既可以是语言行为，也可以是肢体行为；既可以是作为，也可以是不作为。例如，医疗行为中，告诉怎样用药是语言行为，做手术是肢体行为。问诊、医嘱以及告诉病情、措施、风险和替代医疗方案是作为，未予问诊、未行医嘱及未告诉病情、措施、风险和替代医疗方案是不作为。然而，具体目的是行为的存在根据，最终目的决定行为本质。有目的的行为是当事人建立、变更和消灭法律关系的确切表意行为，最能明确当事人的意思表示，无目的的行为则表意不明。因此，以下阐述的医患行为特指当事人有目的的行为。

第一节　医方行为

　　医患关系是因医疗服务而形成的医疗服务关系。医疗服务是两类行为相互依存的辩证服务。因此，医患关系中的医方行为包括医疗行为和一般行为。医疗行为与一般行为在一定条件下可以相互转化。

一、医疗行为

（一）医疗行为的概念

医疗行为是实现救助患者的诊疗目的而选择和操作诊疗项目的行为。其细胞是诊疗项目服务。界定一个概念，首先应当明确内涵，其次应当把握外延，最后应使内涵与外延相互周延。

从内涵上说：医疗行为的本质是救助患者。因为，具体目的是行为的存在根据，最终目的决定行为本质。医疗行为是专门针对疾病的行为。其具体目的是诊疗目的，服务目的是诊疗疾病。诊疗疾病包括诊断疾病、治疗疾病和预防疾病。医疗服务中的诊疗疾病就是救助患者。那么，救助患者是医疗行为的最终目的。因此，医疗行为的本质是救助患者。

从外延上说：医疗行为是医疗服务关系时空范围内的具体表现。就时间范围而言，医疗行为只存在于医疗服务关系期间。如果没有形成医疗服务关系，即便诊疗项目由医师选择和操作，也不是这里所说的医疗行为。例如，医师在家为爸妈及儿女检查、给药和注射，以及医师为动物检查、给药和注射，都不是这里所说的医疗行为。就空间范围而言，医疗行为是诊疗项目的选择和操作行为。因此，医疗行为应当表现为问诊、体格检查、实验室检查、辅助检查，对检查结果进行甄别、分析、归纳、综合、定性、判断等诊断项目的选择和操作行为；应当表现为处方、手术、麻醉、注射、给药和针灸等治疗项目的选择和操作行为；应当表现为妥当提供诊疗项目而进行告知、护理、转诊、病历制作存档、诊疗管理和后勤保障供给等项目的选择和操作行为。可见，外延上的医疗行为是一个个诊疗项目的选择和操作行为。选择和操作诊疗项目就是诊疗项目服务。因此，外延上的医疗行为是一个个诊疗项目服务。

从内涵与外延的周延上说：医疗行为的存在根据是诊疗目的。因为，医疗服务中的救助患者就是诊疗疾病。诊疗疾病是多方面诊断和多方面治疗的复杂过程，必须通过一个个诊疗目的实现来实现。诊疗目的，即以实现适应病情的诊疗项目功能为目的。例如，问诊和体格检查项目，以了解病史、遗传病史、药物过敏史、是否来自疫区，以及症状和体征为目的；体液化验项目，以了解体液成分含量与正常值的差异为目的；X 线、B 超和镜检项目，以了解体内病灶为目的；心电图项目，以了解心律和传导情况为目的；药敏试验项目，以精准用药为目的；病理检验项目，以定性诊断为目的；对各种检查结果进行甄别、归纳、分析、综合、定性、讨论和判断项目，以诊断为目的；手术、麻醉、注射、给药、针灸和中医推拿等项目，以清除病灶、减轻疼痛、控制病情、修复机体和恢复器官功能等治疗为目的；病情告知、措施告知、风险告知、替代医疗方案告知、护理、转诊、病历制作存档、诊疗管理、后勤保障供给等项目，以妥当提供诊疗项目为目的。妥当提供诊疗项目，以实现诊疗目的和排除妨碍诊疗目的实现的因素为目的。排除妨碍诊疗目的实现的妨碍因素就是避免损害。避免损害是实现诊疗目的的排除妨碍行为。由此可见，医疗行为的存在根据是一个个诊疗项目服务可实现的诊疗目的。然而，无论实现诊断目的还是实现治疗目的，都是通过选择和操作诊疗项目来完成的。所以，医疗行为是为实现救助患者的诊疗目的而选择和操作诊疗项目的行为。简单来说，医疗行为是具有诊疗目的的选项和操作行为。更简单说，医疗行为是具有诊疗目的的行为。其细胞是诊疗项目服务。

（二）医疗行为的分类

1. 医疗就是医疗行为，是诊断行为和治疗行为的简称

从目的上说，医疗行为可区分为诊断目的的行为和治疗目的的行为，即区分为诊断行为和治疗行为两大类。诊断行为与治疗行为有时极难区分。其一，诊断行为与治疗行为，既可以是语言行为，也可以是肢体行为，从而难以辨别；其二，诊断行为与治疗行为，共处于医疗行为之中，在一定条件可以相互转化，以致两类行为的界限极其模糊。其中的语言行为和肢体行为，都存在诊断与治疗难以辨别的情况。例如，病情、措施、风险、替代医疗方案的告知，属诊断行为还是治疗行为就不易区分。因为，病情、措施、风险、替代医疗方案告知，既可因诊断目的而告知，也可因治疗目的而告知，以致医疗告知有时属诊断行为，有时属治疗行为。又如，"试着以毒攻毒"属诊断性治疗；"手术探查"属治疗性诊断；在病因不明的"急救"和"放射介入"等中也存在诊断性治疗和治疗性诊断。"诊断之中有治疗，治疗之中有诊断。"区分二者的根本方法是明确该行为主要基于诊断目的还是基于治疗目的而实施。主要基于诊断目的而实施的行为就是治疗性诊断；主要基于治疗目的而实施的行为就是诊断性治疗。当治疗性诊断中实现了诊断目的，同时又便于治疗时，应立即实施治疗，以尽早实现治疗目的。当诊断性治疗中发现诊断有误时，应中止治疗并另行诊断。因为正确诊断是妥当治疗的前提。另外，诊断行为与治疗行为，在一定条件下相互转化时，则更难区分。比如，X 线问世后即广泛运用于诊断，目前还广泛运用于放疗和介入治疗。穿刺既可以运用于诊断，也可以运用于治疗。

（1）诊断行为。诊断行为是为查明患者机体结构及功能是否正常，是否

受到破坏及破坏范围和程度，查明病因、病理、生理特点、病名、病情、病程、预后而进行病史采集、检查选项、了解症状、观察体征、体格检查、实验室检查、辅助检查、特殊检查，对检查结果进行甄别、分析、定性、判断，以及为妥当提供诊断项目而进行护理、病情告知、措施告知、风险告知、诊断管理、保障供给等行为。简言之，诊断行为是具有诊断目的的选项和操作行为。

（2）治疗行为。治疗行为是指为消除病因、减轻疼痛、控制病情、修复机体和恢复器官功能而进行治疗选项、处方、手术、麻醉、给药、注射、针灸、功能锻炼指导、心理治疗、特殊治疗、中医推拿，以及为妥当提供治疗项目而进行医嘱、护理、治疗管理、保障供给、措施告知、风险和方案告知等行为。简言之，治疗行为是具有治疗目的的选项和操作行为。

2. 医疗行为的基础是诊疗项目服务。

医疗机构均按诊疗的一个个服务项目收费。从技术上说，选择和操作任何诊疗项目均有技术要求。医疗技术的具体要求是诊疗规范主要部分的具体规定。为此，无论选择诊疗项目还是操作诊疗项目，均受诊疗规范的制约。诊疗规范对诊疗项目的选择和操作各有不同的规则要求。所以，医疗行为可区分为选项行为和操作行为两大类。

（1）选项行为。选项行为是选择诊疗项目的行为。妥当选项的本质要求是履行选项注意义务，具体要求是遵循选项规范。妥当选项的具体要求是：问诊和体格检查是首诊必选项目，下一步检查应以主诉病情，结合症状、体征的预判主病为中心，以符合适应症、排除禁忌症等选项规范来及时跟进选项；病情一般时妥当选项的具体要求是以不良病变为中心来及时跟进选项；预后急危时妥当选项的具体要求是以主病为中心来及时跟进选项；病情急危时妥当选项的具体要求是在维持生命体征的前提下以主病为中心来及时跟进选项……实践中，问诊和体格检查是首诊时的必选项目，化验检查、B超、X线检查和心电图等，是在主诉病情、问诊和体格检查的预判主病基础上选择的下一个检查项目。如果同时确定多个检查项目及其排序，就是诊断措施的选项组合，也即诊断方案。门诊中，医师开出的处方，就是治疗选项及其排序组合，也即治疗方案。住院中，诊断选项和治疗选项及其排序往往是交叉的、综合的。例如，长期医嘱和临时医嘱，就是既有检查选项又有治疗选项的对内医嘱，也即诊疗选项及其排序组合。诊疗选项及其排序组合就是诊疗方案。

（2）操作行为。操作行为是操作诊疗项目的行为。妥当操作的本质要求是履行操作注意义务，具体要求是遵守操作规范。操作规范包括操作规程、规范。其中，操作规程适用于单一项目。例如，肌肉注射青霉素治疗就是单一治疗项目。操作规范适用于综合项目。比如，胃大部切除术就是综合治疗项目的主项目。术前必要检查、术前必要治疗、术前必要讨论、术前护理、术前准备和术前麻醉；术中必要检查、术中给药、术中输氧、术中输液和术中输血；术后检查、术后护理、术后给药和术后起居及陪护指导等，都是针对病情及其变化的必选项目，因而都是该综合治疗项目的子项目。操作规程仅指操作程序。操作规范不仅包括主项目和每个子项目的操作程序，而且包括每个子项目的选项规范。单一诊疗项目的操作规程，仅指单一项目的操作程序。综合诊疗项目的操作规范，除必须遵守主项目和每个子项目的操作程序外，还须遵循及时跟进子项的选项规范，才符合操作规范对操作综合项目的具体要求。

（三）医疗行为的特殊性

医疗行为是实现救助患者的诊疗目的而选择和操作诊疗项目的行为，是医疗服务中特殊服务的具体化。任何行为的存在根据都是具体目的。从医学上说，医疗行为的存在根据是诊疗目的，即以实现适应病情的诊疗项目功能为目的。从服务上说，医疗行为的存在根据是服务目的，即以救助患者为目的。医疗服务中的医疗就是特殊服务。然而，特殊服务因医疗而特殊，不因服务而特殊。特殊服务的服务属性与一般服务的服务属性并无差异。但特殊服务的服务要求却受制于医疗而特别。医疗行为的特殊性，其实是医疗行为有别一般行为的内在规定性。实现诊疗目的与服务目的各自内在的规定性，制约着医疗行为的取舍。因此，规范医疗行为的前提，是正确认识实现诊疗目的与服务目的的各种制约因素及其相互关系。唯有如此，才能制定科学的医疗行为规范并构建规范体系。实现诊疗目的和服务目的，不仅受到各种行为规范的制约，而且受到各种社会意识形态的综合影响。其中，实现诊疗目的主要取决于与生命规律相适应的医疗技术。因为医疗技术是实现诊疗目的的主要条件。然而，实现服务目的——救助患者，除受制于与生命规律相适应的医疗技术外，还要受到服务过程中与患者权益相联系的法律、道德、人际、利益、价值、文化等社会意识形态的共同制约。在这些关系制约因素中，只有法律能够成为国家制定或认可的行为规范来全面反映与患者权益相联系的生命规律、技术、道德、人际、利益、价值、文化等内在要求，并据此确认和调整医疗行为。从此意义上说，医疗行为的特殊性研究，不仅是诊疗目的与服务目的的实现因素及其相互关系的研究，而且是医疗行为规范的研究。因此，意义重大，不可忽视。然而，学界对医疗行为特殊性的认识并未统一。学者们从不同视角提出了不同主张。本学说在《医患关系法律分析》理论成果的基础上对医疗行为的救助性、风险性、技术性、专业性、服务对象与实施对象的统一性等五个方面进行系统阐述。

1. 救助性

救助性是医疗服务的本质特征，也即医疗行为的救助作用。因为，医疗服务中主要服务的具体化就是具有救助作用的医疗行为。医疗行为是具有诊疗目的和诊疗作用的行为，同时是具有服务目的和救助作用的行为。最终目的决定行为本质，行为本质通过其对社会的作用表现出来。虽然，医疗服务的主要目的通过诊疗目的的实现来实现，医疗服务的救助作用通过诊疗作用的体现来体现。然而，医疗行为的诊疗作用只反映医疗服务对当下患者的作用，医疗行为的救助作用才反映医疗服务对社会的作用。因此，医疗行为的救助作用是医疗服务的本质特征。在社会生活中，将处于险境的落水者捞上来叫"救"，伸手将已上岸的落水者扶一把叫"助"。那么，通过医疗行为来挽救患者生命也是"救"，解除病痛、预防疾病和避免损害也是"助"。这就是人们将医疗服务称为"医疗救助"的根本原因。

医疗行为的救助作用源于诊疗作用，医疗行为的诊疗作用源于医疗功能。因为医疗服务的具体化是医疗行为和一般行为。其中，医疗行为是具有诊疗目的的选项和操作行为。医疗功能运用妥当时，医疗行为的诊疗作用就得以发挥，同时医疗行为的救助作用也得以发挥；医疗功能运用不妥时，医疗行为的诊疗作用就难以发挥，同时医疗行为的救助作用就会丧失甚至侵害患者。可见，医疗行为的诊疗作用源于医疗功能，没有医疗功能就没有医疗行为的诊疗作用，同时也就没有医疗服务的救助作用了。

发挥医疗功能必须依靠医疗技术。医疗行为是专门针对疾病产生诊疗作用的选项和操作行为。医疗行为的诊疗作用取决于医疗功能。医疗功能包括诊断功能和治疗功能，它通过医疗行为对疾病产生作用。功能、作用、效果既有联系又有区别。功能是事物内在的效能，是事物内部固有的相对稳定、独立的一种机制。作用是事物与外界发生联系时产生的效应。事物对外界作用的方式、方法不同，可造成效果的不同。理论上说，功能是作用的内在根据，作用是功能的外在表现，效果是事物对外作用的结果。良好效果源于作用的方式、方法妥当，不良后果源于作用的方式、方法不妥。医疗功能（医疗能力），是医者所有诊疗项目服务可实现诊疗目的的综合效能（综合能力）。然而，每一诊疗项目服务都不是万能的，既可发挥其项目功能（实现其诊疗目的）又有其功能局限，还可导致损害。因此，必须依靠医疗技术来克服局限和避免损害，才能实现诊疗目的。医疗行为是一个个诊疗项目服务。诊疗疾病以一个个诊疗目的的实现和排除一个个妨碍诊疗目的的实现的因素为前提。所以，发挥医疗功能必须依靠医疗技术。

　　保障医疗行为的救助作用还需法律的进一步确认和调整。法律上的医疗行为是医疗义务和医疗注意义务的履行行为。医疗义务的功能是要求医者通过实施医疗行为来实现诊疗目的。因此，医疗义务是实施医疗行为的义务。注意义务的功能，一方面是要求医者妥当选择和妥当操作诊疗项目来辅助实现诊疗目的，另一方面是要求医者妥当选择和妥当操作诊疗项目来避免损害。所以，医疗注意义务是妥当实施医疗行为的义务。可见，法律通过规定医疗义务和医疗注意义务的方式来进一步促进实现诊疗目的和避免损害，从而保障医疗行为的救助作用。

　　医疗义务是实施医疗行为的义务。因此，履行医疗义务就是实施医疗行为。在医疗义务的要求下，医疗行为是应当具有诊疗目的的选项和操作行为。没有实施医疗行为就无法实现诊疗目的。所以，实现诊疗目的的先决条件是履行医疗义务。医疗义务落实到诊疗项目服务时才具体化。实践中的医疗机构均按审批级别和诊疗项目的核定价格标准收费，且"诊疗项目在门诊中逐项约定；住院中依服务习惯委托医者选定；手术、特殊检查、特殊治疗等高风险项目须以患方签字同意的方式约定；急危患者求医时，诊疗规范要求医者选定。"因此，医疗义务约定极多，法定极少。

　　医疗注意义务是妥当实施医疗行为的义务。因此，履行注意义务的医疗行为就是妥当实施医疗行为。在诊疗原则的规范下，履行注意义务的医疗行为应当是尽力实现诊疗目的和避免损害的行为。因为，不履行注意义务就不能妥当选择和妥当操作诊疗项目，即未尽力实现诊疗目的和避免损害。选择和操作诊疗项目的方方面面都有技术要求和权益要求，以致诊疗规范的数量极其庞大。诊疗规范的主要部分是注意义务的具体规定，只有懂医患者特别要求或医者特别注重时才在同意书中强化约定。所以，医疗注意义务法定极多，约定极少。

法律之所以极少规定医疗义务，是顺应医者的技术要求和患者的权益要求，而便于双方约定诊疗项目服务来直接实现诊疗目的。法律之所以大量规定注意义务，是顺应不同诊疗项目服务的不同技术要求和权益要求，以辅助实现诊疗目的和避免损害。例如，《执业医师法》第 24 条"对急危患者，医师应当采取紧急措施进行诊治；不得拒绝急救处置。"就是以既规定医疗义务又规定注意义务的方式来保障医疗行为救助作用的典型范例。该义务在合同建立时属医疗义务，在合同存续期间却属注意义务。因为急危患者求医时，不得附加任何条件而应当提供急救诊疗项目的义务就是医疗义务，但该义务同时具有特别强制的缔约性质，所以本学说称其特别强制缔约义务。急危患者就诊后限于设备、技术条件不能继续诊疗，但又必须急救处置至生命体征平稳并适于迁徙后才能转诊的义务，或在合同关系存续期间病情一般的患者转危而应当急救处置的义务，都是要求及时实施医疗行为，因而均属及时诊疗义务，也即注意义务的一种。事实上，选择和操作诊疗项目的各个方面都有技术要求和权益要求，以致诊疗规范的数量极其庞大。因此，"医疗义务约定极多，法定极少"和"医疗注意义务法定极多，约定极少"正是法律保障医疗行为救助作用的有效方式。

2. 风险性

风险性是医疗行为局限性和侵袭性所致的救助不能和健康受损的特性。医学是研究人类生命过程以及同疾病作斗争的科学体系，属自然科学范畴。它从人的整体性及其同外界环境的辩证关系出发，用实验研究、现场调查、临床观察等方法，不断总结经验，研究人类生命活动和外界环境的相互联系，研究人类疾病的发生、发展及其防治、消灭的规律，以及采取增进健康、延长寿命和提高劳动能力的有效措施。现代医学还没有成为真正精密的科学，目前仍处于经验科学阶段。人类对疾病和人体自身的认识不足，以及各种客观因素对诊疗项目服务的干扰和影响导致医疗功能常受限制。医疗行为本身还具有"双重效应"，即救助作用和有害侵袭并存。所以，局限性和侵袭性都是医疗风险的直接成因。

（1）局限性。局限性是各种客观因素导致医疗功能（医疗能力）受限的特性。医疗行为局限包括绝对局限和相对局限。首先，绝对局限取决于当时医疗水平。①人类对诸多疾病的发生、发展及其规律的认识局限导致医疗功能受限。对许多疾病的病因、病理机制尚不清楚，如丙肝、癌症、艾滋病、糖尿病、精神病等。对于认识新型疾病及其病菌、病毒变异则更局限了。新型病种的出现往往比医学发展先行一步。此情形下的医疗功能受限通常会使患者、医疗机构和全社会付出巨大代价。例如2003年流行全球的"非典"。②人类对人体自身的认识局限导致医疗功能受限。人类自身组织器官与细胞分子生物学、基因生物学、遗传学、免疫学、生物化学、核医学、生物医学工程等医学基础学科和边缘学科均存在许多未知领域：[1]人类至今仍不完全了解自己的起源、发育、成长及其相关的全部因素；仍不十分了解人类疾病发生是否与人类的基因缺陷或突变所具有的决定性关联；仍不清楚外界因素、精神因素及药物对人体细胞、器官作用的综合影响及规律；仍不能完全揭示人类组织器官和细胞结构完全相同，却依然存在个体差异的规律。其实，患者机体和疾病的特异性导致现代医学的无奈并非难以理解。个别患者机体的组织器官功能与常人不同，少数患者机体对药物和外界刺激的反应与常人不同。患者机体和疾病作为两个具有特殊机能的对抗系统，共处于患者统一体之中。这两个对抗系统的对抗力量，有时还可针对诊疗项目服务。例如，患者的机体和疾病可针对药物产生耐药性，甚至产生变异而使药物对其失去良性作用。③检查项目服务的内在局限导致诊断功能受限。今天的医学发展日新月异，高、新、尖技术层出不穷，但每项检查及其设备存在系统设计、结构和操作的细微误差，以致出现一些假阳性或假阴性。例如，病理检验权威最高。在开颅、开胸、开腹手术中发现不明性质的肿块需实施快速病检，待明确性质后方可实施下一步方案。然而，快速病检的误诊率却达2%左右。又如，艾滋病、丙肝病毒检测存在窗口期，以致目前无法避免假阴性。第四，治疗项目服务的内在局限导致治疗功能受限。例如，术后肠粘连通常可预见，但现代技术仍然无法完全避免和克服此种并发症。又如，"药物治疗对先天性胆道闭锁完全无效。在未进行肝脏移植前，必须进行引流胆汁的卡赛氏手术。而此手术能成功改善黄疸的比率有九成，但能长期维持肝功能与健康者只占

---

〔1〕　参见何颂跃主编：《医疗纠纷与损害赔偿新释解》，人民法院出版社2002年版，第40页。

一半。这种情况下，哪些患者属于另一半，医师事前不能判断。"[1]再如，切除病变的部分卵巢可致内分泌紊乱；病入膏肓的患者无法救治；不明原因的心跳骤停等意外，难以起死回生。可见，绝对局限的实质是即便医疗行为妥当也无法改变的医疗功能受限。医疗功能受限的程度取决于当时医疗水平。所以，《侵权责任法》第60条规定"患者有损害，因下例情形之一的，医疗机构不承担赔偿责任：……（三）限于当时医疗水平难以诊疗。"以上仅从四个方面说明医疗功能绝对局限的成因。事实上，医疗功能受限的客观因素不胜枚举，每项因素均可成为救助不能的固有成因。其次，相对局限是不同诊疗项目服务之间的功能差异。绝对局限无法克服，相对局限可以通过医疗技术来解决。因为，医疗功能是医者所有诊疗项目服务可实现诊疗目的的综合效能。然而，每一诊疗项目服务既有其特定功能又有其功能局限。因此，必须依靠医疗技术来克服局限，才能发挥医疗功能。以医者的诊断功能为例，通俗地说，诊断功能就是"看病"功能。问诊和体格检查仅有表面看病功能。患者病情复杂时，则需依靠深入看病功能，才能克服问诊和体格检查的功能局限。发挥医者的诊断功能，必须在问诊和体格检查基础上依靠诊断技术，选择和操作医者所有的相关实验室检查、辅助检查，以及对检查结果进行甄别、分析、归纳、综合、定性和判断，才能发挥医者可实现诊断目的的综合效能。

（2）侵袭性。侵袭性是医疗行为可致患者健康受损的特性。侵袭性是双重效应的产物，也是医疗风险的直接成因。医疗侵袭包括"可以承受"的侵袭和"不可承受"的侵袭。社会学上"可以承受"的侵袭是指医疗妥当行为无法避免的损害，"不可承受"的侵袭是指医疗不妥行为所致的损害。法学上"可以承受"的侵袭是指履行注意义务也不能避免的损害，"不可承受"的侵袭是指违反注意义务所致的损害。

"可以承受"的侵袭是指医疗妥当行为无法避免的损害。医疗妥当行为是妥当选择和妥当操作诊疗项目的行为。医疗行为是一把双刃剑，即救助作用和有害侵袭并存。这在社会学上叫双重效应。每个生物体都有特殊的个体特征，其对诊疗项目服务的反应各不相同。因此，世上没有绝对安全的诊疗措施，即使医疗行为妥当，也不可能完全避免有害侵袭。例如，食管镜检、气

---

[1] 龚赛红：《医疗损害赔偿立法研究》，法律出版社2001年版，第10页。

管镜检、支气管镜检、胃肠镜检、纵膈镜检必然导致管腔粘膜一定程度的破损；心包穿刺、胸膜穿刺、腰椎穿刺、肝脏穿刺、肾脏穿刺、骨髓穿刺必然造成组织细胞破坏；X线检查必使患者接受有害射线；癌症化疗可致细胞、毛发、皮肤、脏器损害；开刀定会形成伤口；打针必有针眼和疼痛；把药物注入身体就是一种异物入侵；口服药可致肝肾损害，每种药物都有一定毒副作用或不良反应。所谓"是药三分毒"，即使是过敏试验阴性也不能完全避免过敏发生致人性命。既然医疗妥当行为也无法完全避免有害侵袭。因而，法律认定履行注意义务也不能避免的损害是"可以承受"的固有损害。例如，X线平片对腕部子骨骨折的诊断价值低于CT片，是X线平片检查相对CT检查而言的功能局限。某患者摔倒时手掌撑地致手腕疼痛难忍到A医院就诊，A院医师查看手腕病情后开出X线平片检查申请单。因子骨骨折线不明显，且骨折线与腕部其他子骨的影像重叠，以致X线平片检查不能显示病变，A院医师未能诊断舟骨骨折。几天后患者腕部疼痛加剧到B医院就诊。B院医师开出CT检查申请单，CT报告：舟骨骨折。患者花费3000多元才得以治愈。为此，患者认为A院医师误诊以致延误治疗而提起诉讼。受诉法院委托司法鉴定。司鉴意见：X线平片检查有适应症、无禁忌症，X线平片未见舟骨骨折。医方行为符合诊疗规范，无医疗过错，患者因此败诉。本例说明，相对局限源于诊疗项目服务之间的功能差异。医生是人不是神，舟骨骨折对于首诊医师来说是未知病情，因此，通常只能依照"效果最好、损害最小、费用最少"的原则来选项检查。一般情况下，X线平片能够显示舟骨骨折，且X线平片对舟骨临近的前臂骨干及腕部子骨整体观的诊断价值大于CT。在符合适应症、没有禁忌症以及不知舟骨病变前提下，选择X线平片检查属医师自由裁量权的范畴。另外，不需复位的舟骨骨折可以自愈而无须治疗。如果病情严重，定会疼痛加剧而再次就诊，那时再做进一步检查也不迟。要求首诊医师必须选择CT检查既不合理也不科学，不仅限制医师的主观能动性，还有过度检查之嫌。因此，首诊选择X线平片检查并无不妥。那么，患者承受的痛苦就属"可以承受"的损害了。总之，医疗妥当行为无法避免的损害，就是即使履行注意义务也不能避免的损害，即当时医疗水平条件下"可以承受"的损害。

"不可承受"的侵袭特指医疗不妥行为所致的损害。医疗不妥行为是未妥当选择或未妥当操作诊疗项目的行为。未妥当选择诊疗项目是依选项规范，应当选有条件选的项目未选而不应选的项目却选了；未妥当操作诊疗项目是应当规范操作所选项目却违反规范进行了操作。例如，某孕妇咳嗽、咯脓痰、发热 4 天，口服板蓝根冲剂 3 天，感冒不愈反加重而就诊。经查 T39℃，白细胞数 11 000⁹/L，痰液检查无结核菌。如果医者选择注射链霉素就属未妥当选择治疗项目的行为。因为，对于孕妇来说，上呼吸道无结核的细菌感染应选用抗生素中的青霉素等，不应选择抗生素中的链霉素。药理学和药品使用说明书提示链霉素对发育中的胎儿、儿童听神经可造成严重损害。这种医疗不妥行为可致新生儿"先天性"耳聋，其已被大量报道、文献中的案例证实。又如，选择青霉素之后未做皮试即注射或进针臀部内下侧，就属操作治疗项目不妥当的行为。因为，药理学和药品使用说明书提示青霉素可致过敏，因此，操作规范要求首次注射前必须先做皮试，确定阴性后方可注射。人体臀部内下有坐骨神经和骨骼，因此，操作规范要求臀部肌肉注射应于外上 1/4 处进针。上述医疗不妥行为，前者可致过敏性休克死亡，后者可致坐骨神经或骨组织损伤，以上行为同样已被报道、文献中的案例证实。以上二例情形造成的损害，都可通过履行注意义务来避免。所以，医疗不妥行为所致的损害其实是"应为能为而不为，应为能为而错为，以及不应为而为之"的注意义务的违反所致的损害。这种损害都是社会无法理解而且"不可承受"的损害。

3. 技术性

技术性是医疗服务的行为特征，也即医疗行为的技术特点。因为，医疗服务中特殊服务的具体化就是实施具有技术特点的医疗行为。医疗行为是一个个诊疗项目服务。任何诊疗项目的选择和操作都是一把双刃剑，既可救助患者又可导致损害。所以，诊疗原则是尽力实现诊疗目的和避免损害的基本要求或基本准则。然而，医疗技术源于辩证的诊疗原则。医疗技术的具体要求是遵守诊疗规范，本质要求是履行注意义务。因为，医疗注意义务是妥当实施医疗行为的义务，只有妥当选择和妥操作诊疗项目，才能实现诊疗目的和避免损害。张赞宁先生曾就医学所涉边缘学科的广泛性和高难复杂性精辟地指出：医学科学是所有科学领域中一门最高难的科学，是集所有自然科学与社会科学于一身的科学。在自然科学方面，不仅要应用生物学与化学方面的知识，而且要应用声学、光学、力学、原子、材料等各种物理学知识，以及数学、几何、天文、地理等各种自然科学知识。在社会科学方面，要涉及哲学、心理学、美学、伦理学、法学、逻辑学、信息学、经济学、管理学、人口学、文学、语言学，甚至考古、音乐、舞蹈、体育、军事、灾难、宗教、神学、星象学等，这些均是医学科学所应涉及与研究的范围。事实证明，对人体修复要远比卫星上天、机器人制造更为复杂高难。[1]伴随人们生活质量的不断提高，医疗服务应当具有更为严密、精确的技术来提高质量和保障安全，以致业内分工不断细化并致隔行如隔山，从而使内、外、妇、儿、传染等临床医师之间，临床医师与护师、药剂师、检验师、放射医师、后勤供应和医院管理人员之间分工与协作不断加强。可见，技术性决定医疗行为的专业性这一特点比其他服务行业更为突出，要求更高。

技术是实现特定目的所采取的手段、技巧、方式和方法的总和。手段、技巧和方式均可包含在方法之中，以致技术是促进实现特定目的所采取的特定方法。例如，烹饪技术是满足人们对食物色、香、味的更高要求，以及实现营养成分少流失等目的而采取的烹饪方法。又如，拳击技术是实现攻防目的而运用的拳击方法。任何诊疗项目服务都是一把双刃剑，虽然可实现其诊疗目的但会导致某种损害。因此，医疗技术是促进实现诊疗目的和避免损害的医疗方法。促进实现诊疗目的和避免损害通过妥当选择和妥当操作诊疗项目来完成，因此医疗技术集中表现在诊疗规范对诊疗选项和操作的具体要求之上。

第一，医疗技术是促进实现诊疗目的和避免损害的医疗方法。诊疗规范所体现的封闭性、试验性、渐进性、配合性和自由裁量性等，就是促进实现诊疗目的和避免损害的科学方法。

（1）封闭性。封闭性是促进实现诊疗目的和避免损害所决定的病历资料和特定诊疗场所不应对外公开的特性。病历资料之所以封闭的原因有三：一是病历资料关涉后续诊疗是否妥当；二是病历资料涉及患者隐私；三是病历资料关涉科研和医院管理。特定诊疗场所之所以封闭的原因有三：一是手术室、治疗室等场所的无菌要求；二是产房、泌尿生殖系等诊疗场所涉及隐私；三是放射诊疗场所中的放射线对人体会有损害。

（2）试验（探索）性。试验性，一指疗效和安全指标不明确的诊疗项目

---

〔1〕　张赞宁："论医患关系的法律属性及处理医事纠纷的特有原则"，载《中国卫生政策》2001年第5期，第34页。

研发；二指症状、体征及检查结果不能反映疾病特征或疗效不佳时，需不断选择诊疗项目和反复试验，才能实现诊疗目的的探索性。所以，试验性医疗有二种：一是研发性医疗。此种诊疗效果和安全指标均不确定，必须严格把关才可避免公共危害，因而必须取得行政许可后才能实施。二是探索性医疗。疾病诊疗是一个探索未知的过程。就诊断来说，实践中即使穷尽检查项目，出院诊断率也难达75%。对难以确诊的疾病，通常采取两种方案处理：一是对症治疗（治标）以缓解病情、减轻痛苦和争取时间；二是将最可能的疾病作为"假定疾病"治疗（治本）并观察一个疗程，疗效显著则先前选项或其排序组合（诊断方案）妥当，反之则需调整方案。反复此法，通常可以实现诊断目的。就治疗来说，治疗方法是医学原理与治疗经验相结合的产物。比如，阿托品治疗有机磷中毒必须超量达到"阿托品化"时才有疗效，就最为典型。这里所说的试验性医疗特指探索性诊疗。探索性诊疗效果不佳时极易被理解为"误诊误治"。然而，探索性医疗与误诊误治之间却有着本质区别。探索性医疗特点是依当时设备和技术条件难以实现诊疗目的，从而使其存在具有必要性，其实质是促进实现诊疗目的和避免损害的科学方法，因而是医疗妥当行为的表现形式之一。误诊误治特点是依当时条件可以诊疗而未妥当诊疗，其本质是对"应为能为而不为、应为能为而错为，以及不应为而为之"的注意义务的违反。医学总是伴随疾病的发展和探索诊疗方法的发展而发展，只有广大医务人员在实践中不断探索、勇于试验，才能促进医学的不断进步，从而符合广大患者的生命健康利益。

（3）渐进性。渐进性是遵循认识规律以促进实现诊疗目的和避免损害之渐进、分阶段和有步骤的医疗方法。[1]人们对事物的认识都须经历由表及里、由此及彼、去粗取精、去伪存真的探索过程。因此，对每位病人的诊疗都要从问诊和体格检查开始。正确诊断是妥当治疗的前提，以致治疗方案应当依据诊断来确定。症状、体征无典型表现，或检查结果未充分显示病变之前，医师难以妥当进行治疗。所以，医患关系建立或变更之时，医师只能确定探索性诊疗方案，不可固定选项组合。诊疗选项必须根据病情及检查结果的变化不断修正和及时跟进。通常情形下，在充分检查基础上拟定的诊疗方案，往往只表明诊疗效果有望更进一步罢了。实践中的问诊、体格检查、实

---

〔1〕 陈一凡：《医患关系法律分析》，人民法院出版社2013年版，第59页。

验室检查及各种辅助检查申请单、报告单、临床诊断、处方、长期医嘱、临时医嘱、特检同意书、手术同意书、特殊治疗同意书和出院医嘱等，都表现了"先诊断，后治疗"和"走一步，看一步"之渐进、分阶段和有步骤的医疗方法。

（4）配合性。配合性是指医疗行为具有医者内部和医患双方为促进实现诊疗目的及避免损害而应予配合的内在规定性。医疗配合包括两个方面：其一，是内部配合。内部配合是指医院管理者、临床科室、医技科室、后勤科室和各专业技术人员之间的配合。内部配合的好坏能够成为履行注意义务妥当与否的事实根据，因此对于认定医疗行为是否妥当来说，内部配合具有重要意义。其二，是医患配合。任何服务都需要双方当事人的相互配合，医疗关系中的相互配合更为重要。实现诊疗目的和避免损害，很大程度上取决于患者的配合。例如，问诊时应如实回答和陈述；体格检查时要听从吩咐；特检及术前应遵从医嘱做好相应准备；治疗中应遵从医嘱服药和进行功能锻炼；感觉不适或异样时应及时告诉医生；住院外出时应当请假；出现急症手术指征和其他必选项目时应遵从建议签署同意书等。如果患者不予配合，就无法实现诊疗目的，还可产生严重的损害后果。比如，全麻手术前要求禁食，假如患者不遵医嘱私自进食，可能造成术中呕吐时引起肺部感染甚至窒息死亡的不良后果。又如，糖尿病患者在"忌糖类食品及其制品"的医嘱上签字后出院，却违背医嘱口服蜂蜜以致病情加重。再如，下肢骨折安装接骨板的患者，在"两个月内照片复查，复查前不得负重行走"的医嘱上签字后出院。然而在其出院一个多月时，未进行复查即弃拐行走，以致接骨板断裂。况且，现代法治社会里，手术、特殊检查和特殊治疗前必须征得患方书面同意。否则，就是违反注意义务。倘若患者不予配合，甚至固执己见拒不同意，则再高明的医师也束手无策。所以《侵权责任法》第 60 条规定："患者有损害，因下列情形之一的，医疗机构不承担赔偿责任：（一）患者或者其近亲属不配合医疗机构进行符合诊疗规范的诊疗……"由此可见，配合性决定患方负有医疗配合义务。

（5）自由裁量性。自由裁量性是促进实现诊疗目的和避免损害的医者自主性。医疗行为是一把"双刃剑"，既可救助患者又会导致损害。现代医学仍处于经验科学阶段，目前仍有太多未知领域。局限性和侵袭性是医疗风险的直接成因。机体和疾病作为两个具有特殊机能的对抗系统，有时还可特异性地针对诊疗项目服务。技术条件下的医疗救助决定医疗风险具有相对的可避免性。然而，实现诊疗目的和避免损害，应在符合适应症、排除禁忌症等选项规范，以及遵守操作规范并贯彻诊疗原则的前提下，发挥医者主观能动性来选择和操作诊疗项目。这不仅是自由裁量性的存在根据，而且是将有害侵袭控制在"可以承受"范围内的具体措施。事实上，医者的自由裁量余地很大，无论在紧急情况还是一般情况下，都存在自由裁量余地。根据诊疗规范，在紧急情况下的自由裁量应受到严格规制，在一般情况下的自由裁量应区分两种情形对待。其一，紧急情况下的自由裁量受到法律限制。《侵权责任法》第 56 条在赋予医者享有紧急医疗决策权的同时，还设置了三个前提条件：①因抢救生命垂危患者等紧急情况；②不能取得患者或者其近亲属意见；③经医疗机构负责人或者被授权的负责人批准。这是因为：紧急医疗决策权的行使，意味着即将选择并操作手术、特殊检查和特殊治疗等高风险项目，只有严格按照法定条件行使，才能将有害侵袭转化为"可以承受"的侵袭，从而发挥医疗功能。其二，一般情况下的自由裁量应区分两种情形对待：①一般情况下选择和操作低风险诊疗项目时，因患方默认或双方认同而无需立法。因为，选择和操作低风险项目时，患者通常以积极行为表示默认。例如，门诊医师开出检查申请单或处方后，患者持已划价的申请单或处方缴费，就是以积极行为默认了医师的检查选项和治疗选项。如果患者坚持已见，只要符合适应症没有禁忌症，医师都会同意。这些是法律应当肯定的默认或双方认同，因而无需立法。②一般情况下选择和操作手术、特殊检查或特殊治疗时，必须征得患者同意，并应当取得其家属或者关系人同意并签字。换言之，一般情况下选择手术、特殊检查或者特殊治疗等高风险项目时，因法律赋予患者享有知情同意权而使医师的自由裁量权受限。无论哪种情形，只要履行注意义务，具体怎样选择和操作诊疗项目，均属医师自由裁量权的范畴。可见，医师的自由裁量，其实是有条件的裁量。实践中，促进实现诊疗目的和将有害侵袭控制在"可以承受"范围内的裁量，均属医师的自由裁量权。实现诊疗目的和避免侵袭超出"可以承受"范围的裁量，则属医师应当履行的注意义务。因为，患者享有获得救助和不被非法侵害的权利，医师负有必须满足患者权益而应当履行的注意义务。

第二，促进实现诊疗目的和避免损害通过妥当选择和妥当操作诊疗项目来完成，以致医疗技术集中表现在诊疗规范对诊疗选项和操作的具体要求之上。

（1）妥当选项的具体要求是遵循选项规范。根据"先诊断，后治疗""符合适应症，排除禁忌症""生命第一"和"尽早诊断，及时治疗"等诊疗原则，如果患者就诊时的病情不同，诊疗中心和急缓要求就不同，以致妥当选项的具体要求就不同。

首诊时妥当选项的具体要求是：问诊和体格检查是首诊必选项目，下一步检查应以主诉病情，结合症状、体征的预判主病为中心，以符合适应症、排除禁忌症等选项规范来及时跟进选项。例如，车祸病人入院，经问诊和体格检查后预判的骨骼、神经系统主病的 X 线检查，平片检查、CT 检查、MRI 检查对骨干骨折、颅骨骨折伴颅内出血、膝关节半月板损伤都具有适应症。其中，平片检查相对禁忌早期妊娠；CT 禁忌早期妊娠、生命体征不平稳的急危患者；MRI 禁忌体内装有心脏起搏器和神经刺激器者等金属异物者、高烧患者。在排除禁忌的前提下，首诊时选择平片、CT 或 MRI 中的任何一项来检查骨干骨折、颅骨骨折伴颅内出血、半月板损伤的，通常都可实现诊断目的，因而均属妥当选项。根据尽早诊断原则，应尽早选择 X 线检查项目并跟进实施。根据项目之间的功能差异，高度怀疑骨干骨折时首选 X 线平片检查、高度怀疑颅骨骨折伴颅内出血时首选 CT 检查、高度怀疑半月板损伤时首选 MRI 检查的，属精准选项。高度怀疑骨干骨折时首选 CT 或 MRI 的符合选项规范，但非精准选项。高度怀疑颅骨骨折伴颅内出血时首选 X 线平片或 MRI 的符合选项规范，也非精准选项。高度怀疑半月板损伤时首选 X 线平片或 CT 的符合选项规范，亦非精准选项。须强调：精准选项属技术高超的范畴，不宜作为首诊普遍适用的选项规范。根据医疗行为的渐进性，首诊时选择上述三项检查中的任何一项，均无有害侵袭，通常都可实现诊断目的，因而符合选项规范。所以说，问诊和体格检查是首诊必选项目，下一步检查应以主诉病情，结合症状、体征的预判主病为中心，以符合适应症、排除禁忌症等选项规范来及时跟进选项。

病情一般时妥当选项的具体要求是以不良病变为中心来及时跟进选项。例如，张某因炒菜时煤气外泄起火烧伤头面部、颈部和四肢。邻居将其送入烧伤专科医院，住院 33 天后死亡。病历记载：住院第 2 天血检报告提示红细胞数目 4.3^{10-12}/L（参考范围 3.5～5.0）、血红蛋白 125g/L（参考范围 110～150）属正常范围；第 3 天红细胞数目 2.98^{10-12}/L 和血红蛋白 86g/L 明显低于正常值；第4天到第26天红细胞数目和血红蛋白恢复正常范围但偏低。第27天到第33天红细胞数目和血红蛋白明显低于正常值。其中，第32天红细胞数目 2.13^{10-12}/L和血红蛋白61g/L，BP90/70 mmHG（休克血压）；第33天红细胞数目 1.82^{10-12}/L和血红蛋白49g/L，BP70/60 mmHG（严重休克血压）患者全身不适，呼吸困难、畏寒，呈浅昏迷状态，大便呈柏油样改变。当天上午转市中心医院，抢救无效，于13时死亡。临床死因诊断：消化道出血、休克导致呼吸循环衰竭死亡。从患者入院到死亡的33天里，医师仅对烧伤进行诊疗。虽然烧伤疗效明显，但未见任何检查失血原因和止血、补血及抗休克的相关措施。显然，本例消化道出血前期病情一般。医师未以出血、失血性休克等不良病变为中心来及时选项查因和跟进治疗选项，系典型的烧伤病人消化道出血转化为主病后未引起重视，不治身亡。须注意：以不良病变为中心的病情变化，通常应以症状、体征，以及化验、镜检、X线、B超等辅助检查结果为根据，但症状体征不典型时应作辩证理解。比如，肝肾功能检查提示有损害时，即表明肝肾有不良病变。又如，首诊选项未实现诊断目的时，则提示不良病变有待查明。再如，一个疗程后的病情既未恶化也无改善，则表明仍有不良病变。因为，此种病情稳定仅表明对症治疗控制了症状，但未对因治疗。根据及时诊疗原则，及时选项查因和跟进治疗选项极其重要。如果合理期限内仍未选项查因或查明病因后未跟进治疗选项的，均属未妥当选择诊疗项目。所以说，病情一般时的妥当选项是以不良病变为中心来及时跟进选项的。

预后急危或病情急危时妥当选项的具体要求是以主病为中心来及时跟进选项。例如，李某因车祸致头部、膝部和下肢小腿损伤，被"120"急送入院。接诊医师首选X线平片检查，报告提示：颅骨骨折伴颅内少量出血、膝关节脱位并骨折、下肢胫腓骨粉碎性骨折。依生命第一的诊疗原则，颅内出血系主病，其他伤情系同伴病。本例病情属预后急危，应以危害最大的主病——颅内出血为首要目标，同伴病和并发症应暂作简单的必要处理。根据及时诊疗原则，及时选择CT检查，才能查明颅内出血和受损的具体情况，进而才能妥当选择主病、同伴病和并发症的治疗项目及其排序组合。X线平片及MRI不能准确反映颅内出血量，以致不能准确把握主病、同伴病和并发症的相互关系，进而不能妥当确定下一步诊疗方案，更不能有效把握主病的手术时机，从而极易耽误开颅减压并造成损害。那么，合理期限内仍未选择CT

检查的，就属未妥当选项。当然，病情急危时应在维持生命体征的前提下以主病为中心来及时跟进选项，否则以主病为中心的选项将丧失临床意义。

（2）妥当操作诊疗项目的具体要求是遵守操作规范。操作规范包括操作规程、规范。操作规程、规范，是无数次失败教训和成功经验的总结，因而必须无条件遵守。其中，操作规程适用于单一诊疗项目，操作规范适用于综合诊疗项目。操作规程仅指操作程序。操作规范不仅包括主项目和每个子项目的操作程序，而且包括每个子项目的选项规范。单一诊疗项目的操作规程，仅指单一项目的操作程序。综合诊疗项目的操作规范，除必须遵守主项目和每个子项目的操作程序外，还须遵循及时跟进子项的选项规范，才符合操作规范对操作综合项目的具体要求。以上列主病的开颅减压术为例：及时跟进CT检查，结合神经系统临床表现和及时开颅并规范清除血肿的，才属妥当实施开颅减压术。未及时CT检查，或未结合神经系统临床表现，或未及时手术，或术中清除血肿不规范的，均属未妥当操作开颅减压术。因为，开颅减压属预后的急症手术。操作规范要求未达开颅指征时，应密切观察病情的发展、变化；达到开颅指征时，应及时规范手术。因此，CT检查应根据出血速度来计算间隔检查时间，并结合神经系统临床表现时才能有效掌握开颅指征。CT检查的间隔时间过长，或检查不规范，或临床观察不到位，都可导致颅内出血量、损伤范围和程度的误判，以致不能准确掌握手术时机；达到开颅指征时，未及时麻醉开颅，或术中操作不规范的，都可造成不应有的损害。所以说，妥当操作诊疗项目的具体要求是遵守操作规范。

综上所述，首诊时妥当选项的具体要求是：问诊和体格检查是首诊必选项目，下一步检查应以主诉病情，结合症状、体征的预判主病为中心，以符合适应症、排除禁忌症等选项规范来及时跟进选项。病情一般时妥当选项的具体要求是以不良病变为中心来及时跟进选项；预后急危时妥当选项的具体要求是以主病为中心来及时跟进选项；病情急危时妥当选项的具体要求是在维持生命体征的前提下以主病为中心来及时跟进选项。妥当操作诊疗项目的具体要求是遵守操作规范。首诊时未进行问诊和体格检查以及没有适应症、未排除禁忌症的选项和未及时选项，均属未妥当选项；病情一般时未以不良病变为中心来及时跟进选项的，也属未妥当选项；预后急危或病情急危时未以主病为中心来及时跟进选项的，亦属未妥当选项。违反操作规程、规范实施所选项目的，就是未妥当操作诊疗项目。其中，适应症的实质是某项目服务对于当下患者来说，具有项目功能，即可实现诊疗目的而可选。禁忌症的实质是某项目服务不能适用于当下患者，即可造成严重损害而不可选。及时的具体要求是把握指征。指征与适应症虽是由同一英语单词翻译而来，但临床意义不同。指征是应当干预和及时实施特定项目的量化标准或指标。实践中，手术、特殊检查和特殊治疗等高风险项目既符合适应症又没有禁忌症时，其难以避免的并发症、后遗症或副作用，亦可导致严重损害。根据意思自治原则，患者知情同意的选项，就是"可以承受"侵袭范围内的选项。反之，患者未知情同意的选项，则是超出"可以承受"侵袭范围之外的选项，应当视为禁忌并参照禁忌处理。因为，对于当下患者来说，凡可通过另选项目来避免并发症、后遗症、副作用等，均属未妥当选项。须注意：对某项诊疗来说属于低资质医者的，因其医疗能力（水平或功能）不足以保障实现诊疗目的并极易造成损害。所以，该选项属绝对禁忌的范畴而必须转诊。对于病情急危的，应于急救处置的同时请求上级医院委派专家前来指导或急救处置至适于迁徙后送诊。

4. 专业性

专业性是医疗行为对实施主体的客观要求，是实现诊疗目的和避免损害，医者应当具有的相应医疗技术、具备高尚医德、投身医疗公益、履行特定职责，以及排除他人行医执业而赢得社会期盼与信赖的属性。简言之，专业性是技术性、道德性、公益性、职务性和排他性共同制约的结果。技术性是专业性的基本条件，道德性、公益性、职务性和排他性是专业性的重要内容、内在要求、具体表现和切实保障。其中，技术性在前面已系统阐述，故而以下只阐述道德性、公益性、职务性和排他性对专业性的影响和制约。

（1）道德性。医德是专业性的重要内容。实践表明：无医德者是非多来事故多。因为无医德者生活过于随便，爱贪小便宜，因而是非极多。无医德者缺乏责任心，组织纪律观念淡漠，因而事故发生率极高。所以，自古行医就非一般人所能为之。其中的重要原因就是从医的道德标准极高。因此，医德是专业性不可或缺的重要内容。"医乃仁术"是儒家仁义与医学本质的完美结合。其意是说，医术乃仁爱和道义之术，是关爱生命和救死扶伤的技术。世上没有一个行当能像良医这样重视自身的道德修养。唐代名医孙思邈在《大医精诚》中强调"人命至重，有贵千金，一方济之，德逾于此。"在其眼里，医德关涉比千金更为贵重的生命。晋代杨泉在《物理论》中说"夫医者，非仁爱之士不可托也；非聪明理达不可任也；非廉洁淳良不可信也。"在他看来，任用医官应选择医德高尚之人。与中国医术一脉相承的朝鲜也是如此。电视剧《大长今》就讲述了徐长今因有复仇之心而被医官阻止报考医女的故事。《希波克拉底誓言》则更是影响了人类几千年。

神医阿波罗、埃斯克雷彼斯及天地诸神作证，我——希波克拉底发誓：

我愿以自身判断力所及，遵守这一誓言。凡教给我医术的人，我应像尊敬自己的父母一样尊敬他。作为终身尊重的对象及朋友，授给我医术的恩师一旦发生危急情况，我一定接济他。把恩师的儿女当成我希波克拉底的兄弟姐妹；如果恩师的儿女愿意从医，我一定无条件地传授，且不收取任何费用。对于我所拥有的医术，无论是口头表达的还是可以书写的，都要传授给我的儿女、恩师的儿女和发誓遵守本誓言的学生，除此三种情况外，不再传给别人。

我愿在我的判断力所及的范围内，尽我的能力，遵守为病人谋利益的道德原则，并杜绝一切堕落及害人的行为。我不得将有害的药品给予他人，也不指导他人服用有害的药品，更不答应他人使用有害药物的请求。尤其不施行给妇女堕胎的手术。我志愿以纯洁与神圣的精神终身行医。因我没有治疗结石病的专长，不宜承担此项手术，有需要治疗的，我就将他介绍给治疗结石病的专家。

无论到了什么地方，也无论需诊疗的病人是男是女，是自由民还是奴婢，对他们我一视同仁，为他们谋幸福是我唯一的目的。我要检点自己的行为举止，不做任何害人的劣行，尤其不做诱奸女病人或病人眷属的缺德事。在治病过程中，凡我所见所闻，不论与行医业务有无直接关系，凡我认为需要保密的事项坚决不予泄露。

我遵守以上誓言，目的在于让神医阿波罗、埃斯克雷彼斯及天地诸神赐给我生命与医术上的无上光荣；一旦我违背了自己的誓言，请求天地诸神给予我最严厉的惩罚！

《希波克拉底誓言》诞生于2400多年前的古希腊。其中，"不得将有害的药品给予他人，也不指导他人服用有害的药品，更不答应他人使用有害药物的请求。尤其不施行给妇女堕胎的手术"一段话，因时代、科技的进步和世人观念的变化已不再完全适用于今天。但他所倡导的尊师重教，发扬医术的原则；尽其所能，忠实于患者的原则；不分地域与贫贱，一视同仁的原则；杜绝邪恶之念和保守医密等原则，仍然是现代医德的经典规范，长期影响着各国医界并成为医类学子和在职医务人员的必读资料。

医疗执业的高道德要求，不仅为世人普遍认同，而且为国家极力倡导。1988年卫生部曾经颁布《中华人民共和国医务人员医德规范及实施办法》第3条规定："（一）救死扶伤，实行社会主义的人道主义。时刻为病人着想，千方百计为病人解除病痛。（二）尊重病人的人格与权利，对待病人，不分民族、性别、职业、地位、财产状况，都一视同仁。（三）文明礼貌服务。举止端庄、语言文明、态度和蔼、同情、关心和体贴病人。（四）廉洁奉公。自觉遵纪守法，不以医谋私。（五）为病人保守医密，实行保护性医疗，不泄露病人隐私与秘密。（六）互学互尊，团结协作。正确处理同行、同事间关系。（七）严谨求实，奋发进取，钻研医术，精益求精，不断更新知识，提高技术水平。"须指出：医德规范作为医疗机构及其医务人员执业活动中人格完善的自律性行为规范，对医者的要求高于法律规范，不仅过于原则化而且缺乏国家强制力，只有当其被法律纳入时才能成为判断医者行为对与错的具体标准。

（2）公益性。医疗公益是专业性的内在要求，是医德法律化的具体表现，是医疗机构及其医务人员应当积极从事医疗公益的属性。首先，医疗公益是专业性的内在要求。因为，技术性决定医疗公益只能通过医疗机构及其医务人员的参与来实现。社会公益是国家进步与发展的标志。医疗公益不仅是社会公益的重要组成部分，而且是现代社会的普遍要求。医疗公益作为自然灾害、传染病流行、突发重大伤亡事故等受害群体和急危求医个人的福祉，其实是特定患者受益于社会公益。其次，医德法律化是实现医疗公益的促进机制，以致特定医疗公益成为医者的法定义务。因为，特定医疗公益需要通过医德法律化来具体落实。所以，有些医疗公益是医德法律化的具体表现。例如《执业医师法》第28条规定："遇有自然灾害、传染病流行、突发重大伤亡事故及其他严重威胁人民生命健康的紧急情况时，医师应当服从县级以上人民政府卫生行政部门的调遣。"第24条规定："对急危患者，医师应当采取紧急措施进行诊治；不得拒绝急救处置。"又如《专利法》第25条规定对疾病的诊断和治疗方法，不授予专利权。还有，根据有关规定，医疗服务不得根据市场供求来自由约定报酬，须在价格部门核定的范围内收取，以及除非能力受限不得拒诊等，都是医疗公益的专业性和医德法律化的具体表现。最后，医疗公益的专业性和医德法律化决定医者必须积极从事医疗公益，才能更好地发挥医疗行为的救助作用。

（3）职务性。职务性也是专业性的内在要求。因为，医疗机构实施的医疗行为只能通过其工作人员的职务行为来完成。所以，职务性是专业性的岗位表现，是医务工作职责的内在要求，是替代责任的事实根据。首先，在专业化程度极高的医疗活动中，不同医疗领域的工作应由不同学科的人员来完成，从而使医务人员居于不同的技术岗位。其次，医务人员之所以各司其职，是因工作职责的不同。现代医疗是关爱生命、尊重人权的组织性医疗，如不各司其职必将缺岗残位，从而限制医疗功能甚至导致损害。最后，法人是社会组织体，其行为只能通过内部成员的行为来进行，内部成员履行职务的不利后果应由法人承担。"不管是法人内部成员纯粹基于法人意志而追求某种违法后果并致他人损害，还是法人内部成员和代理人在执行职务和行使权限的过程中因疏忽而造成他人的损害，其过错都要通过具体的个人行为表现出来。"[1]所以《侵权责任法》第54条规定："患者在诊疗活动中受到损害，医疗机构及其医务人员有过错的，由医疗机构承担赔偿责任。"可见，医务人员的医疗民事责任由医疗机构对外承担。替代责任的事实根据与民法总则规定的职务、雇佣、代理中的替代责任如出一辙。其突出特点是行为人与对外责任人不同。当然，医疗机构承担赔偿责任后，医务人员的责任可通过医疗机构的内部责任制度来实现。

（4）排他性。排他性是专业性最直接的保障和法律要求。但凡专业领域都具有排他性，这是其领域事务需要特别知识和技能所决定的。医疗行为关涉不特定患者的生命、健康和财产权益，不具备条件的机构和不具备专门技能者不得为之。因为，没有资质的机构和没有资质的人员不能妥当选择和妥当操作诊疗项目，从而难以实现诊疗目的和避免损害。所以，国家以法律形式给予规制，并建立医疗服务市场主体的准入制度，从而有效排除不具备条件的机构和未受足够教育、训练者执业。医疗执业许可证有两类：一是医疗机构执业许可证；二是医师执业证书。《医疗机构管理条例》第24条规定："任何单位或者个人，未取得《医疗机构执业许可证》不得开展诊疗活动。"

---

[1]　王利明：《侵权行为法归责原则研究》，中国政法大学出版社1992年版，第263页。

第 27 条规定："医疗机构必须按照核准登记的诊疗科目开展诊疗活动。"《执业医师法》第 14 条规定："医师经注册后，可以在医疗、预防、保健机构中按照注册的执业地点、执业类别、执业范围执业，从事相应的医疗、预防、保健业务。未经医师注册取得执业证书，不得从事医师执业活动。"此外，护理、检验、放射等人员，以及特定手术都有资质要求。例如，江湖游医给某人"点痘"造成毁容，构成刑法上的非法行医。其形成的关系不是民法上的医患关系。又如，某医院违反《医疗机构手术分级管理办法（试行）》超资质手术造成患者残疾构成行政法上的非法行医。其形成的关系属于民法上的医患关系，应认定医者违反注意义务，即有过错而应当承担民事赔偿责任。

5. 服务对象与实施对象的统一性

服务对象与实施对象的统一性是医疗行为有别于一般行为的重大特征。因为，医疗服务是特殊服务与一般服务相互依存的辩证服务。其中，特殊服务的具体化是医疗行为，一般服务的具体化是一般行为。不难发现，医疗行为的服务对象与实施对象具有统一性，一般行为的服务对象与实施对象大多分离。一方面，医疗行为的服务对象与实施对象不可分离，即便问诊、医嘱、心理诊疗、病情告知、措施告知、风险告知和替代医疗方案告知也不例外。这是因为：把医疗行为看成服务时，其服务对象是患者；把医疗看成行为时，其实施对象是疾病。疾病存在于患者体内，以致医疗行为的服务对象与实施对象必然统一于患者。另一方面，一般行为的服务对象与实施对象大多相互分离，即使该行为作用于人体也只限于体表而未作用于体内。例如，家电维修服务的服务对象是顾客，家电维修行为的实施对象却是家电，其服务对象与实施对象相互分离。又如，客运服务的服务对象是顾客，客运行为的实施对象却是车辆，其服务对象与实施对象同样相互分离。再如，理发服务的服务对象是顾客，理发行为的实施对象是与人体可分离的头发，其服务对象与实施对象同样可以相互分离。须注意：按摩服务的服务对象是顾客。然而，按摩行为的实施对象虽是人体但只作用于体表。正因为按摩行为作用于人的体表，且具有治疗疾病的功能，以致按摩行为只有当医者为诊疗目的而施于患者时才是医疗行为。

医疗行为的服务对象与实施对象的统一性对医者提出了更高的服务要求。因为受害人对医疗侵袭与一般侵袭的认知能力和防范能力明显不同，因此必将产生截然不同的心理反应。首先，一般行为的服务对象与实施对象大多相互分离。顾客对一般行为的有害侵袭具有相当强的认知和防范能力，以致顾客对一般行为所致损害容易理解，心理担忧相对小些，心理活动相对简单，受不良结果影响的范围相对窄些，对服务者的心理期盼和心理依赖相对低些。其次，医疗行为的服务对象与实施对象不可分离。患者对医疗行为的救助作用期望过高，对医疗行为的局限性和侵袭性认识不足，对医疗损害不具有任何防范能力，以至于对医疗风险难以理解，心理担忧相对大得多，心理活动复杂得多，受不良结果的影响范围宽得多，对服务者的心理期盼和心理依赖高得多！那么，医疗服务的服务要求必然高于其他社会服务。换言之，医疗服务对患者的尊重、关爱、理解和同情，注重心理、心态、情绪变化，以及必要的信息交流等等，均应高于其他社会服务才符合医疗服务要求。这是生物-心理-社会医学模式必然取代生物医学模式的客观依据。然而，在生物医学模式的长期影响下，部分医师眼里只有疾病没有病人，以致引发了一些本不应该发生的医疗纠纷。

例如，湖南湘潭"8·10"事件就典型地表现了信息交流不到位导致不该发生的医疗纠纷。2014年8月10日6时10分，产妇张某到湘潭县妇幼保健院急诊待产。入院诊断为胎膜早破、巨大儿，予以阴道试产，因产程不顺利，相对头盆不称，胎儿宫内窘迫，11时30分在腰-硬联合麻醉下行剖宫产，12时05分剖出一男婴。胎儿娩出后产妇出现呕吐、呛咳，并产后大出血。13时检验科报告凝血功能明显异常，纤维蛋白原检测不出，初步诊断羊水栓塞。14时20分患者心跳呼吸骤停，经积极抢救，5分钟后心跳呼吸恢复。15时湘潭市中心医院会诊专家到达后认同羊水栓塞诊断，建议切除子宫。院方向家属交代病情并获得签字后于17时15分切下子宫。期间，心跳呼吸骤停又一次发生并被抢救过来，但产妇终因羊水栓塞引起多器官功能衰竭于21时30分死亡。23时左右刘先生撬开手术室大门，看到了让他难以置信的一幕：妻子赤身裸体躺在手术台上，满口鲜血，眼里含着泪水，再也没有了呼吸。本应施救的医护人员离开了手术室，产房里只有不明身份的男子在吃着槟榔，抽着香烟。为此，家属和亲友情绪失控，采取了聚众讨说法、烧纸钱、放鞭炮等过激行为并严重干扰了医院秩序。一时间，媒体报道铺天盖地而来，引起社会广泛的热议。事发后，湘潭县成立了联合调查组。县卫生局委托湘潭市医学会对产妇死亡事件组织医疗事故技术鉴定。根据双方提供的材料和广东省中山大学法医学鉴定中心的组织病理学检验报告书以及湘潭市公安局刑事科学技术研究所的尸体检验鉴定书，湘潭市医学会专家鉴定组合议认为"医者羊水栓塞诊断成立，对羊水栓塞的处置措施符合医疗处理原则，患者的死亡原因符合肺羊水栓塞所致的全身多器官功能衰竭。患者死亡是其疾病本身发展的不良转归，与医方的医疗行为无因果关系。"至此，本案终于尘埃落定。

　　反思本案，湘潭县妇幼保健院的医疗行为确有不妥，即风险告知不到位，也即违反注意义务。只不过，该医疗不妥行为与患者死亡之间没有因果关系。患者丈夫刘先生提出的主要质疑是：妻子产前检查一切正常，为什么死后才说羊水栓塞，先前怎么没有查出来？最让人难以理解的是，妻子死后为什么不及时通知家属？其实，羊水栓塞是分娩过程中羊水通过破损血管进入母体血液循环，以致羊水中的污染物质和促凝成分直接阻塞血管而导致局部组织器官缺血缺氧、功能丧失，或作为强凝物质引起急性肺栓塞和严重休克，或致弥散性血管内凝血后溶血使产妇发生难以控制的大出血，或因污染物质进入血液引发全身急性感染致肾衰竭或多器官功能衰竭等情形。羊水栓塞发生率只有 4‰~6‰，目前尚无预测手段，故而无法避免和难以克服，更不可能提前检查出来。羊水栓塞极其凶险，一旦发生，死亡率高达 60%~80%，可与埃博拉病毒比肩。所以，联合调查组在认真分析"8·10"事件的应对、处置过程后认为："医者与产妇家属信息沟通不够。产妇抢救过程中，医者虽然多次与家属谈话，也进行了病危告知，但沟通不够充分、有效，对羊水栓塞病情凶险性和病程发展趋势向产妇家属解释不充分，没有让产妇家属有足够的心理准备。产妇死亡后，院方没有及时、直接告知家属产妇死亡信息，引起产妇家属不满和质疑。"正因为术前没有告知羊水栓塞的发生概率和凶险程度，以致抢救过程中告知病情、措施和风险时难被家属理解，在家属情绪激动的情况下害怕挨打而没将死讯直接告诉其夫，反而紧闭大门躲避，绕圈通过电话告知村支书，村支书再打电话告诉家属。家属为此质疑、不满和更加激动便在情理之中了。正如北大王岳教授指出的那样"我们非但没有关注病人权利意识的觉醒，反而在'自我保护'的主导思想下给予这种觉醒以忽视和冷漠。"事实上，几乎所有产科医师都会在剖宫产同意书中注明羊水栓塞并发症。但国内医师很少会在生产之前向患者讲解羊水栓塞的发生概率和凶险程度。对于不懂医的患方来说，此种风险告知尚不到位，也即违反注意义务。医者不予解释的理由有三：一怕吓跑病人；二没时间解释；三无解释必要。

其实，广大患者求医之时是通情达理的，各专业学科所涉无法避免、难以克服的凶险并发症和意外极其有限，诊疗规范对风险告知义务已有明确规定。所以，三种理由均不成立。相比之下，境外发达国家和地区的医师在手术、特殊检查和特殊治疗前都会不厌其烦地向患者说明病情、措施、风险和替代医疗方案。本质上说，这是医疗行为的服务对象与实施对象统一性，导致医疗侵袭有别一般侵袭的前提下"以病人为中心"的现代诊疗原则对医疗行为的具体要求。

二、一般行为

（一）一般行为的概念

一般行为是医者基于一般目的而实施的行为。然而，一般项目服务是一般行为，但一般行为不能说是一般项目服务。因为，一般行为是一个个一般项目服务。所以，一般项目服务是一般行为的细胞。

（二）一般行为的具体表现

一般行为是医者基于一般目的而实施的行为。其具体表现是一个个一般项目服务。例如，接待指引、接受咨询、挂号登记、划价、收费与发票给付、隐私保密和健康知识宣教；对患者及探视人员进行就医秩序（维护患者医疗权益的相关秩序除外）管理、遗体暂存与保护；开具医学证明、允许复印病历；提供病房、床位、饭菜、客运、空调、彩电、电话、购物、借阅书报、借用针线、代买生活小件、保管贵重物品、出借热食灶具、设施安全维护、病历复印、生活护理、打扫卫生和水电供应等后勤保障；提供临终关怀以及对患者及其家人的精神安慰、心理平静和生活照料等一般项目服务，都是一般行为的具体表现。

（三）一般行为的存在根据

医疗服务中的一般行为是医者基于一般目的而实施的行为。因为，医者实施的一个个一般项目服务分别基于保障患者权益、维护医院秩序、维护医院经济管理、满足患者请求、营造服务环境和方便生活等目的而提供。例如，隐私保密、遗体暂存与保护、设施安全维护等，都具有维护患者权益的目的；接待指引和提供咨询等，具有方便群众和满足患者请求的目的；挂号登记、划价、收费与发票给付等，具有收款和完善财务管理的目的；开具医学证明，具有为患者证明的目的；治安管理、病房管理、探视管理等，具有维护医院秩序目的、营造服务环境和经营管理目的;分配病房床位、提供饭菜、客运、空调、彩电、电话、购物、借阅书报、借用针线、代买生活小件、保管贵重物品、出借热食灶具、生活护理、打扫卫生、水电供给、临终关怀和对患者及其家人的精神安慰等,都具有营造服务环境和方便生活的关爱目的。由此可见,一般目的是一般行为的存在根据。

三、医疗行为与一般行为的相互转化

医疗服务是两类行为相互依存的辩证服务。因此,医疗行为与一般行为在一定条件下可以相互转化。当然,不是所有医疗行为与一般行为都能转化。因为,转化必须在诊疗规范有特别规定或患者有特别请求时依据行为目的是否应当变化来判断。转化的原因是医疗服务中主要矛盾与次要矛盾、主要矛盾方面与次要矛盾方面的相互转化,导致医者行为目的应当变化。转化的根据是诊疗规范有特别规定或患者有特别请求。转化的前提是必须建立医患关系,如果没有建立医患关系就没有转化的可能。此种转化不仅包括积极行为——作为的转化,而且包括消极行为——不作为的转化。须注意:医疗行为是具有诊疗目的的行为。但在法律关系中,义务要求下的医疗行为是应当具有诊疗目的的行为。

(1)一般行为在诊疗规范有特别规定时,即转化为医疗行为。例一,为患者提供饮食服务具有饮食供给目的,因而属于一般行为。然而,对糖尿病患者来说,诊疗规范要求禁忌葡萄糖、蔗糖、蜜糖及其制品;对心脏、肾脏和肝脏疾病引起的水肿病人来说,诊疗规范要求不得提供高盐食物;对胰胆疾病引起的脂肪吸收不良患者来说,诊疗规范要求不应提供高脂肪食物等。所以,符合诊疗规范的行为都是应当具有诊疗目的的行为,因而属于医疗行为。不符合诊疗规范的行为,则是违反注意义务的行为,也即医疗过错行为。例二,医护人员劝阻患者争吵具有说和目的,因而属于一般行为。但劝阻高血压患者争吵时,按诊疗规范的要求应当避免其激动。因此,避免高血压患者激动的劝阻行为,是应当防止脑溢血为目的的行为,因而是医疗行为。反之则是违反注意义务的行为,也即医疗过错行为。例三,医护人员对患者说"天气转冷,注意保暖"具有生活上的关心、关爱目的,因而属于一般行为。但对新生儿寒冷综合征患儿来说,诊疗规范要求"注意保暖"。因此,告知提前出院的患儿父母"注意患儿保暖"是应当具有诊疗目的的行为,因而是医

疗行为。反之，则是违反注意义务的行为，也即医疗过错行为。例四，对住院患者进行管理具有维护医院秩序的目的，因而属于一般行为。但对传染病患者来说，诊疗规范要求预防医源性传染。那么，对传染病患者的隔离管理，相对于其他病友来说，应当具有诊疗目的而属医疗行为。反之，则是违反注意义务的行为，也即医疗过错行为。例五，医院"120"为慢性病患者提供接诊服务具有客运目的，因而属于一般行为。比如，慢性病患者被"120"接到医院后，仍需排队挂号就是佐证。但"120"工作人员答应急危患者请求而提供接诊服务的，或慢性病患者被"120"接诊后于返院途中病情转危的，诊疗规范要求采取紧急措施诊治。因此，快速接诊应当具有诊疗目的而属医疗行为。反之，则是违反注意义务的行为，也即医疗过错行为。这就是急危患者被"120"接到医院后无须挂号，直接送入急诊科、治疗室、抢救室或手术室的根本原因。例六，对于一般患者来说，提供病房、病床具有生活服务目的，因而属于一般行为。然而，诊疗规范要求医师按时查房、护士定时巡视和对ICU 患者实施 24 小时不间断监护。所以，对于医师查房、护士巡视和 ICU 患者来说，提供病房、病床就已转化为及时发现病变和及时抢救的必要条件。那么，此时提供的病房、病床，应当具有诊疗目的而属医疗行为。例七，一般患者在住院期间自杀的，医者没有防范义务。因此，阻止患者自杀具有关爱生命目的而属于一般行为。然而，对已诊断有自杀倾向的抑郁症患者来说，诊疗规范要求防自杀。因此，防止抑郁症患者自杀应当具有诊疗目的而属医疗行为。反之，则是违反注意义务的行为，也即医疗过错行为。例八，防止婴幼儿坠床的行为，具有生活服务目的，因而是一般行为。但颅内出血等疾病或给予镇静麻醉药物的患者可能存在意识障碍而坠床。为此，诊疗规范要求防坠床。如果对此类病人未采取防范措施，就是违反注意义务的行为，也即医疗过错行为。例九，医院管理通常具有人事管理和经济管理目的，因而属于一般行为。但患者病情急危或病情复杂时，诊疗规范要求及时诊疗、加大技术支持并组织不同级别的病案讨论。因此，督促急救、协调各科室关系、调配技术力量和组织相应会诊的管理应当具有诊疗目的而属医疗行为。如果疏于管理并耽误诊疗的，就是违反注意义务的行为，也即医疗过错行为。例十，导医服务具有方便群众目的，因而属于一般行为。但对急危患者来说，诊疗规范要求采取紧急措施进行诊治。那么，导医发现病情急危的患者前来就诊时，应当带其直奔急诊科、治疗室、抢救室或手术室，不应带去挂号，更不应说"未缴费者不看病"。如果耽误诊疗就是违反注意义务的行为，也即医疗过错行为。有真实案例佐证：张某在人行道中被转弯卡车所载的钢条划破大腿，股动脉破裂后血流如注。旁人提示"左行50米有诊所"。张某赶到诊所门前，医师出门拦住说"伤情这么重，你到左边一公里的中医院去吧！"张某转身前往。行走800米时，因失血过多倒地后不治身亡。医师未进行急救处置造成患者死亡，存在重大过错。因为《执业医师法》第24条"对急危患者，医师应当采取紧急措施进行诊治；不得拒绝急救处置"属特别强制的诊疗规范。那么，诊所医师负有的特别强制的诊疗义务决定其行为应当具有诊疗目的。医师只要用绷带或绳索捆绑伤侧大腿根部后再送医院，即可救人一命。然而，诊所医师却在负有及时诊疗义务的前提下，指引患者到他处求医，未采取紧急处置措施，因而属于违反注意义务的行为，也即医疗过错行为。

（2）医疗行为在患者有特别请求时，可转化为一般行为。例如，病历制作和保管属病史采集的一种，是后续诊疗的重要依据，因其具有诊疗目的而属医疗行为。然而，当病历制作和保管出于证明目的而实施时，则属一般行为了。有真实案例佐证：某女上中学时因骑单车摔伤住院。主管医师告知其处女膜破裂。当时尚未开展处女膜修补术。六年后的新婚之夜，丈夫发现不是处女，于是责怪妻子不诚实。该女讲述了六年前的故事……俩人第二天一起到医院查看病历。未曾想，病历丢失无法找到。因涉及隐私，主管医师并未外传。偏偏丈夫是个疑心极重之人。他不相信妻子、岳父母和主管医师的解释而到处打听。当得知主管医师与岳母系多年故交，其他医护人员又不知晓时，便认为妻子、岳父母和主管医师都在撒谎。夫妻感情彻底破裂，最终诉讼离婚。只是该女碍于母亲与主管医师的友好关系及个人隐私未提起诉讼。如果该女起诉医院是可以获得精神损害赔偿的。只不过，该案不属医疗纠纷而属一般纠纷罢了。

世人常把医疗行为当作问诊、体格检查、化验检查、X线检查、打针、手术、给药等固定模式来理解。究其原因，是对医疗服务中两类行为因诊疗规范有特别规定或患者有特别请求时产生不同性质的义务，以致医者行为目的应当变化而转化的规律认识不足。事实上，应当具有诊疗目的的行为都是医疗行为。所以，医疗行为并非固定不变的模式。除上述列举外，患者隐私、名誉、荣誉等精神性人格保障义务的履行行为亦应区分医疗行为与一般行为。

因为，患者精神性人格的保障义务，既可因医疗过错而违反，也可因诊疗中未尽力避免精神性人格受损而违反。例如，误诊为艾滋病、癌症的医疗过错就可造成精神损害。又如，承担教学任务的医院未经同意让实习生观看敏感部位时，就属未尽力避免精神性人格受损而造成的精神损害。因为，提供诊疗项目时，精神性人格保障注意义务的履行行为，都是具有诊疗目的的排除妨碍行为，因而都是医疗行为。该行为造成的损害亦属医疗损害。然而，患者精神性人格保障注意义务的履行行为有时不具有诊疗目的，因而属于一般行为。该行为造成的损害属于一般损害。比如：披露未婚先孕、性病和生理缺陷等隐私，就不可能具有诊疗目的而属于一般行为，该行为造成的损害显属一般损害。总之，医疗服务中的某些一般行为在诊疗规范有特别规定的条件下应当具有诊疗目的而属医疗行为。当然，特定疾病一旦消失，诊疗规范的要求就消失了，以致诊疗目的跟随消失。那么，履行注意义务的医疗行为也就随即消失。比如，经复查，患者没有糖尿病。那么，"忌葡萄糖、蔗糖、蜜糖及其制品"的治疗要求就没有了，从而导致履行该医嘱义务的医疗行为也随即消失。

第二节 患方行为

医患关系其实是双方当事人之间的行为互动关系。因为，医疗服务关系包括医疗关系和一般关系。医疗关系中的医方实施医疗行为，患方实施医疗配合行为。一般关系中的医方实施一般行为，患方也实施一般行为。那么，医患关系中的患方行为包括医疗配合行为和一般行为。

一、医疗配合行为

（一）医疗配合行为的概念

医疗配合行为是患方基于配合目的而实施的行为。社会生活中的很多服务都需要被服务者的配合，医疗关系中的患方配合更为重要。实现诊疗目的和避免损害，很大程度上取决于患方配合。例如，问诊时应当如实回答和陈述；体格检查时应听从吩咐；特检及术前应遵医嘱做好相应准备；治疗中应按医嘱要求服药和进行功能锻炼；感觉不适或异样时应及时告诉医生；住院外出时应当请假；出现急症手术指征和其他必选项目时应听从建议并签署同意书等。如果患方不予配合，就无法实现诊疗目的，甚至会产生严重的不良后果。为此《侵权责任法》第60条规定："患者有损害，因下列情形之一的，医疗机构不承担赔偿责任：（一）患者或者其近亲属不配合医疗机构进行符合诊疗规范的诊疗……"

（二）医疗配合行为的特点

医疗配合行为有如下特点：其一，医疗配合行为是患方基于配合目的而实施的行为。在实践中的诊疗选项、检查操作、术前准备和巩固治疗等环节中，常常需要患方配合，患方不予配合时医者难以实现诊疗目的和避免损害。所以，医疗配合行为是患方为了配合医者而实施的行为。其二，医疗配合行为是患方为自己利益而实施的行为。因为，医疗配合行为出于患方自身利益的维护而实施，以致配合不当时只会造成自己权益的损害，不会造成医者权益的损害。

（三）医疗配合行为的实施前提

医者履行告知义务是患方实施医疗配合行为的前提。因为，患方不懂医理而不知怎样配合，更不懂得必要选项的特殊意义，只有医者充分履行告知义务后，患方才能有效配合。配合告知的主要形式是具体医嘱和必要选项建议。因此，患方有效配合的前提是医者作出具体医嘱和必要选项建议。诉讼中，当医者不能提供具体医嘱和选项建议的有效证据时，主张患方违反配合义务而免责的，不能成立；能够提供具体医嘱和选项建议的有效证据时，主张患方违反配合义务而免责的，才能成立。

案例一：

2014年8月12日，25岁的李某因打球摔倒致右股骨骨折住院，当天行内固定术。术后康复治疗一个月要求出院。回家两个月不到又被邻居抬送入院，当天行第二次手术。术后住院三个月回家。住院期间多次要求赔偿，但双方无法达成共识。为此，李某向法院提起诉讼，要求赔偿各项损失共计250 000元。被告医院申请追加接骨板生产厂家为第三人参加诉讼。

第一次开庭时，原告宣读起诉状后被告答辩"原告第一次受伤入院手术成功，有X线片上骨折处对位、对线良好为证。第一次出院时医师告知'两个月内复查，复查前不得负重行走。'然而两个月不到，原告摔倒后再次入院发现接骨板断裂。这一事实，充分说明原告不遵医嘱违反配合义务导致不良后果，应当自负责任。当然，不排除第三人生产的接骨板存在质量缺陷，如果存在质量缺陷，第三人应当承担相应责任。请求驳回原告对被告的诉请或由第三人赔偿原告损失。"第三人答辩"我公司生产的接骨板质量合格，接骨板断裂系原告不遵医嘱，或被告安装不规范所致，请求驳回原告对第三人的诉请。"被告提供医疗器械生产许可证、医疗器械经营许可证和合格证，以证明接骨板来源合法。原告、第三人对此认可。被告当庭提供第一次住院的病程记录中确有"两个月内复查，复查前不得负重行走"的出院医嘱。原告质证"我复印的病历中没有这些记录，档案管理员说有些记录不准我复印。我根本就不知道有这回事，也没签字。"被告反质证"这是基本医疗常识，专业医师都会作出这种出院医嘱，原告未签字不排除口头医嘱。况且原告是完全民事行为能力人，对提前负重行走导致接骨板断裂应有认知能力，且其过错是近因，至少应当承担主要责任。"第三人放弃质证，请求法庭依法认定该证据。原告起身高叫"医师从来未对我这样说过！"被告申请证人出庭。证人证明"李某摔倒时未见其使用拐杖。"原告对此认可。原告申请伤残鉴定，第三人申请接骨板质量鉴定，合议庭同意委托鉴定后休庭。第二次开庭时，法官宣读鉴定机构出具的接骨板鉴定意见和伤残等级鉴定意见："检验断裂接骨板未发现腐蚀锈斑，各金属和非金属夹杂物含量符合国家标准，接骨板质量合格……李某股骨成角大于15度，构成八级伤残"。原告发表辩论意见"医师只对我说'两个月后复查，但未说复查前不得负重行走。'我不懂医，整天躺在床上很难受，是个人都想快点下床行走。这有错吗？如果有错，也是医师的错。医师应该告诉我，如果告诉后我不按要求做，才算我的错。医师没告诉我，就是医师的错，医院应当赔偿。"被告和第三人发表辩论意见后闭庭。一审判决被告医院赔偿原告部分损失96 000元。

医院不服判决，提起上诉。二审法院经审理认为，上诉人未提供有效证据证明被上诉人第一次出院时曾作出"复查前不得负重行走"的口头医嘱存在过错。被上诉人作为完全民事行为能力人在住院的经历中应当知晓提前负重行走可导致接骨板断裂，也有过错。第三人提供的接骨板质量合格。原审认定事实清楚，适用法律正确。驳回上诉请求，维持一审判决。

案例二：

1999年4月，张某入住A院时医师检查后考虑左侧肢体乏力查因：1. 脊髓内占位性病变？2. 颈椎病？由于临床表现不典型，诊断没有确定。全院大会诊考虑病变部位在颅内，诊断为"脑梗塞"。脑梗塞治疗效果不佳时，怀疑病毒性脑炎，并建议行腰穿脑脊液检查，但患者不同意。病程记录中有"患者不同意腰穿"的记载，却未经签字确认。患者转上级 B 医院后按病毒性脑炎治疗，病情好转，但仍落下瘫痪。患方因此提起诉讼。一审法院未经医疗事故技术鉴定直接判赔 171 355.23 元。A 院更换律师后提起上诉。二审中，A院律师通过庭审问话方式查明了患者不同意腰穿的事实后申请医疗事故技术鉴定。法院委托市医学会进行鉴定。市医学会作出不构成医疗事故的鉴定结论。患方不服，申请省级医疗事故技术鉴定。法院依法委托重新鉴定。省级医疗事故技术鉴定书的分析意见如下：

"由于疾病的发生、发展过程复杂，有其共同的规律，亦有其个体差异，在现有医学科学条件下，医生对疾病的诊断是根据医学的普遍规律、疾病发展不同阶段的临床表现、辅助检查结果的逐步完善的一个认识过程。

根据本例患者 1999 年 4 月 29 日第一次入住 A 医院外二科时的病史、临床症状和体征，以及辅助检查结果，医者初步诊断考虑为'左侧肢体乏力查因：1. 脊髓内占位性病变？2. 颈椎病？'符合临床诊断思维。由于患者临床表现不典型，诊断没有确定，医者 4 月 30 日组织了全院大会诊，根据当时的情况考虑病变部位在颅内，诊断为'脑梗塞'并于 5 月 1 日将患者转入内科，亦符合医疗原则。

5 月 3 日医者根据治疗效果不佳和病情的发展变化，考虑患者颅内感染的可能，建议行腰穿脑脊液检查以明确诊断，说明医者的诊断方向和思路是正确的，但患者不理解而未予配合（《某法院开庭笔录》可以证实），致使未能获得明确诊断的重要临床资料。

患者转入 B 医院后，其临床表现趋于典型，辅助检查趋于完善，此时临床诊断为'1. 病毒性脑炎；2. 急性脱髓鞘性脑病'可以成立。

综上所述，医方对患者的诊疗过程无过失，患者目前的损害后果是其疾病自然转归的结果，是在现有医学科学技术条件下发生的难以防范的不良后果，与医方的诊疗行为无因果关系。"

本案患方败诉。

二、一般行为

（一）一般行为的概念

这里的一般行为特指患方基于求医、交费、结算、求证、维权和生活等目的而实施的行为。换言之，患方实施的医疗配合行为以外的所有行为，均属一般行为。

（二）一般行为的存在根据

患方基于求医、交费、结算、求证、维权和生活等目的而实施的行为都是一般行为。具体目的是行为的存在根据。因此，患方基于什么目的实施的行为，就是什么行为。例如，排队挂号具有求医目的，因而是求医行为；向医院财务付账具有交费目的，因而是交费行为；找财务人员核对账目具有结算目的，因而是结算行为；为向本单位请病假而要求经治医师开具证明具有求证目的，因而是求证行为；请求医院赔偿具有维权目的，因而是维权行为；因生理需求和社交需要而吃喝拉撒、衣食住行、人际交往、待人接物等具有生活目的，因而是生活行为。

三、医疗配合行为与一般行为的区别和联系

医疗配合行为与一般行为的区别在于关系性质不同和行为目的不同。医疗配合行为是医疗关系中患方基于配合目的而实施的行为。一般行为是一般关系中患方基于求医、交费、结算、求证、维权和生活等目的而实施的行为。从特征上说，医疗配合行为亦应归属于一般行为。因为，医患关系中一般行为的主要特征是对行为人没有技术要求。虽然，患方实施的医疗配合行为具有技术含量而且必以医者履行告知义务为前提。但是，医者履行告知义务后，患方的医疗配合义务已转化为没有技术要求的"遵从医嘱""接受选项建议""如实陈述"和"及时反映不适或异常情况"等一般要求了。显然，医疗配合行为对患方并无技术要求而应当归属一般行为。本学说将患方行为区分为医疗配合行为和一般行为，是基于关系对应和义务对应的考虑。

本章小结

本章第一节从行为目的出发，界定医疗行为的概念和分类；从救助性、

风险性、技术性、专业性、服务对象与实施对象的统一性出发，阐述医疗行为特殊性；从概念出发，阐述一般行为的具体表现和存在根据；从矛盾的不平衡性原理出发，阐述医疗行为与一般行为的相互转化。第二节从概念出发，阐述医疗配合行为的实施前提和患者一般行为的具体表现。本章涉及的主要内容如下：

医疗行为是实现救助患者诊疗目的而选择和操作诊疗项目的行为。简单说，医疗行为是具有诊疗目的的行为，其细胞是诊疗项目服务。

医疗行为既可区分为诊断行为和治疗行为，也可区分为选项行为和操作行为。无论诊断行为和治疗行为，还是选项行为和操作行为，均可进一步区分为语言行为和肢体行为，以及作为和不作为。医疗行为具有救助性、风险性、技术性、专业性、服务对象与实施对象的统一性等五大特点。

救助性是医疗服务的本质特征，也即医疗行为的救助作用。医疗功能（医疗能力）是医者所有的诊疗项目服务可实现诊疗目的的综合效能（综合能力）。

风险性是医疗行为局限性和侵袭性所致的救助不能和健康受损的特性。"可以承受"的侵袭是即使履行注意义务也不能避免的损害；"不可承受"的侵袭是违反注意义务所致的损害。

技术性是医疗服务的行为特征，也即医疗行为的技术特点。医疗技术是促进实现诊疗目的和避免损害的医疗方法。医疗技术源于辩证的诊疗原则。诊疗原则是尽力实现诊疗目的和避免损害的基本要求或基本准则。医疗技术的本质要求是履行注意义务，具体要求是遵守诊疗规范。

专业性是医疗行为对医疗主体的客观要求，是实现诊疗目的和避免损害，医者应当具有相应医疗技术、具备高尚医德、投身医疗公益、履行特定职责，以及排除他人行医执业而赢得社会期盼与信赖的属性。

服务对象与实施对象的统一性是医疗行为有别一般行为的重大特征。医疗行为的服务对象与实施对象的统一性对医者提出了更高的服务要求。

一般行为是医者基于一般目的而实施的行为，或者说是一个个一般项目服务。

医疗行为与一般行为在一定条件下可以相互转化。转化的原因是医疗服务中主要矛盾与次要矛盾、主要矛盾方面与次要矛盾方面的相互转化，导致医者行为目的应当变化。转化的根据是诊疗规范有特别规定或患者有特别请求。转化的前提是必须建立医疗服务关系。

医疗配合行为是患方基于配合目的而实施的行为。医者履行告知义务是患方实施医疗配合行为的前提。患方实施医疗配合行为以外的所有行为，均属一般行为。

复习思考题

1. 什么是医疗行为？医疗行为有哪些特点？医疗行为有哪些分类？

2. 医疗服务的本质特征是什么？什么是医疗功能？诊疗项目服务与诊疗项目功能和诊疗疗目的之间有何关联？

3. 什么是医疗风险？什么是医疗功能的绝对局限和相对局限？如何克服相对局限？什么是医疗行为的侵袭性？什么是"不可承受"的侵袭？

4. 医疗服务的行为特征是什么？什么是诊疗原则？什么是医疗技术？医疗技术的本质要求是什么？医疗技术的具体要求是什么？

5. 两类行为相互转化的原因、根据和前提是什么？

6. 医患双方各实施什么行为？医疗配合行为的实施前提是什么？

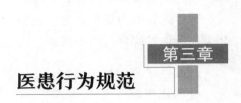

医患行为规范

　　实用医患关系就是医患法律关系，是医方实施医疗行为和一般行为，患方实施医疗配合行为和一般行为的互动关系，是法律确认和调整医疗服务关系的结果。法律关系通过关系主体的表意行为来得以建立和运行。因此，医患法律关系通过法律确认和调整当事人的行为来得以实现。然而，调整医患关系的行为规范，只有当其自身的存在根据、体系和表现形式均与医疗服务特征和法律属性相适应时，才能发挥应有的调整作用。据此，界定法律上的医患行为规范、医患行为规范体系和诊疗规范，对于医疗服务关系的确认和调整来说，具有重大意义。为适应医药类学生、医务人员和医院管理人员的知识结构和实用要求，本章只阐述医患行为规范的一般规定、效力等级体系和诊疗规范。

第一节　医患行为规范的一般规定

一、医患行为规范的概念

　　法律又称法，是国家制定或认可的并由国家强制力保证实施的行为规范的总称。任何法律都由法律规范构成。因为，法律规范是法律的细胞，是法律中的一个个行为规范。法律规范有广义和狭义之分。广义的法律规范包括国家立法机关创制的制定性行为规范和国家对专业团体创制以及"习惯"形成的认可性行为规范。所以，宪法、法律、行政法规、规章中的行为规范和国家认可的行为规范，均属广义的法律规范。狭义的法律规范有两种解释：

一指制定性行为规范；二指规则意义上的行为规范。

　　医患行为规范特指确认和调整医疗服务关系的所有法律规范。它包括维护医疗秩序的行为规范和维护医患双方人身、财产权益的行为规范。其中，维护患者权益的诊疗规范因技术的高难复杂而难以全面立法。因此，医患行为规范是国家制定或认可的调整医疗服务关系的法律规范的总称。

二、医患行为规范的特点

　　任何行为规范的特点都取决于调整对象的特征，否则将与实际脱节而难以发挥应有的调整作用。医疗服务关系是因医疗服务而形成的一种关系。因此，医疗服务的特征就是医患关系的特征。因此，医患行为规范的特点取决于医疗服务的特征。

　　第一，医患行为规范是诊疗规范和一般规范并存的行为规范。因为，医疗行为与一般行为的相互依存是医疗服务的特征。因此，两类行为的相互依存决定医患行为规范必然包括医疗行为规范和一般行为规范。其中，调整医疗行为的法律规范就是诊疗规范，调整一般行为的法律规范就是一般规范。当某行为属于医疗行为或由一般行为转化为医疗行为时，应当适用诊疗规范；当某行为属于一般行为或由医疗行为转化为一般行为时，应当适用一般规范。调整医疗服务关系的法律规范，既有诊疗规范又有一般规范。诊疗规范是专门调整医疗行为的法律规范。那么，调整医疗服务关系的法律规范中，诊疗规范以外的其他行为规范均属一般规范的范畴。

　　第二，医患行为规范中的诊疗规范具有表现形式的多样性和地位的从属性。因为，医疗行为的技术特点及其决定的救助作用是医疗服务的特征。因此，专门调整医疗行为的诊疗规范是医患行为规范体系中的主要行为规范。然而，医疗行为的法律属性必然从属于医疗服务关系的法律属性并受国家法律制度的制约，以致诊疗规范具有多样性和从属性。就多样性来说，诊疗规范以有关医疗的宪法规定为基础，以法律、行政法规、规章中的医疗行为规范和国家认可的医学、药学团体文件中的医疗行为规范为具体表现形式，从而使诊疗规范的表现形式多样化。就从属性上说，诊疗规范与法律规范相互衔接，并在医患行为规范体系中居于从属性主体地位时，才能适应医疗行为的个性与共性。以诊疗规范中的选项规范为例：在公权医患关系中，选项规范有必选项目的要求时，应当严格遵守。当选项规范对两个以上服务项目有

"可选此项或可选彼项"的情况出现，且实施所选项目均可造成较大危害时，应以有利于救助大众的公法原则来选项，不应无原则地迁就患者的选项意愿。因为公法关系是以救助大众为宗旨的行政法律关系。所以，在医患公法规范体系中，选项规范居于从属性主体地位，居于统帅地位的选项规范是救助大众的行政法律规范。在私权医患关系中，选项规范有必选项目的要求时，应当严格遵守；当选项规范对两个以上项目有可选此项或可选彼项的情况出现，且实施所选项目的并发症或副作用可能均较大时，应以有利于救助患者的私法原则来选项，不应以可选此项或可选彼项为依据来否定患者的选项意愿。具体说：应当在符合适应症排除禁忌症和完善告知义务前提下尊重患者的知情同意权。因为，私权医患关系是以救助患者为宗旨的民事法律关系。所以，在医患私法规范体系中，选项规范居于从属性主体地位，居于统帅地位的选项规范是救助患者的民事法律规范。

例如，某孕妇因停经 40^{+1} 周，见红 43 分钟，于上午 9 时到市中心医院就诊。医师在孕妇做完 B 超等产前检查后诊断：孕$_2$产$_1$宫内孕 40^{+1} 周 LOA 活先兆临产；巨大儿；脐带异常：绕颈一周。医师对夫妇二人说："可以顺产，也可以剖腹产。"夫妇二人认为第一胎生产顺利，于是选择了顺产。医师拿出一份阴道分娩同意书要夫妇二人填写"以上了解，不同意剖腹产，要求自己顺产"。丈夫看到阴道分娩同意书中有"新生儿产伤，包括骨折、臂丛神经损伤……随时可能发生羊水栓塞、产后出血……并发症"，之后觉得不妥，就对医师说："能顺产就顺产，不能顺产就剖腹，要二手准备。"医师满口答应："那当然。好的，没有问题。"第二天上午 8 时多，孕妇出现分娩症状被送入产房。11 时多因分娩困难，孕妇要求剖宫产。丈夫被叫进产房与妻子商量，夫妇二人商量后均要求剖宫产。助产士说："不用剖腹产，产程是正常的，目前情况可以顺产。现在快到中午吃饭时间了，马上手术可能没有医生，还要麻醉，起码等 2 个小时……"丈夫被赶出产房后，12 时 50 分第二产程仅 10 分钟产下一女婴，体重 4.43 公斤，系巨大儿。助产士告诉说："胎儿左臂拉伤了，马上送新生儿科。"结果女婴左臂残疾，引发诉讼。

本例如果强调居于统帅地位的选项规范是救助患者的民事法律规范，那么，《侵权责任法》第 54 条和第 55 条作为重叠于选项规范的救助患者的民事法律规范必然效力最高，从而决定了患方胜诉。

患者起诉后一审法院查明了如下基本事实：①医疗事故技术鉴定：不属

医疗事故。②伤残鉴定：臂丛神经损伤构成六级残。③司法鉴定：初步诊断胎儿可能为巨大儿时，没有引起足够重视，在发生胎儿肩难产时，未行会阴切开，该过错与新生儿臂丛神经损伤有一定因果关系，医方承担次要责任。④分娩当天上午 11 时多，患者要求剖宫产，"医方陈述"和"答辩状"认可了这一事实。⑤因司法鉴定对患者要求剖宫产的问题未行鉴定。在原告的书面请求下，法院发函要求鉴定机构对此作出说明。司法鉴定机构复函：①我中心仅从医学方面进行分析，最终出具鉴定意见。②法院提供的病历中未见患者要求剖宫产的记录。③本例无绝对剖腹产指征，可经阴道试产，医方可根据实际情况决定是否剖宫产，但须患方同意，进产房前的病程记录"患者不同意剖腹产仍要求阴道分娩（患方未签字确认）"。④如实施剖腹产，通常可避免臂丛神经损伤。法庭认为，本案有二个焦点。一是未行会阴切开有无过错及责任大小的问题；二是患方要求剖宫产，医方仍实施阴道分娩有无过错及责任大小的问题。第一个焦点有鉴定意见为据，双方争执不大。第二个焦点无明确鉴定意见，双方争执激烈。患方认为"本例无绝对剖腹产指征，也无阴道分娩和剖腹产禁忌症，属于既可选择阴道分娩又可选择剖腹产的情况。在阴道分娩过程中夫妻二人都要求剖腹产，就意味着不同意阴道分娩。依据《侵权责任法》第 55 条的规定，医方在未能取得患方重新签字同意的情况下仍实施阴道分娩的行为就是医疗过错行为。况且，司法鉴定机构复函'如实施剖腹产，通常可避免臂丛神经损伤。'那么，新生儿臂丛神经损伤所致六级伤残与医方未取得患方重新签字同意的过错之间存在因果关系。因此，医方应当承担全部赔偿责任。"医方认为"阴道分娩同意书明确记载'不同意剖腹产，要求自己顺产。'司法鉴定机构的复函'可经阴道试产，医方可根据实际情况决定是否剖腹产'那么，行阴道分娩或行剖腹产，均符合诊疗规范。况且，该复函并未明确医方对此应负责任。故请求驳回患方的此项请求。"一审法院只针对"未行会阴切开"的过错，对第一个焦点判决医方承担 30% 的赔偿责任；对第二个焦点却只字未提，避而不理。患方不服一审判决，提起上诉。二审法院经审理后认为医师除未行会阴切开的过错外，在未能取得患方重新签字同意的情况下仍实施阴道分娩，对造成臂丛神经损伤还另有过错，因此部分支持了患方主张，改判医方承担 50% 的赔偿责任。

三、医患行为规范的逻辑结构和分类

1、医患行为规范的逻辑结构

医患行为规范的逻辑结构特指规则意义上行为规范中的"三要素",简单说是指法律规范中的"三要素"。具体地说,医患行为规范的逻辑结构是指调整医疗服务关系的法律、行政法规、规章中的行为规范和认可性行为规范中的三个要素。认识法律规范的逻辑结构,是从立法精神上正确理解和适用医患行为规范的有效方法。法律规范的"三要素"分别是事实假定、行为模式和行为后果。

第一,事实假定是指法律规范中规定的适用该行为规范的条件和情况的要素。具体是指法律规范中规定行为规范在什么空间范围、时间范围之内,以及对什么人具有效力的那一部分。简言之,事实假定是法律规范被适用于案件的法定条件。

第二,行为模式是指法律规范中规定的行为规则的要素。具体说,行为模式就是法律规范中规定当事人应当做什么、不应当做什么、允许做什么、禁止做什么和要求做什么的那一部分。行为模式是法律规范的核心部分。因为,违反法律规范,其实特指违反行为模式。

第三,行为后果是指行为带来法律后果的要素。具体说,行为后果可区分为肯定性行为后果和否定性行为后果。在法律规范中,肯定性行为后果是指法律对主体作出或未作出法律规范所规定的行为时,给予允许、保护、奖励的有利后果;否定性行为后果是指法律对主体作出或未作出法律规范所规定的行为时,给予处罚或判赔,以及强制其作出或不作出一定行为的不利后果。行为后果是法律规范带来的结果。

医患行为规范包括诊疗规范和一般规范。其中,诊疗规范是特殊的法律规范,一般规范是普通的法律规范。诊疗规范的主要构成部分是有关医疗的事实假定和行为模式。其事实假定是病情及其变化、其行为模式是技术上的法律要求。诊疗规范的主要部分是注意义务的具体规定。因此,违反诊疗规范就是违反注意义务。

例如"胎儿宫内窘迫短时内不能娩出的,应立行剖宫产"就是诊疗规范的主要部分,也即注意义务的具体规定。其事实假定是胎儿宫内窘迫短时内不能娩出;其行为模式是立行剖宫产;其行为后果有两个:对立行剖宫产的,

给予认可和支持，对耽误剖宫产的，给予否定和不支持。又如"糖尿病患者禁忌葡萄糖、蔗糖、蜜糖及其制品"同样是诊疗规范的主要部分，也即注意义务的具体规定。其事实假定是糖尿病患者。其行为模式有两个方面：一是应当告诉患者禁忌葡萄糖、蔗糖、蜜糖及其制品；二是应当吩咐医院食堂不得对该患者提供含糖量大的饭菜。其行为后果有两个：对患者告知禁忌食物和吩咐食堂不提供禁忌食物的，给予认可和支持；未对患者告知禁忌食物和未吩咐食堂不提供禁忌食物的，给予否定和不支持。

2、医患行为规范的分类

依照不同标准，调整医疗服务关系的法律规范可有不同的分类。本学说依照行为模式的不同，将医患行为规范区分为权利性法律规范、义务性法律规范和职务性法律规范。

（1）权利性法律规范。权利性法律规范是指事实假定条件下既不要求假定主体作出某种行为，也不禁止假定主体作出某种行为的法律规范。例如《医疗事故处理条例》第18条第3款规定："医疗事故争议双方当事人可以请法医病理学人员参加尸检，也可以委派代表观察尸检过程……"就属权利性法律规范。其事实假定是医疗事故争议双方当事人；其行为模式是既可请法医病理学人员参加尸检，也可委派代表观察尸检过程，既可不请法医病理学人员参加尸检，也可不委派代表观察尸检过程；其行为后果是肯定性行为后果，即法律认可和支持当事人请或不请法医病理学人员参加尸检，也认可和支持当事人委派或不委派代表观察尸检过程。通俗地说，权利是当事人可做可不做的事。所谓"权利既可行使，也可放弃。"

（2）义务性法律规范。义务性法律规范是指规定了事实假定条件下的假定主体必须作出或不得作出某种行为的法律规范。例如《医疗机构管理条例》第25条规定："医疗机构执业，必须遵守有关法律、法规和医疗技术规范。"就属义务性法律规范。其事实假定是医疗机构执业；其行为模式是必须遵守有关法律、法规和医疗技术规范；其行为后果有两种：一是肯定性行为后果，即法律肯定并支持遵守有关法律、法规和医疗技术规范的行为；二是否定性行为后果，即法律否定和不支持违反有关法律、法规和医疗技术规范的行为。通俗地说，义务是当事人必须做或不得做的事。"义务不得放弃，必须履行。"

（3）职务性法律规范。职务性法律规范是指调整对外行政管理关系和单位内部行政管理关系的法律规范，是事实假定下的假定主体应当作出，同时必须作出一定行为的法律规范。简言之，职务性法律规范是同时赋予假定主体一定职权和职责的法律规范。须强调，公权医患关系就是对外的行政管理关系。因此，公权医患关系中医者的行为规范就是职务性法律规范。例如例如《传染病防治法》第39条规定："医疗机构发现甲类传染病时，应当及时采取下列措施：（一）对病人、病原携带者，予以隔离治疗，隔离期限根据医学检查结果确定；（二）对疑似病人，确诊前在指定场所单独隔离治疗；（三）对医疗机构内的病人、病原携带者、疑似病人的密切接触者，在指定场所进行医学观察和采取其他必要的预防措施。"就是典型的职务性法律规范。其事实假定是医疗机构发现甲类传染病时。其行为模式分别有三种：即（一）（二）（三）种行为模式（其实是更细分的三种事实假定和行为模式）。其行为后果有两种情况：一是肯定性行为后果，即法律肯定并支持对患者及时采取相应措施的行为；二是否定性行为后果，即法律否定和不支持未对患者及时采取相应措施的行为。职务性法律规范与权利性法律规范及义务性法律规范相比较，在适用主体和行为模式的性质上，具有自身特点：

第一，职务性法律规范只适用于职务主体。职务主体包括国家机关法人及其公务员，以及事业法人、企业法人及其职员。职务关系是具有公权性质的行政关系。公权性质的行政关系有两种：一是国家机关与具体行政行为相对人之间的外部行政管理关系；二是机关法人、事业法人和企业法人与其工作人员之间的内部行政管理关系。应当指出，公权医患关系是外部行政管理关系的一种。但私权医患关系的医者内部存在内部行政管理关系，是不争的事实。无论外部行政管理关系，还是内部行政管理关系，职务性法律规范的适用主体都不可能包括患者。但是，患者可以成为公权医患关系中的具体行政行为相对人。因此，职务性法律规范中规定的职权与职责可适用于公权医患关系的医者主体并直接影响患者的权利和义务。然而，职务性法律规范中的执业权利和执业义务与私权医患关系无涉。因为，内部行政管理关系存在于机关法人、事业法人和企业法人的内部，与外部主体毫无关联。所以，内部行政管理关系不可能是医疗机构与患者之间的法律关系。在私权医患关系中，执业权利和执业义务只适用于内部行政管理关系中的医者执业人员，与外部的患者权利义务无关。例如，现行法律、法规规定了医师的诸多执业权利和执业义务。比如《执业医师法》第21条规定："医师在执业活动中享有下列权利：（一）在注册的执业范围内，进行医学检查、疾病调查、医学处

（二）按照国务院卫生行政部门规定的标准，获得与本人执业活动相当的医疗设备基

置、出具相应的医学证明文件，选择合理的医疗、预防、保健方案；（二）按照国务院卫生行政部门规定的标准，获得与本人执业活动相当的医疗设备基本条件；（三）从事医学研究、学术交流，参加专业学术团体；（四）参加专业培训，接受继续教育；（五）在执业活动中，人格尊严、人身安全不受侵犯；（六）获取工资报酬和津贴，享受国家规定的福利待遇；（七）对所在机构的医疗、预防、保健工作和卫生行政部门的工作提出意见和建议，依法参与所在机构的民主管理。"《执业医师法》第 22 条规定："医师在执业活动中履行下列义务：（一）遵守法律、法规，遵守技术操作规范；（二）树立敬业精神，遵守职业道德，履行医师职责，尽职尽责为患者服务；（三）关心、爱护、尊重患者，保护患者的隐私；（四）努力钻研业务，更新知识，提高专业技术水平；（五）宣传卫生保健知识，对患者进行健康教育。"显而易见，《执业医师法》第 21 条规定的医师执业权利，是相对本单位或相对社会而言的职权，并不是私权医患关系中医者相对患者的民事权利。第 22 条规定的医师执业义务，有些属医德义务，有些是相对本单位的义务，有些是相对社会的义务，有些是对己义务，因而也不是私权医患关系中医者对患者的民事义务。况且，合同关系中，为患者获得医疗权利而对应存在的"在注册的执业范围内，进行医学检查、疾病调查、医学处置、出具相应的医学证明文件，选择合理的医疗、预防、保健方案"等执业权利，其实均属医者合同义务的范畴。只有"在执业活动中，人格尊严、人身安全不受侵犯"等执业权利，由于与患者义务对应存在的医者合同权利重叠，才因此成为医者的合同权利。实事上《执业医师法》属卫生行政管理法，因而属"公法"范畴而具有行政性质。所以，其第 21 条规定的执业权利和第 22 条规定的执业义务在公权医患关系——强制治疗关系中多可适用。

第二，职务性法律规范具有职权与职责的双重性质。权利性法律规范和义务性法律规范的行为模式所规定的行为，要么是权利性的，要么是义务性的。权利性法律规范的适用主体可以实施行为模式规定的行为，也可以不实施行为模式规定的行为；义务性法律规范的适用主体必须实施行为模式规定的行为。权利性法律规范和义务性法律规范中，权利与义务的一般规则是：权利义务不能等同，权利可以放弃，义务必须履行。职务性法律规范则不然，其行为模式所规定的行为是适用主体应当或必须实施的行为。只不过，职务性法律规范的适用主体只能是公权主体，以致职务性法律规范既是职权又是

职责，从而具有职权与职责的双重性质。职务性法律规范的一般规则是：职权必须行使，不得放弃；职责不得回避，必须承担。例如《传染病防治法》第 50 条规定："县级以上人民政府应当加强和完善传染病医疗救治服务网络的建设，指定具备传染病救治条件和能力的医疗机构承担传染病救治任务，或者根据传染病救治需要设置传染病医院。"这就是一个职务性法律规范，明显具有职权与职责的双重性质。从本质上来说，公务上的职权与职责因性质重叠而具有双重属性。其规范效果相当于义务的"不得放弃，必须履行"。

第二节　医患行为规范的效力等级体系

一、医患行为规范的效力等级体系的概念

医患行为规范的效力等级体系，[1]是指调整医疗服务关系的行为规范应以宪法中有关医疗服务的规定为基础，并与以法律、行政法规和规章中的行为规范和国家认可的行为规范为具体表现形式的内容和谐一致，效力等级自上而下的有机统一体。在这一体系中，低等级法律规范的效力来自高等级的法律规范，高等级的法律规范是低等级法律规范的效力渊源。根据医疗服务在不同领域的宗旨，"发展医疗卫生事业和保护人民健康"的宪法规范在医患行为规范体系中居于统帅地位；救助大众的行政法律规范在医患公法规范体系中居于统帅地位；救助患者的民事法律规范在医患私法规范体系中居于统帅地位。

二、医患行为规范的一般表现形式及其效力等级

根据现行的国内法体系，医患行为规范的一般表现形式和对应存在的效力等级分别是宪法、法律、行政法规和规章。

---

〔1〕　参见陈一凡：《医患关系法律分析》，人民法院出版社 2013 年版，第 79 页。医患行为规范体系特指国家制定或认可的调整医疗服务关系的行为规范是内容齐全、主次分明、形式多样、和谐一致、协同作用的有机整体。根据系统论，医患行为规范体系可以看成是三个子体系构成的系统：一是抽象部门法体系；二是效力等级体系；三是实体与程序规范体系。其中，抽象部门法体系下还建立了两个亚子体系——医患公法规范体系和医患私法规范体系。

1. 宪法及其效力等级

立法例：

中华人民共和国宪法

1982 年 12 月 4 日第五届全国人民代表大会第五次会议通过

1982 年 12 月 4 日全国人民代表大会公告公布施行

《中华人民共和国宪法》是全国人民代表大会制定并公布的根本大法。由于全国人大是国家的最高权力机关，以致国内法体系中的宪法具有最高法律效力，是法律规范的最高表现形式和最根本、最集中的效力来源。《宪法》第 21 条第 1 款规定："国家发展医疗卫生事业，发展现代医药和我国传统医药，鼓励和支持农村集体经济组织、国家企事业组织和街道组织举办各种医疗卫生设施，开展群众性的卫生活动，保护人民健康。"第 45 条第 1 款规定："中华人民共和国公民在年老、疾病或者丧失劳动能力的情况下，有从国家和社会获得物质帮助的权力。国家发展公民享受这些权利所需要的社会保险、社会救济和医疗卫生事业。"其中，"发展医疗卫生事业和保护人民健康"是医患行为规范制定的基础和依据。因此，"发展医疗卫生事业和保护人民健康"的宪法规范是医患行为规范体系中最高等级的表现形式和最根本、最集中的效力渊源，在医患行为规范体系中居于统帅地位。然而，具体医患行为规范，要么，属于医患公法规范体系中的行为规范，要么，属于医患私法规范体系中的行为规范。宪法规范作为医患公法规范体系和医患私法规范体系中具体医患行为规范的立法基础，很难成为行政诉讼或民事诉讼中具体适用的行为规范。

2. 法律及其效力等级

立法例：

中华人民共和国侵权责任法

中华人民共和国主席令

（第二十一号）

《中华人民共和国侵权责任法》已由中华人民共和国第十一届全国人民代

表大会常务委员会第十二次会议于 2009 年 12 月 26 日通过，现予公布，自 2010 年 7 月 1 日起施行。

中华人民共和国主席 胡锦涛

2009 年 12 月 26 日

法律是全国人民代表大会及其常务委员会制定并公布的规范性文件，其效力仅次于宪法。调整医疗服务关系的法律包括民事法律和行政法律。因此，《侵权责任法》《民法总则》《合同法》等民事法律，就是医患行为规范的具体渊源。其中，救助患者的民事法律规范，在医患私法规范体系中居于统帅地位。《执业医师法》《母婴保健法》《传染病防治法》《职业病防治法》《红十字会法》《人口与计划生育法》《献血法》《药品管理法》《产品质量法》《消费者权益保护法》等行政法律，也是医患行为规范的具体渊源。其中，救助大众的行政法律规范，在医患公法规范体系中居于统帅地位。

《消费者权益保护法》（以下简称《消法》）作为医患行为规范的具体渊源并无争议。但《消法》在医患关系的确认和调整中如何适用，则是实践中争论较大的问题。1999 年 8 月 5 日，广东省人大常委会通过的《广东省实施〈消法〉办法》第 17 条规定"从事医疗美容的经营者应当确保消费者的人身健康和生命安全"。2000 年 10 月 29 日，浙江省人大常委会修订的《浙江省实施〈消法〉办法》第 25 条、第 26 条规定了患者的知情权、隐私权及医疗过错造成患者人身伤害的适用，明确把医疗服务纳入消法的调整范围之内。更引人注目的是，四川省泸州市中级人民法院出台了《关于审理医疗损害赔偿案件的若干意见（试行）》中规定"医疗损害赔偿案件适用法律的顺序是：①法律，即《民法通则》《合同法》《消法》……"可喜的是，2007 年 12 月 25 日，广东省高级人民法院《关于审理医疗损害赔偿纠纷案件的指导意见》第 20 条第 1 款规定："医疗机构向患者提供的诊断、治疗、手术、护理等医疗服务，不属于一般商业服务。对因此产生的医疗损害赔偿纠纷，不适用《消法》的规定。"第 2 款规定："对于医疗机构在医疗服务之外单纯提供商品（如出售药品、医疗器械、日用品）和具有医疗辅助性质的商业服务产生的纠纷，可以适用《产品质量法》《消法》的规定。"

本学说认为：医疗服务包括诊疗项目服务和一般项目服务。其中，诊疗项目服务是特殊服务，其具体化是医疗行为；一般项目服务包括配套服务和生活服务，其具体化都是一般行为。特殊服务与生活消费服务明显不同，因而不应适用消法。配套服务特别是其中的医疗收费服务是否应当适用消法，应依地方法规中规定的适用范围而定。生活服务就是生活消费服务，故而应当适用消法。

（1）特殊服务与生活消费服务明显不同，故而不应适用消法。其一，《消法》第 2 条规定的适用范围是指生活消费服务。医疗行为是特殊服务的具体化。特殊服务明显不属于生活消费服务，因而不在《消法》的调整范围之例。其二，从实施对象与服务对象的关系上说，医疗行为与一般行为大不相同。前者具有统一性，后者几乎不具有统一性。医疗行为的服务对象和实施对象不可分离，即便心理诊疗、病情告知、措施告知和风险告知也不例外。一般行为的服务对象与实施对象通常分离，即使该行为作用于人体也只是限于人的体表而不深入体内。其三，医疗行为是医疗义务和医疗注意义务的履行行为，但技术性决定医疗义务和注意义务都是方法义务，这与生活消费服务中的结果义务存在根本区别。如果医疗行为可以适用消法，将无异于强令医者包治百病。其四，《消法》中的一些条款与医疗行为极不适应。比如：医疗行为作为一把"双刃剑"，其本身固有的局限性和侵袭性已决定了医疗安全是相对的。那么，医疗行为就无法保障《消法》第 7 条赋予顾客在接受服务时所享有的绝对人身不受侵害的权利。另外，《医疗美容服务管理办法》第 2 条第 1 款规定："本办法所称医疗美容，是指运用手术、药物、医疗器械以及其他具有创伤性或者侵入性的医学技术方法对人的容貌和人体各部位形态进行的修复与再塑。"可见，医疗美容方法是损伤性或侵入性手段。那么，诊疗疾病的医疗救助必然存在，以致医疗美容服务应当具有救助患者的诊疗目的而属医疗行为。因此，医疗机构提供的医疗美容服务同样不应适用消法。

（2）配套服务特别是其中的医疗收费服务是否应当适用《消法》，应依地方法规中明确规定的适用范围而定。配套服务包含了诊疗项目收费服务和一般项目收费服务。然而，医疗收费服务作为配套服务，一方面比生活服务更紧密于特殊服务，另一方面又不同于生活服务。从这个意义上说，医疗收费服务适用或不适用消法都有一定道理。《消法》第 2 条规定："……本法未作规定的，受其他有关法律、法规保护。"因此，医疗收费服务是否适应当适用消法应取决于法律、法规的明确规定。如果地方法规规定可以适用消法时，则在其所属地域范围内应当适用，但消法未修改适用范围之前，在全国范围

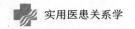

内适用则于法无据。

（3）生活服务就是生活消费服务，故而应当适用消法。《消法》第2条就其适用范围作出了明确规定"消费者为生活消费需要购买、使用商品或者接受服务，其权益受本法保护；本法未作规定的，受其他有关法律、法规保护。"可见，生活消费服务是适用消法的前提，不是生活消费就不应适用消法。生活消费是享受型消费，医疗消费是因疾病痛苦或生命危难而寻求救助的非享受型消费。比如，在医院接受按摩治疗所支出的费用就不属享受型消费，但在按摩院接受服务所支出的费用却是享受型的生活消费。医疗服务包括的特殊服务、配套服务和生活服务中，只有生活服务才是典型的生活消费服务。因此，《消法》适用于医疗服务中的生活服务无可非议。

3. 行政法规及其效力等级

立法例：

突发公共卫生事件应急条例

中华人民共和国国务院令

第 376 号

《突发公共卫生事件应急条例》已经 2003 年 5 月 7 日国务院第 7 次常务会议通过，现予公布，自公布之日起施行。

总理温家宝

二〇〇三年五月九日

行政法规是国务院在其职权范围内制定，并发布的规范性文件，其效力低于宪法和法律。例如：《突发公共卫生事件应急条例》《医疗事故处理条例》《医疗机构管理条例》《乡村医生从业管理条例》《计划生育技术服务管理条例》《母婴保健法实施办法》《流动人口计划生育工作条例》《尘肺病防治条例》《艾滋病防治条例》《病原微生物实验室生物安全管理条例》《公共场所卫生管理条例》《医疗废物管理条例》《医用毒性药品管理办法》《放射线同位素与放射线装置放射防护条例》《麻醉药品和精神药品管理条例》《精神药品管理办法》《放射性药品管理办法》《医疗器械监督管理条例》《血液制品管理条例》《中医药条例》等卫生行政法规，都是医患行为规范的具体渊源。须指出：在医患私法规范体系中，由于《医疗事故处理条例》规定的赔偿标准和鉴定程序与民事法律的相关规定存在很多冲突而倍受抨击。根据法律规范的适用规则，《医疗事故处理条例》未废止之前，与民事法律规定不冲突的部分仍然有效。比如，《医疗事故处理条例》第 1~19 条等，就仍然有效。

4. 规章及其效力等级

立法例：

处方管理办法

中华人民共和国卫生部令

第 53 号

《处方管理办法》已于 2006 年 11 月 27 日经卫生部部务会议讨论通过，现予发布，自 2007 年 5 月 1 日起施行。

部长　高强

二〇〇七年二月十四日

规章是指国务院所属的卫生委、国家药品监督管理局、国家中医药管理局和国家技术监督局等国家机关制定并发布的有关医疗活动管理的"决定"、"办法"和"指示"等。此类行政规章通常称为部门规章或部委规章，在全国范围内有效，其效力低于宪法、法律和行政法规。学界曾对规章是否成为我国法律渊源体系的组成部分存有争议。2000 年 3 月九届全国人大三次会议通过的立法法，对规章作为我国法律渊源组成部分的地位予以了确认。因此，《医院工作制度》《医疗机构管理条例实施细则》《医疗机构基本标准（试行）》《传染病防治法实施办法》《医疗美容服务管理办法》《美容医疗机构、医疗美容科（室）基本标准（试行）》《诊疗科目名录》《血站管理办法》《医师资格考试暂行办法》《医师执业注册暂行办法》《传统医学承师和确有专长人员医师资格考核考试暂行办法》《关于医师执业注册中执业范围的暂行规定》《中外合资、合作医疗机构管理暂行办法》《外国医师来华短期行医暂行管理办法》《医药卫生档案管理办法》《医疗机构病历管理规定》《病历书写基本规范》《医师外出会诊管理暂行规定》《处方管理办法》《护士管理办法》《艾滋病监测管理的若干规定》《中医医疗机构管理办法》《中医师、士管理办法》《中医人员个体开业管理补充规定》《一次性使用无菌医疗器械监督管理办法》《医疗器械说明书、标签和包装标识管理规定》《医疗器械临床试验规定》《消毒管理办法》《传染性非典型性肺炎防治管理办法》《突发公共卫生事件与传染病疫情监测信息报告管理办法》和《医疗卫生机构医疗废物管理办法》等行政规章，都是医患行为规范的具体渊源。

三、医患行为规范的特殊表现形式及其效力等级

根据国内法体系，医患行为规范的特殊表现形式及其效力等级分别是法定解释和"其他有关诊疗规范"。

1. 法定解释及其效力等级

法定解释又称有权解释，在医患行为规范体系中，是指拥有法定解释权的国家机关，如全国人大常委会、国务院及其职能部门、最高人民法院等，对法律作出的具有普遍适用效力的解释。根据解释机关的不同，学理上的法定解释分为立法解释、行政解释和司法解释。实践中，调整医疗服务关系的法定解释主要是指司法解释和行政解释。法定解释是被解释法的延伸，从而使法定解释与被解释法具有同等效力。

(1) 司法解释。

例：

关于民事诉讼证据的若干规定

最高人民法院公告

《最高人民法院关于民事诉讼证据的若干规定》已于 12 月 6 日由最高人民法院审判委员会第 1201 次会议通过，自 2002 年 4 月 1 日起施行。

司法解释特指最高人法院根据《人民法院组织法》和全国人大常委《关于加强法律解释工作的决议》中的有关规定，对全国地方各级人民法院在审判工作中如何具体应用法律所作出的解释。它对地方各级法院办案具有普遍约束力。根据最高法院《关于司法解释工作的若干规定》第 6 条的规定，司法解释的形式分为解释、规定、批复和决定四种。对在审判工作中如何具体应用某一法律或者对某一类案件、某一类问题如何应用法律制定的司法解释，采用解释的形式。根据立法精神对审判工作中需要制定的规范、意见等司法

解释，采用规定的形式。对高级人民法院、解放军军事法院就审判工作中具体应用法律问题的请示制定的司法解释，采用批复的形式。修改或者废止司法解释，采用决定的形式。法律解释最早源于解释者对法律文本意思的理解和说明。但最高人民法院作为有权解释机关，其解释的根本目的在于解决现行法律文本在司法实践中面临的各种歧义、冲突、疏漏和不周等问题。所以，其作出的解释不仅包括具体解释，而且包括抽象解释。我国是大陆法系国家，一般适用制定法。因此，有人认为，最高人民法院不是立法机关，其作出的司法解释不是法律的表现形式。然而，抽象解释具有立法性质，加之我国的立法尚不完善，立法冲突和立法滞后时有发生，地方审判机关常常无所适从甚至无法可依。因此，司法解释的立法功能较为突出。最高人民法院作出的抽象解释作为法定解释的一种，是被解释法的延伸，从而使解释与被解释法具有同等效力。所以，最高人民法院针对侵权案件和违约案件审理适用法律所作出的相关司法解释，应当成为调整医疗服务关系的行为规范。例如：最高人民法院《关于贯彻执行〈民法通则若干问题的意见〉（试行）》、最高人民法院《关于确定民事侵权精神损害赔偿责任若干问题》、最高人民法院《关于审理人身损害赔偿案件适用法律若干问题》和最高人民法院《关于民事诉讼证据的若干规定》等就是被解释法的延伸。值得注意的是，2003 年 1 月 6 日，最高人民法院《关于参照〈医疗事故处理条例〉审理医疗纠纷案件》的通知，以及 2010 年 6 月 30 日，最高人民法院《关于适用〈侵权责任法〉若干问题的通知》等，所采用的形式不是解释、规定、批复而是"通知"，因而不属严格意义上的司法解释。但最高人民法院作出的通知，对地方各级人民法院审理医疗纠纷案件仍具有极其重要的指导意义。

（2）行政解释。

例：

卫生部关于医技人员出具相关检查诊断报告问题的批复

卫政法发［2004］163 号

上海市卫生局：你局《关于请求明确有关医技人员是否可以出具相关检查诊断报告的请示》（沪卫医政［2004］84 号）收悉。经研究，提出如下意见：一、出具影像、病理、超声、心电图等诊断性报告的，必须是经执业注册的执业医师；在乡、民族乡、镇的医疗、预防、保健机构中也可以由经执业注册的执业助理医师出具上述报告。二、相关专业的医技人员可出具数字、形态描述等客观描述性的检查报告。

此复。

二〇〇四年五月二十四日

行政解释是指国务院及其职能部门，如卫生部、国家药品监督管理局、国家中医药管理局和国家技术监督局等，对其颁布的行政法规、行政规章所作出的具有普遍适用效力的解释。行政解释是法定解释的一种，是被解释法的延伸，从而使行政解释与被解释法具有同等效力。卫生行政解释的表现形式通常是卫生部对各省职能部门逐级上报请示的批复，或针对特定诊疗事宜作出的通知。例如《卫生部关于取得医师资格但未经执业注册的人员开展医师执业活动有关问题的批复》《卫生部关于医技人员出具相关检查诊断报告问题的批复》《卫生部关于对非法采供血和单采血浆、非法行医专项整治工作中有关法律适用问题的批复》《卫生部关于对农村非法行医依法监督工作中有关问题的批复》《卫生部关于医疗机构不配合医疗事故技术鉴定所应承担的责任的批复》《关于印发推进和规范医师多点执业的若干意见的通知》等。

2. 其他有关诊疗规范及其效力等级

其他有关诊疗规范，就是学理上所说的认可性医疗行为规范。《侵权责任法》第58条所说的"其他有关诊疗规范"特指国家行业主管机关依职权认可医学、药学团体拟定的诊疗规范，是国务院相关部门，如卫生部、国家中医药管理局、国家技术监督管理局及其所属职能部门依职权承认并赋予法律效力的，在实践中经反复验证后证明已实际成熟，并应予推广的医疗行为规范。其他有关诊疗规范的表现形式，主要是指医学专科以上教材、药品和医疗器械使用说明书、全国医学会文件和医疗机构文件中的医疗行为规范。这些医疗行为规范不由立法机关制定，但被国家行业主管机关认可。因此，其效力低于规章。须注意：《侵权责任法》提出的诊疗规范与《医疗机构管理条例实施细则》提出的技术规范和《医疗事故处理条例》及其起草小组提出的诊疗护理规范、常规并非等同。为详细说明而于后节专述。

第三节　诊疗规范

一、诊疗规范的概念

医疗行为的技术特点及其决定的救助作用是医疗服务的特征。因此，法律确认和调整的医疗服务关系，应侧重于医疗行为的确认和调整，并据此保障医疗行为的救助作用。医疗行为的特殊性主要是指技术性。伴随现代科技的高度发展和广泛运用，以及人们生活质量的不断提高，医疗服务的救助性和风险性客观上要求具有更为严密和精确的技术规范来保障服务质量和服务安全。这种技术规范就是诊疗规范。只不过，医疗技术就是医学技术。所以，诊疗规范常被理解为医学技术规范。[1]字面上的诊疗规范，就是医疗行为规范，或者说是医疗行为应当遵循的技术标准。《侵权责任法》首次提出的诊疗规范与《医疗机构管理条例实施细则》提出的"技术规范"以及《医疗事故处理条例》提出的"诊疗护理规范、常规"所指不同。《侵权责任法》提出的诊疗规范不仅没有照搬技术规范和诊疗护理规范常规的提法，而且否定其表现形式和立法定位。本学说认为，诊疗规范的主要部分是医疗注意义务的具体规定，是专门调整医疗行为的法律规范，是国家制定或认可的专门调整医疗的行为规范，是国家制定或认可的医疗行为规范。

二、诊疗规范的特点

第一，诊疗规范是专门调整医疗行为的法律规范，但诊疗规范不是调整医疗行为的全部法律规范。首先，调整一般侵权行为的民事法律规范，在一定条件下可以成为调整医疗行为的法律规范。例如《民法总则》第 176 条规定："民事主体依照法律规定和当事人约定，履行民事义务，承担民事责任。"又如《侵权责任法》第 6 条第 1 款规定："行为人因过错侵害他人民事权益，应当承担侵权责任。"这些民事法律规范，在诊疗规范的事实假定和行为模式确定医者违反注意义务时，也可成为调整医疗侵权的法律规范。这是私权医患关系中医疗行为属民事行为的必然结果。其次，调整一般违约行为的民事

---

〔1〕　参见陈一凡："浅议医学技术规范"，载《中外健康文摘》2008 年第 2 期，第 271 页。

法律规范，在一定条件下也可成为调整医疗违约的法律规范。例如《民法总则》第186条规定："因当事人一方的违约行为，损害对方人身权益、财产权益的，受损害方有权选择请求其承担违约责任或者侵权责任。"又如《合同法》第122条规定："因当事人一方的违约行为，侵害对方人身、财产权益的，受损害方有权选择依照本法要求其承担违约责任或者依照其他法律要求其承担侵权责任。"现行法律规定，手术、特殊检查和特殊治疗等高风险项目服务必须取得患方书面同意，未经签字同意而导致并发症、意外、残疾或死亡时，患方既有权追究医方违约责任，也有权追究医方侵权责任。当然，此情形的诊疗选项应在诊疗规范的选项行为模式中还有其他可选择的余地。否则，应当适用"特别法优于普通法"原则。比如，累及肌深层的下肢大面积污染性创伤手术同意书中已约定清创缝合，但术前病检提示患肢组织细胞大部分坏死的事实假定条件下，截肢就是无选择余地的行为模式。此时，医师必须建议改清创缝合为截肢。

第二，诊疗规范不能成为调整一般行为的法律规范。因为，诊疗规范是专门调整医疗行为的法律规范。专门意指调整对象的特定性。那么，诊疗规范的调整对象只能是医疗行为。所以，诊疗规范不能成为调整一般行为的法律规范。反之，一般行为规范不属专门之例，因而不属诊疗规范。比如《侵权责任法》第55条规定的病情、措施、风险和替代医疗方案告知义务，都是以医疗技术和患方权益为具体内容的注意义务，因而不能成为调整一般行为的法律规范。《道路交通安全法》规定的注意义务不以医疗技术和患方权益为具体内容，因而不属诊疗规范。

第三，诊疗规范不仅是专门调整医疗行为的法律规范，而且部分诊疗规范还是间接调整医疗配合行为的法律规范。因为，医疗行为虽然只由医者实施，但有些诊疗规范在一定条件下，也间接要求患方在医者实施医疗行为时予以配合。换言之，诊疗规范不仅调整医者实施的医疗行为，而且还间接调整患者实施的医疗配合行为。但本质上说，诊疗规范只能定位于调整医方的行为规范。因为，患方的医疗配合义务是一种间接义务，以致患方履行配合义务时，应以医方履行告知义务为前提。比如，全麻手术前，医者应当履行术前禁食的告知义务。如果患方未遵医嘱而没有禁食，造成窒息死亡的，医者的免责事由成立；如果没有证据表明医者履行了此种告知义务时，则医者的免责事由不能成立。由此可见，特定诊疗规范对医疗配合行为的调整，仅具有限定医方履行告知义务的条件和范围的意义，然后再依据医师告知的具体内容来认定医疗配合义务的履行情况，从而使该诊疗规范对医疗配合行为的调整具有间接性。

第四，诊疗规范一般表现为卫生行政法律、法规和规章中的医疗行为规范和国家认可的医疗行为规范。目前，我国私法中的诊疗规范仅在侵权责任法中有少量体现。因为，医疗技术的专门管理和"私法公法化"〔1〕的作用下，诊疗规范必然大多表现为卫生行政法律、法规、规章中的医疗行为规范和国家认可的医学药学团体创制的医疗行为规范。

三、诊疗规范的地位

诊疗规范的地位是指诊疗规范在医患行为规范体系中的立法定位。《医疗机构管理条例实施细则》和《医疗事故处理条例》都将"技术规范"和"诊疗护理规范、常规"错误地定位为规章等级的医疗行为规范和认可性医疗行为规范。首先，《医疗机构管理条例实施细则》第88条第5款规定："技术规范：是指由卫生部、国家中医药管理局制定或认可的与诊疗活动有关的技术标准、操作规程等规范性文件。"可见，"技术规范"属于规章等级的医疗行为规范和认可性医疗行为规范。其次，《医疗事故处理条例》第2条规定："本条例所称医疗事故，是指医疗机构及其医务人员在医疗活动中，违反医疗卫生管理法律、行政法规、部门规章和诊疗护理规范、常规，过失造成患者人身损害的事故。"那么，诊疗护理规范、常规与部门规章是并列关系。此外《医疗事故处理条例》起草小组在《〈医疗事故处理条例〉释义》一书中阐述"诊疗护理规范、常规是基于维护公民健康权利的原则，在总结以往科学和技术成果的基础上对医疗过程的定义和所应用技术的规范或指南。通常分为广义和狭义两种。广义的诊疗护理规范、常规，是指卫生行政部门以及全国性行业协（学）会针对本行业的特点，制定的各种标准、规程、规范、制度的总称……狭义的诊疗护理规范、常规，是指医疗机构制定的本机构医务人员进行医疗、护理、检验、医技诊断治疗及医用物品供应等各项工作应遵循的工作方法、步骤。"〔2〕可见，广义的诊疗护理规范、常规，既指规章等级的

〔1〕 李步云主编：《法理学》（第1版），经济科学出版社2000年版，第117页。
〔2〕 起草小组编写：《医疗事故处理条例释义》（第1版），中国法制出版社2002年版，第20页。

医疗行为规范，也指中华医学会拟定的医疗行为规范。狭义的诊疗护理规范、常规，则指医疗机构拟定的医疗行为规范。可喜的是，2009 年 12 月 26 日通过的《侵权责任法》第 58 条规定："患者有损害，因下列情形之一的，推定医疗机构有过错：（一）违反法律、行政法规、规章以及其他有关诊疗规范的规定……"其中，"其他有关诊疗规范"意味着本身还有诊疗规范。那么，本身的诊疗规范只能是国家制定的法律、行政法规、规章中的医疗行为规范。"其他有关诊疗规范"应当是指医学和药学团体文件中的认可性医疗行为规范。显然《侵权责任法》提出的诊疗规范，无论表现形式还是立法定位，均与"技术规范"和"诊疗护理规范、常规"的提法不同。

诊疗规范在医患行为规范体系中居于主体地位而非统帅地位。这里仅以医患私法规范体系中的诊疗规范为例来说明这一问题。诊疗规范之所以在医患私法规范体系中居于主体地位而非统帅地位是由医疗行为的特点和属性决定的。正如《医疗事故处理条例》起草小组在《〈医疗事故处理条例〉释义》一书中阐述的那样"医患关系从本质上讲是民事法律关系，属于《中华人民共和国民法通则》（已废止）的调整范围。医疗事故处理应当与民法通则衔接。医疗行业是高技术、高风险行业，要正确处理民事法律的普遍性和医疗服务特殊性的关系，而不能简单地、笼统地适用民法通则来处理医疗事故。"[1]可见，从行为特点与属性相结合的视角上说，以技术为特点的医疗行为在医患私法规范体系中具有民事属性。众所周知，医疗技术的本质是医疗方法。然而，医疗方法没有固定不变的模式。医疗方法既可以是闻所未闻的、由新科技介入而呈现的异样方式，也可以是司空见惯的捏拿、推拉和捆绑等普通手法，还可以是穿衣保暖或快速接送等。所以，有些医疗方法在经典的教科书中也无法找到，只能从医学原理中寻求答案。换言之，医疗行为的实施方法既可复杂也可简单，技术的本质在于其方法内在的科学原理，而不在于方法复杂还是简单。例如，外伤导致下肢大出血时，压迫患肢上端动脉血管的止血原理一旦被认识，则捆绑上端肢体的急救方法就显而易见了。这就是为什么一些调整一般行为的民事法律规范，在一定条件下可以不经鉴定而直接成为调整医疗的行为规范之根本原因。况且，只要具有或应当具有诊疗目的行为都是医疗行为，只要是医疗行为就存在技术性。更何况，医疗服务中的医疗行

[1] 起草小组编写：《医疗事故处理条例释义》，中国法制出版社 2002 年版，第 2 页。

为是特殊的主要行为。因此，具有技术特点而起救助作用的医疗行为相对于民事行为来说，既有个性又有共性。这里的个性即指矛盾的特殊性，这里的共性即指矛盾的普遍性。矛盾的普遍性存在于特殊性之中，没有特殊性就没有普遍性；矛盾的特殊性也离不开普遍性，没有普遍性的特殊性是不存在的。不同特点的矛盾应当采用不同的方法来解决。从个性上说，具有技术特点的医疗行为应受诊疗规范调整。从共性上说，具有民事属性的医疗行为应受救助患者的民事法律规范调整。那么，只有诊疗规范与救助患者的民事法律规范相互衔接，并在医患私法规范体中处于恰当地位时，才能适应医疗行为的个性与共性。

从衔接上说，诊疗规范与救助患者的民事法律规范接轨或重叠于医疗注意义务的具体规定，以致诊疗规范是有关医疗的民事法律规范。这里的"接轨"是指诊疗规范的主要部分与民事法律规范的行为后果相结合。这里的"重叠"是指诊疗规范的本身就是民事法律规范。例如《侵权责任法》第54条和第55条构成的，就是一个民事法律规规范，同时又是一个诊疗规范。诊疗规范的主要构成部分是有关医疗的事实假定和行为模式，也即注意义务的具体规定。诊疗规范作为专门调整医疗的行为规范，侧重于引起医者注意。作为专门调整医疗行为的民事法律规范，侧重于患者权益的维护。但这对于诊疗规范来说并不矛盾且相得益彰：医者尽到注意义务就能有效维护患者权益；医者未尽注意义务将极易损害患者权益。所以，违反诊疗规范即是违反有关医疗的民事法律规范，也即违反注意义务。可见，诊疗规范与有关医疗的民事法律规范接轨或重叠于注意义务的具体规定，或者说接轨或重叠于有关医疗的民事法律规范三要素中的事实假定和行为模式，以致诊疗规范是专门调整医疗的行为规范。

从地位上说，诊疗规范在医患私法规范体系中居于主体地位，并从属于处于统帅地位的救助患者的民事法律规范。因为，诊疗规范作为医患私法规范体系中专门调整医疗的行为规范应从属于救助患者的民事法律规范，才能适应医疗行为的个性与共性。首先，诊疗规范在医患私法规范体系中应当居于主体地位，才能适应医疗行为的个性。诊疗规范是指《侵权责任法》《执业医师法》《医疗事故处理条例》和《处方管理办法》等法律、行政法规、规章中的医疗行为规范和国家认可的医学、药学团体文件中的医疗行为规范。诊疗规范中的事实假定和行为模式就是注意义务的具体规定。技术性决定注意义务极多。那么，数量庞大的诊疗规范在医患私法规范体系中居于主体地位时，才能适应医疗行为的个性。其次，诊疗规范在医患私法规范体系中应当从属于救助患者的民事法律规范，才能适应医疗行为的共性。例如《民法总则》《侵权责任法》中调整一般侵权行为的民事法律规范，在人们运用诊疗规范的事实假定和行为模式来认定医者违反注意义务时，就应当成为调整医疗的行为规范。这是医疗侵权责任取代医疗事故责任的重要原因。况且，医患关系的常态是合同关系。医患合同作为私权医疗服务关系的载体，应受私法的确认和调整。那么，当医方违反诊疗项目约定时，《民法总则》《合同法》中调整一般违约行为的民事法律规范，同样可以成为医疗行为规范。例如，某患者体检时发现右肾下极有一肿瘤，但无自主症状。造影提示：肾脏功能和形态正常。CT 提示：肾癌。同意书明确约定"拟行肾肿瘤切除术，行快速病检为恶性肿瘤时需行右肾切除。"医师术中见肿瘤表面和周围血管丰富，即确定为恶性肿瘤。于是，未行快速病检又未征得患方同意，就擅自改变术式切除了右肾。术后普通病检却是良性的错构瘤。对于本例市、省二级医疗事故技术鉴定均鉴定不属医疗事故，但此种情形切除右肾，显属造成不应有的损害。因为，如依约行快速病检，通常能够明确肿瘤为良性，就可不予处理或依原定术式仅剔除肿瘤，从而避免右肾切除的伤残后果。那么《民法总则》《合同法》中调整一般违约行为的民事法律规范，应当成为医疗行为规范。依法理，高等级的法律规范都是低等级法律规范的渊源。私权医患关系是以救助患者为宗旨的民事法律关系。因此《侵权责任法》第 54 条和第 55 条等有利于救助患者的民事法律规范（同时又是诊疗规范）是医患行为规范中最根本和最集中的渊源，不利于救助患者的行政性或认可性诊疗规范应予排除，因此医患私法规范体系中居于统帅地位的行为规范只能是救助患者的民事法律规范。换言之，行政性或认可性诊疗规范应为救助患者服务，本末倒置必将减损其应有价值。进而，居于主体地位的诊疗规范应当从属于救助患者的民事法律规范，才能适应医疗行为的共性。然而《医疗机构管理条例实施细则》将技术规范以及《医疗事故处理条例》将诊疗护理规范、常规仅定位于卫生行政规章等级的医疗行为规范和认可性医疗行为规范。一方面，表现其与现行立法明显不符；另一方面，表现其只强调医疗行为的技术个性，却忽略医疗行为属于民事行为的共性。相比之下，《侵权责任法》将诊疗规范定位于法律、行政法规、规章中的医疗行为规范和医学药学团体文件中的认可性医疗行为规范，不仅与医疗行为的技术特点相适应，而且与医疗行为的民事属性相适应，从而表现了高超的立法技术。

四、诊疗规范的分类和表现形式

以法律为标准分类，广义的诊疗规范包括法律化的诊疗规范和未法律化的诊疗规范。狭义的诊疗规范特指法律化的诊疗规范。法律化的诊疗规范是指国家制定或认可的医疗行为规范。未法律化的诊疗规范是指既未经国家立法机关制定又未经国家主管机关认可的医疗行为规范。前者是诉讼和鉴定中必须适用的诊疗规范；后者是诉讼和鉴定中通常不应适用的诊疗规范。然而，医学将伴随科技的进步而发展，以致未法律化的诊疗规范成为法律化诊疗规范的先导，并在成熟时被纳入其中。

法律化的诊疗规范，以技术为标准可进一步区分为选项规范和操作规范。其中，选项规范是选择诊疗项目的行为规范；操作规范是操作诊疗项目的行为规范。诊疗规范的主要部分是注意义务的具体规定，同时是诊疗原则的具体应用。诊疗原则是尽力实现诊疗目的和避免损害的基本要求或基本准则。医疗服务是一种辩证服务。诊疗疾病必须应用选项规范和操作规范，应用选项规范和操作规范必须贯彻辩证的诊疗原则。须指出：诊疗原则是基础性诊疗规范。诊疗原则的事实假定部分具有概括性。例如"先诊断，后治疗""符合适应症、排除禁忌症""生命第一""尽早诊断、及时治疗"等原则，都是针对所有病情的行为模式。诊疗规范的事实假定部分通常是特定的。比如"胎儿宫内窘迫短时内不能娩出的，应立行剖宫产"这一诊疗规范的事实假定部分就是特定的。又如"首次注射不同厂家或不同批号的青霉素前，必须皮试"这一诊疗规范的事实假定部分同样是特定的。因此，诊疗原则也是诊疗规范。只不过，诊疗原则是可以普遍适用的基础性诊疗规范。

所谓纲举目张。法律化的诊疗规范是纲，技术化的诊疗规范是目。只有充分认识法律化的诊疗规范及其表现形式，才能理顺选项规范、操作规范、诊断原则、治疗原则及其相互关系，进而理顺注意义务履行所要求的一般规律。

（一）法律化的诊疗规范及其表现形式

《侵权责任法》第 58 条第 1 项所指的诊疗规范就是法律化的诊疗规范。它包括法律、行政法规、规章中的医疗行为规范和医学、药学团体文件中的医疗行为规范。那么，法律化诊疗规范的表现形式分别是法律、行政法规和规章，以及医学专科以上教材、药品和医疗器械使用说明书、中华医学会文件、医疗机构文件等。可见，法律化的诊疗规范包括制定性诊疗规范和认可性诊疗规范。制定性诊疗规范的表现形式是一般法律规范，即国家立法机关制定的医疗行为规范。认可性诊疗规范的表现形式是特殊法律规范——"被视为法律"的法律规范，即医学药学团体制定的医疗行为规范。法律化诊疗规范的主要部分是注意义务的具体规定，是判断医疗行为妥当与否的法律依据。

1. 制定性诊疗规范及其表现形式

制定性诊疗规范特指国家立法机关制定的医疗行为规范，也可说是国家立法机关制定的专门调整医疗行为的法律规范。制定性诊疗规范必须满足两个条件：其一，规范文件以特定国家机关的名义颁布。这里的特定国家机关，是指权力配置位于国务院各部、各委员会及其以上的国家机关。例如，以全国人民代表大会及其常务委员会、国务院、卫生部、国家中医药管理局和国家技术监督管理局等名义颁布的规范性文件，均属制定性诊疗规范的表现形式。其二，规范文件中，必须有专门调整医疗行为的相关规定，或者说必须有注意义务的具体规定，或者说必须具备有关医疗的事实假定和行为模式这两个要素。如果规范文件中没有专门调整医疗行为的相关规定，就不存在诊疗规范之说了。至于规范性文件冠以什么名称，则在所不问。

根据《侵权责任法》第 58 条第 1 项的规定，制定性诊疗规范的表现形式分别是法律、行政法规和规章。也就是说，制定性诊疗规范存在于法律、行政法规和规章之中。

（1）法律中的诊疗规范。诊疗规范在现行法律中已有存在。例如，《侵权责任法》第 55 条、第 57 条、第 63 条都是有关医疗的事实假定和行为模式，因而都是注意义务的具体规定。其中，第 55 条"医务人员在诊疗活动中应当向患者说明病情和医疗措施。需要实施手术、特殊检查、特殊治疗的，医务人员应当及时向患者说明医疗风险、替代医疗方案等情况，并取得书面同意；不宜向患者说明的，应当向患者近亲属说明，并取得其书面同意"就是注意义务的具体规定。其事实假定和行为模式有两类情况：其一，原则上说，事实假定是"医务人员在诊疗活动中"，行为模式是"应当向患者说明病情和医疗措施"；其二，具体地说，事实假定是"需要实施手术、特殊检查、特殊治疗的医务人员"，行为模式是"应当及时向患者说明医疗风险、替代医疗方案等情况，并取得书面同意；不宜向患者说明的，应当向患者近亲属说明，并取得其书面同意。"其中，第二类行为模式可进一步区分两种更细分的事实假定和行为模式：其一，事实假定是"一般情况下的医务人员"，行为模式是"应当及时向患者说明医疗风险、替代医疗方案等情况，并取得书面同意"；其二，事实假定是"不宜向患者说明的"，行为模式是"应当向患者近亲属说明，并取得其书面同意"。第 57 条"医务人员在诊疗活动中未尽到与当时医疗水平相应的诊疗"也是注意义务的具体规定；第 63 条"医疗机构及其医务人员不得违反诊疗规范实施不必要的检查"同样是注意义务的具体规定。这些有关医疗的事实假定和行为模式，均可与《侵权责任法》第 54 条规定的行为后果结合成同一个法律文件中的诊疗规范。又如《执业医师法》第 24 条、第 25 条和第 26 条都是有关医疗的事实假定和行为模式，因而都是注意义务的具体规定。其中，第 24 条"对急危患者，医师应当采取紧急医疗措施进行诊治；不得拒绝急救处置"就是医疗注意义务的具体规定。其事实假定是"急危患者"，其行为模式是"医师应当采取紧急医疗措施进行诊治；不得拒绝急救处置"；第 25 条"医师应当使用经国家有关部门批准使用的药品、消毒药剂和医疗器械"即是使用药品、消毒药剂和医疗器械的特别规定，其实也是注意义务的具体规定；第 26 条"医师应当如实向患者或者其家属介绍病情，但应注意避免对患者产生不利后果"即是医疗告知义务的规定，同样也是注意义务的具体规定。除此之外，《药品管理法》《职业病防治法》《母婴保健法》《红十字会法》《人口与计划生育法》《传染病防治法》《献血法》等都有注意义务的具体规定。这些有关医疗的事实假定和行为模式，既可与《侵权责任法》第 54 条的行为后果相结合，也可与《民法总则》第 176 条、《合同法》第 122 条的行为后果相结合而成为法律等级的诊疗规范。

（2）法规中的诊疗规范。诊疗规范在行政法规中大量存在。例如《医疗事故处理条例》第 15 条"发生或发现医疗过失行为，医疗机构及其医务人员应当立即采取有效措施，避免或者减轻对患者身体健康的损害，防止损害扩大"就是注意义务的具体规定。其事实假定是"发生或发现医疗过失行为的医疗机构及其医务人员"，其行为模式是"应当立即采取有效措施，避免或者减轻对患者身体健康的损害，防止损害扩大。"又如《医疗机构管理条例》第 31 条"医疗机构对危重病人应当立即抢救。对限于设备或者技术条件不能诊治的病人，应当及时转诊"即是注意义务的具体规定。再如《母婴保健法实施办法》第 17 条第 2 款"医师发现或者怀疑育龄夫妻患有严重遗传性疾病的，应当提出医学意见；限于现有医疗技术水平难以确诊的，应当向当事人说明情况……"也是注意义务的具体规定。另如《中医药条例》第 12 条"中医从业人员应当遵守相应的中医诊断治疗原则、医疗技术标准和技术操作规范"同样是注意义务的具体规定。除此之外，《乡村医生从业管理条例》《计划生育技术服务条例》《传染病防治法实施办法》《流动人口计划生育工作管理办法》《尘肺病防治条例》《艾滋病管理若干规定》《放射线同位素与放射线装置放射防护条例》《麻醉药品管理办法》《医用毒性药品管理办法》《精神药品管理办法》《放射性药品管理办法》《麻醉药品和精神药品管理条例》《医疗器械监督管理条例》《血液制品管理条例》《突发公共卫生事件应急条例》等，都有注意义务的具体规定。这些有关医疗的事实假定和行为模式，既可与《侵权责任法》第 54 条的行为后果相结合，也可与《民法总则》第 176 条、《合同法》第 122 条的行为后果相结合而成为法规等级的诊疗规范。

（3）规章中的诊疗规范。诊疗规范在行政规章中不胜枚举。例如，1982 年 4 月 7 日卫生部发布《医院工作制度》中的急诊室工作制度、抢救室工作制度、急诊观察室制度、门诊工作制度、处方制度、注射室制度、治疗室制度、换药室制度、查房制度、医嘱制度、查对制度、会诊制度、病例讨论制度、转院与转科制度、值班与交接班制度、护理工作制度、隔离消毒制度、病房小药柜管理制度、中医科工作制度、分娩室工作制度、婴儿室工作制度、手术室工作制度、麻醉工作制度、药剂科工作制度、医疗器械科工作制度、检验科工作制度、血库工作制度、放射科（室）工作制度、放射治疗室工作制度、同位素科工作制度、特殊检查室工作制度、理疗科工作制度、针灸室工作制度、病理科工作制度、营养室（部）工作制度和供应室工作制度等的规定，都是医疗注意义务的具体规定。除此之外，《医疗机构管理条例实施细则》《医疗机构基本标准（试行）》《医疗美容服务管理办法》《美容医疗机构、医疗美容科（室）基本标准（试行）》《诊疗科目名录》《血站管理办法》《关于医师执业注册中执业范围的暂行规定》《中外合资、合作医疗机构管理暂行办法》《外国医师来华短期行医暂行管理办法》《医药卫生档案管理办法》《医疗机构病历管理规定》《病历书写基本规范》《医师外出会诊管理暂行规定》《处方管理办法》《中华人民共和国护士管理办法》《中医医疗机构管理办法》《中医师、士管理办法》《中医人员个体开业管理补充规定》《一次性使用无菌医疗器械监督管理办法》《医疗器械说明书、标签和包装标识管理规定》《医疗器械临床试验规定》《消毒管理办法》《传染性非典型性肺炎防治管理办法》《突发公共卫生事件与传染病疫情监测信息报告管理办法》《男性节育手术并发症诊断标准》《女性节育手术并发症诊断标准》《临床输血技术规范》《医院感染管理规范》《医院感染诊断标准》《医院消毒卫生标准》《医院消毒供应室验收标准》《医疗机构诊断和治疗仪器应用规范（一）》《医疗机构手术分级管理办法（试行）》《药品临床试验管理规范》《中华人民共和国药典》等规章中，存在诸如"术前应对患者完善必要的检查，尽可能明确诊断，并作出术前小结；凡较大手术或复杂手术，均需进行术前讨论，进一步明确诊断、手术适应症、手术方法、步骤、麻醉及术中、术后可能发生的问题及对策；执行医嘱要进行'三查八对'：摆药后查；服药、注射、处置前查；服药、注射、处置后查。对床号、姓名、服用药的药名、剂量、浓度、时间、用法和有效期；输血时注意观察，保证安全……密切观察注射后的情况，发生注射反应或意外，应及时进行处置，并报告医师"等规定。这些都是有关医疗的事实假定和行为模式。以注射后的注意义务为例。其事实假定是"注射后的护理人员"，其行为模式是"应当密切观察注射后的情况，发生注射反应或意外，应及时进行处置，并报告医师"，因而是注意义务的具体规定。上述有关医疗的事实假定和行为模式，既可与《侵权责任法》第54条的行为后果相结合，也可与《民法总则》第176条、《合同法》第122条的行为后果相结合而成为规章等级的诊疗规范。

须强调：以卫生行政法律、法规、规章为表现形式的诊疗规范，其事实假定和行为模式都是注意义务的具体规定，同时又是卫生行政管理法中诊疗规范的有机组成部分，从而具有行政属性。其中，有些行为后果要素基于卫生行政管理上的考虑而设定为行政处罚。然而，在"私法公法化"的作用下，这些行政法律、法规、规章中的事实假定和行为模式，大多可与《民法总则》《合同法》《侵权责任法》等民事法律中的行为后果相结合，而成为完整的民事属性的诊疗规范。例如，《医疗事故处理条例》中的诊疗规范，与《侵权责任法》中的诊疗规范不相抵触的部分，就可成为民事属性的诊疗规范。

2. 认可性诊疗规范及其表现形式

认可性诊疗规范特指国家行业主管机关认可的医疗行为规范，是国家认可的专门调整医疗行为的法律规范。这里的"法律规范"不是国家立法机关制定的法律规范，而是"被视为法律"的法律规范。认可性诊疗规范是法律规范的一种特殊表现形式。从称谓的来源上说，认可性诊疗规范是《侵权责任法》第 58 条所指的"其他有关诊疗规范"。从效力的来源上说，认可性诊疗规范是国家行业主管机关依职权认可医学和药学团体制定的医疗行为规范，或者说是国家行业主管机关依职权承认并赋予法律效力的，医学和药学团体在实践中经反复验证后证明已实际成熟并应予推广的医疗行为规范。因此，其效力等级低于规章。

相对于制定性诊疗规范来说，认可性诊疗规范具有四个特点：其一，创制者为民间团体而非国家机关；其二，由于创制主体无立法权，以致仅有事实假定和行为模式的设定，却无行为后果的设定。这一缺少要素，通过法律中的相关行为后果来实现。其三，医疗技术的高难复杂性导致其数量极其庞大。其四，表现形式主要是医学专科以上教材、药品和医疗器械使用说明书、中华医学会文件和医疗机构文件等。所以，认可性诊疗规范主要存在于医学专科以上教材、药品和医疗器械使用说明书、中华医学会文件和医疗机构文件之中。

（1）医学专科以上教材中的诊疗规范。全国高等医药院校本科教材修订说明中有这样一段阐述"为适应我国高等医学教育改革和发展的需要，经卫生部临床医学专业教材评审委员会审议，卫生部教材办公室决定……修订……适用于本科五年制教学需要……"适用于全国的专科教材中有这样一段编写说明"本书是卫生部组织编写的全国高等医药院校某某专业试用教材之一"。医学专科以上教材是医学基础理论、基本知识和基本技能方面最具体、最集中和最全面的医疗技术理论全书，是经国家卫生部职能部门审查后认可的那些在实践中反复验证后证明已十分成熟并极力推广的医疗技术及其理论的经验总结。其中的选项规范、操作规范、诊断原则和治疗原则，在目前制定性诊疗规范极不完善的条件下，成为医疗诉讼和鉴定中认定医疗行为妥当与否的重要依据。例如"先诊断，后治疗""生命第一""符合适应症，排除禁忌症""尽早诊断，及时治疗""治病求本，急则治标""胎儿宫内窘迫短时内不能娩出的，应立行剖宫产""糖尿病患者禁忌葡萄糖、蔗糖、蜜糖及其制品"和"广谱抗生素疗效不明显的，应行药敏试验"等，就是一个个教材类认可性诊疗规范（有些是诊疗原则）。其特点有二：一是适用于全国的医疗服务行业；二是作为标准、规程、规范和制度来说是散在的、不系统的，但就具体疾病的诊疗原则和方法而言却是具体而明确的。事实上制定包罗万象的诊疗规范绝非易事。因为，医学科学太高难复杂，技术性决定具体诊疗选项和操作应当具有极强的随机反应性。在这种情况下的医疗行为是否妥当，通常是根据病情对照选项规范、操作规范、诊断原则、治疗原则和医疗能力才能确定。对于这种具体性、基础性极强的选项方法、操作步骤、诊断原则和治疗原则，通常是在经典教科书中寻求答案。否定医学专科以上教材存在认可性诊疗规范的说法是脱离实际的片面主张。

（2）药品和医疗器械使用说明书中的诊疗规范。药品使用说明书，是经行政监制部门审批的。该说明书对药品使用的适应症、禁忌症、配伍禁忌、副作用、剂量和用法等说明都具有注意要求，因而属于认可性诊疗规范的范畴。医疗器械使用说明书，特别是植入性医疗器械使用说明书，同样是经国家行政监制部门审批的。该说明书对医疗器械安装和使用注意事项的说明，多属注意义务的具体规定，从而成为认可性诊疗规范。

（3）中华医学会文件中的诊疗规范。中华医学会既不是立法机关也不是行政机关，因而无权立法。但是，中华医学会作为全国最高学术团体和全国性的行业管理自治组织，根据本行业特点制定的各种选项原则，项目操作规范、规程、制度等文件，具有学术上的权威，因而能被国家行业主管机关认可，从而成为认可性诊疗规范。

（4）医疗机构文件中的诊疗规范。医疗机构同样既不是立法机关也不是行政机关，因而无权立法。然而，医疗机构根据本单位医疗技术条件和服务特点制定的医疗、护理、检验、医技、医用物品供应和诊疗管理等各项工作原则、方法的相关文件中，存在特别的诊疗注意事项。这种诊疗规范通常以内部规章制度的形式出现，涵盖临床医学二、三级专业学科和临床诊疗辅助专业，包括从临床的一般性问题到专科性疾病，从病因诊断到护理和治疗，从常用的诊疗技术到高新科技运用等，具有适应现代医学技术的进步与发展，适应新技术、新项目的涌现，以及操作性极强的特点。其本质是提高质量和降低风险的有效措施，故而能被国家行业主管机关认可，从而成为认可性诊疗规范。

（二）未法律化的诊疗规范

未法律化的诊疗规范特指国家尚未认可的诊疗规范，或者说既不属于国家立法机关制定又未经国家认可的诊疗规范。某些不以全国医学会的名义而由学科专业人士发起的非法人学术团体或一些知名学者撰写并命名为各类临床医学专著和教科书，进一步讲未经卫生职能部门审查认可的个人专著、教科书及其试用性、参考性教材中涉及的特有诊疗原则、诊疗方法等，即是未法律化的诊疗规范。这些个人专著或教科书，虽然也有关于医疗技术运用之注意事项的最新总结，但表述的只是作者的学术见解，只能作为学理上的内容而存在。这些学术见解，既不属于国家制定或委托制定，又未经国家行业主管机关认可。因此，被排除在法律化的诊疗规范之外。

未法律化的诊疗规范通常不能作为认定是否违反注意义务的法律依据，但它具有三个方面的积极意义：其一，对推进医疗技术的发展具有积极作用；其二，在法律化诊疗规范存在疏漏或不周的情况下，能够作为参考依据；其三，它是法律化诊疗规范的先导并在会成熟时被纳入其中。

例如，高压氧治疗技术于20世纪初才引入我国。当时高压氧治疗的适应症和禁忌症极其简单粗糙。如果那时发生医疗纠纷，其适应症和禁忌症仅可供参考。然而，高压氧治疗技术引入不久，媒体不断报道不良损害。医学论文及医学专著中的有关论述相继问世，技术改进也不断深入，于是才有今天成熟推广的适应症和禁忌症。可见，医学总是伴随科学技术的不断进步和发展的，以致未法律化的诊疗规范只有在法律化诊疗规范中找不到依据时才可作为参考依据，并在成熟时被纳入法律化的诊疗规范。

五、诊疗规范的适用规则

诊疗规范的适用规则，就是我国立法法确立的上位法优于下位法、新法优于旧法、特别法优于一般法和法不溯及既往的原则。它具有解决诊疗规范冲突的功能。因此，可将其称为诊疗规范冲突的解决规则。

1. 上位法优于下位法原则

我国立法法规定上位法优于下位法。所谓上位法优于下位法，是指高效力等级的法律文件与低效力等级的法律文件发生冲突的情况下，应当适用高效力等级的法律文件。那么，法律中的诊疗规范优于法规中的诊疗规范；法规中的诊疗规范优于规章中的诊疗规范；规章中的诊疗规范优于认可性诊疗规范。

例如，2009年5月22日卫生部关于印发《综合医院分级护理指导原则

（试行）》第 14 条规定："对一级护理患者的护理包括以下要点：（一）每小时巡视患者，观察患者病情变化……"然而，此后的中华护理学会及各地分会在学术交流中确定的《护理记录单范本》只要求有不良病变才记录，未要求每小时书写护理记录，以致实践中大多数医院的护理记录均不能证明"每小时巡视患者"。在某案诉讼中，法院委托市医学会进行鉴定。医疗事故技术鉴定书认定不构成医疗事故。患者申请法院委托司法鉴定，司法鉴定机构以尸体解剖未查明死因为由退案。开庭时，原告主张："医疗事故技术鉴定明显偏袒医方。因为，医疗事故技术鉴定对患方陈述中'8 小时内无医务人员查看患者病情'的主要鉴定事项采取回避处理的方式，只字不提。事实上，长期医嘱确定为一级护理，就应当每小时巡视患者。根据病历记载，抢救患者前 8 小时，既无医师病程记录及相关检查实施，也无护理记录及相关医嘱执行，病危前的病情变化必然无人知晓，何谈履行注意义务？"被告主张："医疗事故技术鉴定书认定患者系猝死，不构成医疗事故。中华护理学会制定的《护理记录单范本》未要求每小时记录，因而未违反注意义务。请求驳回原告诉请。"原告反驳："病历中的临床死因诊断未确定具体死因。况且，尸检报告既未认定猝死，也未查明死因。根据内科学本科教材中的论述，猝死系发病后 1 小时内死亡或发病后 6 小时内死亡。本案长达 8 小时无医护人员巡视患者，何时发病无证据证明。因此，认定猝死无事实依据而不应采信。《综合医院分级护理指导原则》作为卫生部颁布的规章属上位法，《护理记录单范本》作为医学会制定的认可性规范属下位法。上位法要求每小时巡视，无相关记录（包括无监控视频和无同室病友证明）就不能证明每小时巡视了患者。下位法未要求每小时记录，不能对抗上位法的义务规定，医方明显违反注意义务而有过错。这一过错，使患者丧失了可能的阻止疾病发展和抢救的时机。因为，合同关系中的医方负有医疗义务和注意义务。医疗义务和注意义务的履行行为都是医疗行为。医疗行为的救助作用就是诊断疾病、治疗疾病和预防疾病。其中，治疗疾病就是清除病灶并阻止疾病对患者生命健康的继续损害。'尽早诊断，及时治疗'是基本的诊疗原则。每种疾病都有其发生、发展和变化的过程。所以，护理规范要求按医嘱确定的护理等级来巡视患者，以及时发现不良病变，从而辅助医师尽早诊断和及时治疗。本案中，医院收取一级护理费，却长达 8 小时未巡视患者，因而不可能及时发现病情变化，进而不可能及时告诉医师和处理病变。因此，医疗过错行为与患者死亡之间存在因果关系，被告应当承担赔偿责任。"法院最终判决被告承担部分责任。

2. 新法优于旧法原则

我国立法法规定新法优于旧法。同一法律制度有新法与旧法之分。新法是指新颁布实施的法律。旧法是指新法出台以前颁布实施的法律。新法优于旧法原则的运用存在两种情况：一是同一制度的新法颁布后，旧法自然废止或被废止，则应当适用新法；二是新法颁布后，交叉领域的旧法仍在实施，但两部法律中的行为规范涉及同一法律制度时，则应当适用新法。

例如，1987年6月29日国务院颁布了《医疗事故处理办法》。2002年4月4日国务院又颁布了《医疗事故处理条例》。《医疗事故处理条例》第63条规定："本条例自2002年9月1日起施行。1987年6月29日国务院发布的《医疗事故处理办法》同时废止。"又如《妇产科学》（第3版）本科教材，将评估8斤以上巨大儿确定为剖宫产指征，现今《妇产科学》（第8版）本科教材，否认单纯评估8斤以上巨大儿为剖宫产指征，必须同时存在头盆不称才达指征。那么，关于巨大儿是否为剖宫产指征的认定，就应当根据新法优于旧法的原则，适用《妇产科学》（第8版）的规定。

3. 特别法优于一般法原则

我国立法法规定特别法优于一般法。特别法与一般法的区分是相对于地域、主体、事项等对象而言的。以适用地域划分，适用于一切地域的法律为一般法，适用于特定地域的法律为特别法。以适用主体划分，适用于一切主体的法律为一般法，适用于特定主体的法律为特别法。以适用事项划分，适用于一般关系的法律为一般法，适于特殊关系的法律为特别法。须强调：在诊疗规范的适用中，应以特别法优于一般法为原则，即对某事项有特别规定时，应当适用特别规范；只有在无特别规范时才适用一般规范，一般规范起补充特别规范的作用。

例如，患者在偏远大山里左小腿受伤3天后才到医院诊疗。清创缝合后实施抗感染保守治疗，通常符合诊疗规范。但病检提示患肢组织细胞大部分坏死的情况下，建议截肢才符合诊疗规范。这是特别法优于一般法的结果。又如，同一厂家批号不同的药品，其使用说明书的具体内容可能不同。如果药品使用说明书与《药典》或教科书的内容发生冲突，应以对应批号的药品使用说明书为准。比如，CT增强使用的复方泛影葡胺注射液就是如此。有的厂家使用说明书要求进行碘过敏试验；有的未要求进行碘过敏试验；不同厂家使用说明书批号不同，碘过敏试验的要求也不同。那么，根据特别法优于一般法原则，应当依照相应批号说明书来使用才符合诊疗规范。因为，厂家进购的原材料产地不同，其含碘量和其他微量元素就不尽相同，因此发生过敏反应的条件必然不同。

4. 法不溯及既往原则

我国立法法规定法不溯及既往。所谓法不溯及既往，是指新的法律颁布后，对其生效前发生的行为不具有约束力。通俗地说，法不溯及既往就是今天生效的法律不管昨天发生的事情。

例如《侵权责任法》由中华人民共和国第十一届全国人民代表大会常务委员会第十二次会议于 2009 年 12 月 26 日通过，自 2010 年 7 月 1 日起施行。其 63 条规定："医疗机构及其医务人员不得违反诊疗规范实施不必要的检查。"那么，如果患者起诉医院，要求赔偿 2010 年 7 月 1 日以前过渡检查造成损害的诉讼请求，因法不溯及既往其诉求将难以得到支持。

六、诊疗规范的属性排除规则

诊疗规范的属性排除规则，是指当医疗服务宗旨所决定的法律属性与诊疗规范渊源所决定的法律属性不匹配时，个别诊疗规范应予排除适用的原则。由于医患行为规范体系之下有两个亚子体系，所以诊疗规范的属性排除规则有两个：一指医患公法规范体系中，侵权责任法的个别诊疗规范应予排除适用，其源于救助大众的公权需要；二指医患私法规范体系中，执业医师法等相关公法中的个别诊疗规范应予排除适用，其源于救助患者的私权需要。

诊疗规范的属性排除规则，在公权医患关系引发的医疗争议与私权医患关系引发的医疗纠纷处理中应如何正确适用，具有重大的理论意义和实践意义。因为，医疗服务宗旨决定医疗服务关系的法律属性。医患行为规范亚子体系分别配套于相同属性的医患法律关系而存在。所以，医患公法规范体系配套于医患公法关系而存在；医患私法规范体系配套于医患私法关系而存在。然而，医患行为规范亚子体系中，既有公法中的诊疗规范又有私法中的诊疗规范，以致法理学中的"公法私法化"[1]和"私法公法化"[2]，在医疗服

---

[1] 李步云主编：《法理学》，经济科学出版社 2000 年版，第 117 页。
[2] 李步云主编：《法理学》，经济科学出版社 2000 年版，第 117 页。

务关系的确认和调整中极具实用价值：

第一，公权医患关系是以维护大众生命健康利益为宗旨的法律关系。在医患公法规范体系中，救助大众的行政法律规范（有关医疗的行政法律规范）居于统帅地位，侵权责任法中的诊疗规范存在"公法私法化"。所以，侵权责任法中的诊疗规范应从有利于救助大众的需要来理解和适用。为此，侵权责任法中不利于救助大众的个别诊疗规范应予排除适用。须注意：救助大众的行政法律规范，通常就是诊疗规范。比如《传染病防治法》中的诊疗规范都是救助大众的行政法律规范。例如，某禽流感患者被隔离治疗近一个月，思念亲人，请假回家。医师不同意就纠缠不休，还激动高叫"侵权责任法规定患者享有知情同意权。住不住院是我的权利，不经我同意强留住院，你侵犯了我的同意权，你懂不懂法？还讲不讲道理？滚开些，我不跟你讲，叫你们院长来！"院长赶来后劝说"禽流感是公害疾病，未治愈就让你回去，不仅传染你的家人而且会造成疾病扩散、传播、流行。所以，传染病防治法规定必须隔离治疗。医师不同意你走是对的，同意你走是犯罪，请理解。"患者不听劝，依然吵闹。公安干警前来制止才渐渐平静下来。

第二，私权医患关系是以维护私人生命健康利益为宗旨的法律关系。那么，在医患私法规范体系中，救助患者的民事法律规范（有关医疗的民事法律规范）居于统帅地位，执业医师法等相关公法中的诊疗规范存在"私法公法化"。所以，执业医师法等相关公法中的诊疗规范应从有利于救助患者的需要来理解和适用。为此，执业医师法等相关公法中不利于救助患者的个别诊疗规范应予排除适用。须注意：救助患者的民事法律规范，就是诊疗规范。比如《侵权责任法》中的诊疗规范都是救助患者的民事法律规范。

所谓"公法私法化"，是指传统的私法调整方式被部分或者间接引入了公法领域，从而使私法关系向公法领域延伸。所谓"私法公法化"是指国家权力对社会和经济生活的直接干预突破了传统私法界限，从而使公法关系向私法领域延伸。本学说提示，从法律适用的视角上说，"公法私法化"即公法关系中的争议可借助私法的相关规定来调整，但适用私法时应以维护公众利益为基本原则。"私法公法化"即私法关系中的纠纷可借助公法的相关规定来调整，但适用公法时应以维护私人利益为基本原则。

例如，省级专家未经所属医院同意，私自收取会诊费并在县级医院实施专科手术，违反了《执业医师法》第14条"应当在注册医疗机构执业"的规定，构成行政法上的非法行医。俗称"走穴"。本学说认为，不能仅因省级专家应受行政处罚而认定医方存在医疗过错。因为，行政法上的非法行医与民法上的非法行医不同。民法上的非法行医是指不具有行医准入资质的非法行医。比如，未取得注册执业证书的机构或个人行医，就属民法上的非法行医。行政法上的非法行医，除基于促进实现诊疗目的和避免损害而立法外，还可基于树立良好医德医风、维护医院人事制度，或满足反不正当竞争需要而立法。然而，医疗损害关系中的违法医疗行为作为认定过错的事实根据，只有当该行为与患者损害后果之间的因果关系有存在的可能性时，才具有民事责任构成的意义。换言之，当医疗主体具有行医能力，但未达到行医级别要求时，则应当认定医疗机构的选任行为违反了注意义务，进而推定有过错。对于具有行医准入资质的省级专家来说，其医业上的行为能力无可挑剔。那么，医师"走穴"构成了行政法上的违法而应受行政处罚，但不宜认定为民法上的违法。相反，如果可以合法"走穴"，将更有利于开发医疗资源，从而更有利于救助患者。可喜的是，2014 年 11 月 5 日国卫医发〔2014〕86 号《关于印发推进和规范医师多点执业的若干意见的通知》使合法"走穴"成了现实。

本章小结

本章第一节从医患行为规范的概念出发，阐述医患行为规范的特点、逻辑结构和分类；第二节从效力等级体系的概念出发，阐述医患行为规范的一般表现形式及其效力等级和特殊表现形式及其效力等级；第三节从诊疗规范的概念出发，阐述诊疗规范的特点、地位、分类、表现形式、适用规则和属性排除规则。本章涉及的主要内容如下：

医患行为规范是国家制定或认可的调整医疗服务关系的法律规范的总称。

医患行为规范的特点：医患行为规范是诊疗规范和一般规范并存的法律规范；医患行为规范中的诊疗规范具有表现形式的多样性和地位的从属性。

医患行为规范的逻辑结构，特指调整医患关系的法律规范的三要素。医患行为规范的"三要素"包括事实假定、行为模式和行为后果。

医患行为规范可区分为权利性法律规范、义务性法律规范和职务性法律规范。

医患行为规范的效力等级体系，是指调整医患关系的法律规范应以宪法中有关医疗服务的规定为基础，并与以法律、行政法规、规章中的行为规范和国家认可的行为规范为具体表现形式的内容和谐一致，效力等级自上而下的有机统一体。

医患行为规范的一般表现形式和对应存在的效力等级分别是宪法、法律、行政法规和规章。

医患行为规范的特殊表现形式及其效力等级分别是法定解释和"其他有关诊疗规范"。

诊疗规范的主要部分是注意义务的具体规定，是专门调整医疗行为的法律规范，是国家制定或认可的专门调整医疗的行为规范，是国家制定或认可的医疗行为规范。

诊疗规范在医患私法规范体系中居于主体地位而非统帅地位。

广义的诊疗规范包括法律化的诊疗规范和未法律化的诊疗规范两大类。法律化的诊疗规范，包括制定性诊疗规范和认可性诊疗规范。其中，制定性诊疗规范特指国家立法机关创制的医疗行为规范，具体表现为法律、行政法规和规章中的医疗行为规范。认可性诊疗规范特指国家行业主管机关依职权认可医学和药学团体创制的医疗行为规范，具体表现为医学专科以上教材、药品和医疗器械使用说明书、中华医学会文件、医疗机构文件中的医疗行为规范。认可性诊疗规范的效力低于规章。

未法律化的诊疗规范，特指国家尚未认可的医疗行为规范。

技术上分类的诊疗规范包括选项规范和操作规范。诊疗疾病必须应用选项规范和操作规范，应用选项规范和操作规范必须贯彻辩证的诊疗原则。诊疗原则是尽力实现诊疗目的和避免损害的基本要求或基本准则，同时是可以普遍适用的基础性诊疗规范。

诊疗规范的适用规则，即我国立法法确立的上位法优于下位法、新法优于旧法、特别法优于一般法和法不溯及既往原则。

诊疗规范的属性排除规则，是指当医疗服务宗旨所决定的法律属性与诊疗规范渊源所决定的法律属性不匹配时，个别诊疗规范应予排除适用的原则。

复习思考题

1. 什么是医患行为规范？
2. 医患行为规范的逻辑结构是什么？能举 5 个例子吗？

3. 什么是诊疗规范？制定性诊疗规范与认可性诊疗规范的表现形式是什么？诊疗规范的技术分类有哪些？诊疗原则、诊疗规范和注意义务的关系是什么？

4. 《侵权责任法》第 55 条、第 57 条、第 63 条是诊疗规范吗？为什么？

5. 诊疗规范的适用规则是什么？诊疗规范的属性排除规则是什么？

6. 诊疗规范在医患私法规范体系中居于统帅地位。这句话对吗？为什么？

第四章

常见医患关系

　　常见医患关系就是现实生活中经常呈现的实用医患关系，即医疗服务合同关系又称医患合同关系。医患合同关系是基于当事人的缔约行为，或急危患者求医和被送诊的法定事由而形成的权利义务关系，是合同法确认和调整契约性医疗服务关系的结果。

　　合同就是协议，也即契约。契约的核心是意思表示一致。意思表示一致就是合意，即对合同的主要条款达成了一致约定。医患合同因医疗行为的技术性而导致一些诊疗事宜对医者来说被禁止约定或不必约定。比如，有禁忌症的诊疗项目就被禁止约定，诊疗项目如何操作就不必约定。因为，医者约定有禁忌症的诊疗项目就是违反选项规范，也即违反注意义务。不按操作规范的要求操作诊疗项目就是违反操作规范，也即违反注意义务。然而，不能以此否定医患合同的客观存在。合同的共同特征是：除法定情形外，主要条款都是当事人约定的结果。医患合同主要条款因病情决定的选项必然涉及一个个诊疗项目服务及其对价事宜。技术性决定医者应在遵循选项规范的前提下约定诊疗项目：没有适应症的诊疗项目不可约定；有禁忌症的诊疗项目被禁止约定；符合适应症没有禁忌症的诊疗项目才可约定；符合适应症没有禁忌症的手术、特殊检查和特殊治疗等高风险项目应以书面同意的方式约定；符合适应症没有禁忌症的低风险项目应当认可双方默示行为表现的合意；符合适应症没有禁忌症又有指征的诊疗项目应尽早约定；符合适应症没有禁忌症无指征的诊疗项目应适时约定；有急症指征和其他必选项目时应坚持约定。总之，医者约定诊疗项目受制于选项规范。契约自由是合同法的基石，但契约自由从来就不是绝对的。医师约定诊疗项目的必要限制，不仅没有动摇契约自由原则在合同法中的基础地位，而且兼顾和完善了医方的技术要求与患方的权益要求，是医疗服务领域实现真正契约自由的有效途径。

第一节 医患合同关系

一、医患合同关系的概念、性质和特点

（一）医患合同关系的概念

医患合同关系又称医疗服务合同关系，是医者为患者提供医疗服务，患者为此支付服务费而形成的契约关系，是因合同成立而形成的法律上的权利义务关系。因此，医患合同的性质和特点就是医患合同关系的性质和特点。

（二）医患合同的性质

人们患病或担心患病时都会找医院及其医务人员，其目的是希望通过获得医疗服务来维护生命健康利益，即获得医疗救助。人们立志学医或设立医疗机构的目的是希望向社会提供医疗服务以满足人们的健康需求，同时获得报酬来发展自己。可见，医患关系的常态是当事人基于医疗服务的供求互补而形成的合同关系。医患合同是医者为患者提供医疗服务，患者为此支付医疗服务费而形成的契约。医患合同是私权医疗服务关系的载体，因而是私权性质的服务合同。所以，医患合同关系是私权医患关系。

（三）医患合同的特点

医患合同的特点，是指该合同有别于其他服务合同的特殊性。医患合同是因医疗服务而形成的契约。因此，医患合同的特点源于医疗服务中诊疗项目服务的特殊性以及两类服务的相互依存。根据医疗行为的特殊性和两类行为的相互依存，医患合同是以救助患者为宗旨的服务合同，是体现医疗公益的服务合同，是不承诺担当风险的服务合同，是以诊疗项目服务为主渐进的综合服务合同。

（1）医患合同是以救助患者为宗旨的服务合同。因为，医患合同关系是当事人基于医疗服务的供求互补而形成的一种契约关系。患者投医的最终目的是希望医者提供医疗服务来获得医疗救助。医者提供医疗服务的最终目的是救助患者，同时获得报酬来发展自己。任何服务者获得报酬都以尽力实现被服务者的最终愿望为前提。所以，医患合同是以救助患者为宗旨的服务

合同。

（2）医患合同是体现医疗公益的服务合同。医患合同的公益性主要表现在两个方面：首先，医患合同是强制缔约合同。医疗公益对医者缔约的强制包括基本强制和特别强制。基本强制是指患者求医交费的，不得无故拒诊。因此，基本强制合同可称为公共强制合同。特别强制是指急危患者求医或被送诊时，不得以未交费等为由拒绝急救处置。所以，特别强制合同可称为无条件强制合同。其次，合同关系中的医疗收费不得超标抬价。根据医疗机构的评定级别，服务项目的价格标准须在物价部门核定的范围内执行，不得超标收费。

（3）医患合同是不承诺担当风险的服务合同。医疗行为的局限性和侵袭性是医疗风险的直接成因。局限性导致即使履行医疗注意义务也无法改变医疗功能受限的客观现实。侵袭性决定世上没有绝对安全的医疗措施。总之，医者履行注意义务也不可能保证恢复健康或完全避免损害。因此，缔约时的医者通常不会承诺担当风险。实践中很多患者问：医生，我的病能治好吗？为增强患者战胜疾病的信心，医师答：放心，能治好！这种情形不是担当风险的有效承诺。当然，有充分证据表明医患双方就诊疗效果达成的具体约定确属真实意思表示的，则另当别论。

（4）医患合同是以诊疗项目服务为主渐进的综合服务合同。医疗服务是主要服务与次要服务相互依存的辩证服务。因此，合同中的主要服务是一个个诊疗项目服务，合同中的次要服务是一个个一般项目服务。诊疗项目服务可以形成劳务性质的诊疗委托合同、检查项目合同、治疗项目合同、药品和医疗器械买卖合同、医疗器械租赁合同等；一般项目服务可以形成饭菜供给合同、生活用品买卖合同、房间及床位租赁合同、接送患者运输合同、生活护理雇佣合同、生活小件借用合同和医学证明赠与合同等；甚至可以形成上述综合特点的承包服务合同。诊疗项目服务通过项目约定和操作来进行。其中，约定诊疗项目必须根据病情的适应症和排除禁忌症等选项规范来进行，操作诊疗项目必须遵守操作规范。只有循序渐进才能实现一个个诊疗目的，只有实现一个个诊疗目的才能实现救助患者的服务目的。因此，对每位患者都须先行问诊和体格检查，然后约定下一个适宜的诊疗项目和一般项目并予以实施。所以，医患合同是以诊疗项目服务为主渐进，并根据需要辅以住宿、餐饮和客运等一般项目服务链接而成的综合服务合同。

二、医患合同关系的成立和规范运行

(一) 医患合同关系的成立

医患合同关系的成立就是医患合同的成立。任何法律关系都以法定事由为其产生的根据。医患合同关系也以法定事由的存在为前提。根据现行法律规定的法定事由，医患合同的成立应当区分为病情一般的合同成立和病情急危的合同成立。

(1) 病情一般的合同成立。病情一般的合同成立是指病情一般患者求医时，双方通过要约和承诺的方式就合同主要条款达成了合意。合意就是意思表示一致。合同的意思表示一致就是双方当事人对主要条款达成了一致约定。合同成立必须具备三个条件：存在订约当事人；订约当事人对主要条款达成了合意；合同成立应具备要约和承诺两个阶段。就医患合同而言，同样需要具备这三个条件。

第一，存在订约当事人。医患合同是医者为患者提供医疗服务，患者为此支付服务费的契约。合同的相对性决定了医患合同只涉及医方与患方当事人，并不涉及第三人。

第二，医患双方对合同的主要条款达成合意。合意就是当事人的意思表示一致，也即达成了一致约定。任何服务合同至少应具备当主要服务事项及其对价事宜具体确定时，才表明主要条款达成了一致约定，也即合同成立。这里所说的主要服务事项是指一个个诊疗项目服务，对价事宜则指诊疗项目价格和价款给付时间。探索性和渐进性决定首诊时涉及的项目服务只能是基础检查项目，也即问诊和体格检查。问诊和体格检查的对价事宜有两种情况：对医院来说是挂号费或坐诊费；对个体诊所来说则免费。我国诊疗项目的价格标准须在物价部门核定的范围内执行。因此，病情一般患者求医时，医者有权要求患者根据付费标准和交易习惯先行付费或承诺付费，患者按标准和交易习惯先行付费或承诺付费的，才有权获得诊疗项目服务。据此，病情一般患者向医院支付挂号费，医者给出挂号单的，就表明合同主要条款达成了一致约定。病情一般患者到个体诊所时，医师表示同意诊疗或实施诊疗的，也就表明合同主要条款达成了一致约定。

第三，医患合同成立具备要约和承诺方式及两个阶段。医患合同的要约和承诺方式，既可以是书面的，也可以是口头的，还可以是推定的。所谓书面方式，是指用文字、图形或符号等形式进行的意思表示。例如，患者挂号付费，医者给出的挂号单，就是患者提出要约和医者承诺的书面形式。所谓口头方式，是指以对话形式进行的意思表示。例如，患者到个体诊所对医师说"我肚子痛"，医师答"躺床上，给你看看"，这就是口头要约和承诺的方式。所谓推定方式，是指一方当事人通过有目的、有意义的积极行为将其内心意思表现于外部，并使对方可以根据常识、交易习惯或相互间的默契，推知其意愿的一种意思表示。例如，昏迷患者被家人抬入急诊室，医师立即进行检查，就可推定患方提出的要约被医方承诺了。

其一，要约。《合同法》第14条规定："要约是希望和他人订立合同的意思表示，该意思表示应当符合下列规定：（一）内容具体确定；（二）表明经受要约人承诺，要约人即受该意思表示约束。"可见，要约就是订立合同的意思表示。实践中的患者常因自觉不适而求医。所以，要约通常由患方发出。不懂医的患者及其家人只能描述不适感受和异常现象。因此，首诊时患方发出要约的具体内容只能是"看病"。须指出：首诊要约也可由医方发出。例如，医疗机构为开拓新业务或扩大社会影响或出于对特定患者的关照而主动向其发出要约的情况时有发生。还须说明："要约邀请"和"反要约"同样适用于医患合同。比如，医院在电视台打出特色医疗广告，就是向不特定患者发出要约邀请。拒绝手术建议并坚持保守治疗，就是合同关系存续期间否定医方要约的反要约。

其二，承诺。《合同法》第21条规定"承诺是受要约人同意要约的意思表示。"第22条规定："承诺应当以通知的方式作出，但根据交易习惯或要约表明可以通过行为作出承诺的除外。"可见，承诺就是接受对方要约的意思表示。承诺的效力在于经承诺并送达于要约人时，合同即告成立。根据要约与承诺内容必须一致的原则，患方发出的要约是"看病"，医方作出的承诺也必须是"看病"。只不过，在医疗领域里，看病的具体内容是基础检查项目服务，即问诊和体格检查。总之，首诊时医院给出的挂号单，个体诊所医师口头答应，或行问诊，或体格检查的，都是承诺。

（2）病情急危的合同成立。病情急危的合同成立，是指病情急危患者求医或被送诊时，医患合同即告成立。因为《执业医师法》第24条规定："对急危患者，医师应当采取紧急措施进行诊治；不得拒绝急救处置。"该法条对"急危患者"和"不得拒绝急救处置"均未设置任何条件。因此，其意是说：

急危患者求医或被送诊时，医师应当无条件提供急救诊疗项目服务。那么，急危患者求医或被送诊时，医师无权要求患者排队挂号、先行付费或承诺付费，相反应当采取紧急措施，应将患者速送急诊科、治疗室、抢救室、手术室或就地抢救。例如，血流如注的患者投医，医患合同就成立了。又如，昏迷患者被送诊，医患合同也告成立。

实践中，电话求医情形时有发生。对于提供"120"接诊的医院来说，当患者在电话中说明了病情急危时，假如救护车已全部派出而被拒绝，医患合同未成立；假如医方承诺"立即出发"，则医患合同成立。当患方电话请求派"120"将不方便行走的一般患者接到医院时，即使医方承诺"立即出发"，医患合同也未成立。因为，未满足"病情急危"法定条件的承诺，只表明客运承诺，不属急救处置的范畴。

（二）医患合同关系的规范运行

医患合同关系的规范运行，是指医疗服务合同关系的产生、变更和消灭，因法定事由的变化而变化的动态过程。[1]医患合同关系的产生是指合同权利义务关系的形成。医患合同关系的变更是指合同主体、客体和内容发生了改变，但通常表现为客体和内容的改变。医患合同关系的消灭是指合同权利义务关系的终止。法定事由又称法律事实，它包括行为和事件。能够引起医患合同关系产生、变更和消灭的行为和事件，都是合同关系的法定事由或法律事实。所谓行为，是指主体作出的，能够产生法律效果的有意识的活动。所谓事件，是指与当事人的意志无关，能够引起民事法律后果的客观现象。

医患合同关系的产生、变更和消灭都是基于法定事由的变化而变化的。法定事由包括法定行为和法定事件。医患合同成立的法定行为就是缔约行为。医患合同成立的法定事件就是病情。因此，医患合同关系的规范运行，要么反映在缔约行为的变化之上，要么反映在病情的变化之上。

（1）缔约行为——要约和承诺，其实就是法定行为，因而是医患合同产生、变更和消灭的法定事由。

第一，医患合同的产生通常源于缔约行为——要约和承诺。例如，在医院门诊服务中：排队挂号，就是患方提出以"看病"为具体内容的要约；收取挂号费后给出的挂号单，就是医方对要约作出以问诊和体格检查为内容的

---

[1]　参见陈一凡：《医患关系法律分析》，人民法院出版社 2013 年版，第 111 页。

承诺。在个体诊所服务中：表示身体不适，就是患者提出以"看病"为具体内容的要约；口头答应，或行问诊，或体格检查的，都是医方对要约作出的承诺。

第二，医患合同的变更通常源于缔约行为——要约和承诺。例如，问诊和体格检查完毕后，医师认为不能明确诊断，需要进行常规化验、X线和B超等检查时，会开出检查项目申请单。申请单经划价后，就是医方提出以检查项目和检查费为具体内容的新要约；患方持已划价的检查申请单交费，就是对新要约作出的承诺。医师收到检查报告后，如果仍然不能明确诊断，会开出另一些检查项目申请单。如果能够诊断，就会开处方。处方经划价后就是医方提出以治疗项目、药费和注射费等为具体内容的新要约；患方持已划价的处方交费，就是对新要约作出的承诺。门诊认为病重，或门诊治疗后一段时间病情未愈、加重，医师会建议住院。建议住院，就是医方提出以住院方式提供医疗服务为具体内容的新要约；配合办理住院手续，就是患方对新要约作出的承诺。根据交易习惯，办理住院手续，患者就已"委任"医方决定诊疗方案，并同意从预交费中扣款，从而使合同的主要客体（住院期间的一个个诊疗项目服务）和内容（权利义务）的变更，均属约定变更的范畴而相当于承包。只不过，手术、特殊检查和特殊治疗除外。因为，无论门诊服务还是住院服务，拟行手术、特殊检查和特殊治疗等高风险项目时，法律规定此种变更必须采取书面承诺的方式。

第三，医患合同的消灭通常源于缔约行为——要约和承诺。例如，尚未治愈的患者对医院失去信心而要求转院，或经济困难要求出院等，意味着合同关系即将终止。其中，要求转院和出院，就是患者提出以消灭合同关系为具体内容的新要约；同意转院和出院，就是医方对新要约的承诺。患者康复时，医师都会建议出院。建议出院，就是医方提出以消灭合同关系为具体内容的新要约；配合办理出院手续，就是患方对新要约的承诺。

（2）病情——法定事件，是不以人的意志为转移的客观现象，因而也是医患合同产生、变更和消灭的法定事由。

民法上的事件是指与当事人的意志无关，能够引起民事法律后果的客观现象。因此，这里所说的事件特指与患者本人意志无关的病情。病情是疾病及其发生、发展和变化的各种临床表现。字面上的病情有两种解释：一是静态；二是动态。称病情时，特指静态的临床表现；称病变时，特指动态的临床表现。例如，患者病情急危被他人送诊，就是能够引起合同关系产生的事件；患者发烧、白细胞总数增高、血压升高、消化道出血、CT显示颅内血肿量增加、休克、步履艰难、面色苍白和表情痴呆等病情变化，都是能够引起合同关系变更（权利义务变更）的事件；患者治疗无效死亡，则是能够引起合同关系消灭的事件。

综上所述，缔约行为能使医患合同关系产生、变更和消灭；病情也能使医患合同关系产生、变更和消灭。仅从诊疗项目服务上说，医方负有的合同义务包括医疗义务和医疗注意义务。缔约行为和病情，作为合同关系的法定事由，其实是合同权利义务产生、变更和消灭的事实根据。其中，缔约行为通常是医疗义务产生的根据，极少是注意义务产生的根据；病情通常是注意义务产生的根据，极少是医疗义务产生的根据。医患合同是以救助患者为宗旨的服务合同。因此，诊疗原则是尽力实现诊疗目的和避免损害的基本要求或基本准则，同时是基础性诊疗规范。诊疗规范的主要部分是注意义务的具体规定。诊疗规范包括选项规范和操作规范，在诊疗原则的制约下，诊疗规范确定的注意义务是针对病情及其变化的包括履行医疗义务的一种注意义务。因为，诊疗规范中的选项规范和操作规范，使医者负有选项义务（包括选项建议义务）、选项注意义务、操作义务和操作注意义务，其他服务合同的服务者都不具有选项义务（但有选项建议的权利）和选项注意义务，仅负有操作义务和操作注意义务。医疗服务合同中的选项注意义务和操作注意义务作为合同附随义务伴随合同主义务——医疗义务（选项和操作义务）的履行之前、履行之中和履行之后而存在。例如，注射青霉素就是单个治疗项目服务，也即履行医疗义务。但注射前选择青霉素是否符合选项规范，以及注射前的皮肤消毒、皮试和观察过敏反应是否符合操作规范，就属注意义务；青霉素的注射方式、部位和注射量是否符合操作规范，也属注意义务；青霉素注射完毕后的观察和针对不良反应的对症处理是否符合规范，同样也属注意义务。根据诊疗原则，患者病情不明，医师即负有查因的注意义务；患者有不良病变，医师除负有查因注意义务外，还负有及时治疗以及规范治疗的注意义务。病情及其变化作为一种法定事由，是合同义务产生的根本依据。《执业医师法》第24条的规定就是典型范例：急危患者求医时，即产生急救诊疗项目服务的义务，即急救义务，同时产生规范急救的义务，也即急救注意义务；住院患者病情转危时，即产生应变的急救注意义务。这种诊疗规范确定的急救注意义务是一种包括履行急救义务的注意义务。同理，医患合同成立，医师即负有医疗义务，并在医疗义务履行之前、履行之中和履行之后均负有注意义务。门诊服务中，患者取得挂号单，医师即负有问诊和体格检查的医疗义务，同时负有必须问诊和体格检查的注意义务，以及规范问诊、体格检查的注意义务和问诊、体格检查后记录必要信息的注意义务。疾病不能确诊时，医师即负有进一步约项检查和规范操作所约检查项目的注意义务。查出病因后，医师即负有及时约项治疗并规范操作所约治疗项目的注意义务。住院服务中，根据交易习惯，除手术、特殊检查、特殊治疗等高风险项目外，已"委任"医方决定诊疗方案。因此，病情不明或病情变化，医师都负有尽早选项查因、及时选项治疗和规范操作所选项目的注意义务。所以，能够产生医疗义务和注意义务的缔约行为和病情及其变化，都是合同关系的法定事由。但是，两类法定事由之间存在因果关系。因为，病情及其变化是双方约定不同诊疗项目服务的根本原因。因此，合同关系中的病情及其变化是因，缔约行为是果。所以，医患合同关系的规范运行集中反映在法定事由的变化之上。法定事由的变化，就是注意义务对医者的行为要求有变化；注意义务对医者的行为要求有变化，就是要求诊疗项目服务应当变化；诊疗项目服务应当变化，就是医疗行为应当变化。然而，法定事由的变化最终源于患者病情的发展和变化。病情的发展和变化就是疾病的发展和变化。据此，医患合同关系的规范运行，归根结底源于患者疾病的发展和变化。

第二节　医患合同关系的主体

医患合同关系主体是指参加医疗服务合同关系而享有权利和承担义务的当事人。"此合同关系的医方主体是医者，即医疗机构和个体医师。此合同关系的患方主体是患者，但一定条件下包括患者权利义务的代行主体：法定代理人、表见代理人、委托代理人和特殊代理人等。"[1]任何法律关系的主体都具有法律性和社会性，医患合同关系作为民事法律关系的一种，当然不会例外。

医患合同关系主体的法律性，是指谁可成为合同关系的主体是由法律规

[1]　参见陈一凡：《医患关系法律分析》，人民法院出版社2013年版，第112页。

定或确认的，没有法律的规定或确认，就不能成为合同关系的主体。根据
《执业医师法》第14条第2款和《医疗机构管理条例》第24条，未取得医疗
机构执业许可证和未经医师注册取得执业证书的机构和人员开展医疗服务活
动，就是非法行医。伴随社会的进步与发展，世界各国大多通过立法来对医
疗服务主体进行资格准入管理。但法律对医疗服务主体资格的规定或确认是
应时而变的。这种变化从总体上说，取决于一定发展阶段的国家对人与人、
人与自然关系的认识状态。

　　医患合同关系主体的社会性，是指法律对医疗服务关系主体的规定或确
认不是任意的，而是受社会经济、政治、文化和生活状况影响的。社会生活
状况不同，民法对关系主体的范围、种类、资格的要求也会不同，从而发生
各种与时空相适应的差别。这种差别多因不同地域之间的差异所致，它可表
现在社会制度相同的不同国家之间，也可表现在同一国家的不同地域之间。
以医方主体为例，我国对城市设立医疗机构的要求越来越高，对参加执业医
师资格考试的要求也越来越高，但根据边远落后地区缺医少药的实际情况而
对开办村医疗卫生机构及参加乡村医生考核的要求却相对低得多。

　　任何合同关系主体的社会性都是主体法律性的基础，而主体的法律性是
主体社会性的保障。因为主体的社会性反映了人们的普遍意愿和根本利益，
主体的法律性是人们通过国家立法机关实现自己意愿和利益的有效方式。国
家正是借助于法律的形式使人们的意愿和利益获得最为有力的保障。

　　医患合同关系主体的权利能力、行为能力和责任能力。法律上的能力，
是指法律关系中充当主体并从事主体活动的资格和条件。这种资格和条件是
由法律直接规定的，它包括权利能力、行为能力和责任能力。其中，权利能
力是法律关系主体"静"的能力，行为能力和责任能力则是法律关系主体
"动"的能力。所谓权利能力，是指法律关系主体参与法律关系而享有权利和
承担义务的资格。权利能力是所有法律关系主体必须具备的能力。所谓行为
能力，是指法律关系主体以自己的行为享有权利和承担义务的能力。行为能
力是大部分法律关系主体应当具备的能力。所谓责任能力，是法律关系主体
因违约或没有履行法定义务而承担否定性法律后果的能力。责任能力也是很
多法律关系主体应当具备的能力。有权利能力不一定有行为能力，有行为能
力也不一定有责任能力。然而，如果所涉主体没有权利能力，则该主体的行
为能力就无从产生；如果所涉主体没有行为能力，则该主体就没有责任能力。

不同法律关系的主体资格，对权利能力、行为能力和责任能力的具体要求是不同的，而这种不同的具体要求是由法律关系主体的法律性来决定的。就合同关系而言，医疗服务中的医者具备医业上的权利能力和行为能力是医方主体资格的必要条件，具备责任能力是医方主体资格的充分条件。患者具备权利能力是患方主体资格的必要条件，患者具备行为能力和责任能力是患方主体资格的充分条件。这是民法对医患合同关系主体资格的具体要求，但医患诉讼关系主体则不然。比如，诉讼关系中的责任能力应当是医方主体资格的必要条件，否则患者的合法权益就难以得到切实保障。

一、医方主体

现行法律、行政法规和规章对医方主体资格实行了严格规制。它不仅规制医疗机构而且规制以医师为代表的医务人员。根据现行法律、法规的规定，合同关系的医方主体是医者，即医疗机构和个体医师。

（一）医疗机构

医疗机构是指依据《医疗机构管理条例》和《医疗机构管理条例实施细则》的规定，经登记取得医疗机构执业许可证而从事医疗、预防、保健服务的机构。《医疗机构管理条例》第24条规定："任何单位和个人，未取得《医疗机构执业许可证》，不得开展诊疗活动。"第27条规定："医疗机构必须按照核准登记的诊疗科目开展诊疗活动。"《执业医师法》第14条规定："医师经注册后，可以在医疗、预防、保健机构中按照注册的执业地点、执业类别、执业范围执业，从事相应的医疗、预防、保健业务。未经医师注册取得执业证书，不得从事医师执业活动。"《乡村医生从业管理条例》第15条规定："乡村医生经注册取得执业证书后，方可在聘用其执业的村医疗卫生机构从事预防、保健和一般医疗服务。未经注册取得乡村医生执业证书的，不得执业。"其它卫生法规、规章规定：医疗机构聘用的医疗辅助技术人员，也应具备相应资格。可见，医疗机构应当具备的合法行医条件是：医疗机构具有医疗机构执业许可证，且其聘用的医师具有医师执业证书以及聘用的医疗辅助技术人员也应具备相应资格。村医疗卫生机构具有医疗机构执业许可证，且其聘用的医生具有医师执业证书或乡村医生执业证书以及聘用的医疗辅助技术人员也应具备相应资格。合法成立的医疗机构，在核准登记的地点、诊疗科目和业务范围内，具有医业上的权利能力和行为能力。以医师为代表的医务人员是医疗机构聘用的工作人员，他们实施的医疗行为基于医疗机构的职务授权而产生。因此，医疗机构在法律规制中是合同关系中的医方主体。

根据《医疗机构管理条例实施细则》第3条的规定，医疗机构的类别包括：①综合医院、中医医院、中西结合医院、民族医院、专科医院、康复医院；②妇幼保健院；③中心卫生院、乡（镇）卫生院、街道卫生院；④疗养院；⑤综合门诊部、专科门诊部、中医门诊部、中西医结合门诊部、民族医门诊部；⑥诊所、中医诊所、民族医诊所、卫生所、医务室、卫生保健所、卫生站；⑦村卫生室（所）；⑧急救中心、急救站；⑨临床检验中心；⑩专科疾病防治院、专科疾病防治所、专科疾病防治站；⑪护理院、护理站；⑫其他诊疗机构。须注意的是：机关、事业和企业单位投资设立的非法人医疗机构，比如，机关医务室、矿卫生站、学校卫生所、村卫生室等，因其具有医业上的权利能力和行为能力，从而能够成为合同关系的医方主体。然而，这些非法人医疗机构在医疗损害赔偿关系（保护性法律关系）中却因责任能力受限而难以独立成为数额巨大的赔偿主体。此种情形下，医方赔偿主体应当是具有责任能力的机关、事业和企业法人。尽管如此，设立该类医疗机构的机关、事业和企业法人却不能成为合同关系的医方主体。因为，机关、事业和企业法人都不具有医业上的权利能力和行为能力。

（二）个体医师

个体医师是依法取得医疗机构执业许可证和医师执业证书而以个人名义从事医疗服务的自然人。虽然，医疗机构是医疗服务中最为常见的组织性医方主体，但并不排除个体医师的合法存在。《执业医师法》第19条规定："申请个体行医的执业医师，须经注册后在医疗、预防、保健机构中执业满5年，并按照国家有关规定办理审批手续；未经批准，不得行医。"《医疗机构管理条例实施细则》第14条规定："……个人设置医疗机构，由设置人申请……"根据卫生法规和规章的有关规定：个体医师聘请的医师、药师、护士，也应具备相应资格。可见，个体行医的主体条件是：①具有医师执业证书的医师；②经注册后在医疗、预防、保健机构中执业满5年；③取得医疗机构执业许可证；④聘请的医师、药师、护士等具备相应资格。个体医师是特定医疗机构的设立人。只要在其所设医疗机构核准登记的地点、类别和诊疗科目范围内行医，就具有医业上的权利能力和行为能力。个体医师与商业个体经营户一样，应当以其全部私有财产对外承担无限责任。因此，个体医师不仅能够成为合同关系的医方主体，而且应当成为诉讼关系的医方主体。

二、患方主体

医患合同关系的患方主体是指患者，但在一定条件下包括监护人（法定代理人）、表见代理人、委托代理人和特殊代理人。

（一）患者

患者即是就医人。《合同法》第9条规定："当事人订立合同，应当具有相应的民事权利能力和民事行为能力。"因此，合同当事人应当具有缔约能力。法律上的缔约能力，就是具有辨认和控制的行为能力。虽然，《合同法》第47条规定："限制民事行为能力人订立的合同，经法定代理人追认后，该合同有效，但纯获利益的合同或者与其年龄、智力、精神健康状况相适应而订立的合同，不必经法定代理人追认。"也就是说，合同法确认了限制民事行为能力人订立纯获利益合同的有效性。然而，医患合同不是纯获利益的单务合同，是否因此排除限制民事行为能力人的缔约效力呢？医患合同关系是一种私权关系，同时，医疗行为具有救助性和公益性。那么，民法对医疗服务合同的成立，就应当根据不同情况来区别对待。首先，病情一般患者求医时，患方应当具有行为能力和相应的责任能力，但对患者本人无要求。因为，一般患者求医时，既要保障患方的知情同意权又要保障医方的获酬权，才能平等维护双方利益。所以，一般患者是无民事行为能力或限制民事行为能力人时，可由其法定代理人、成年亲属、委托代理人或关系人代为行使知情同意权并履行付费义务。其次，病情急危患者求医时，不应要求患方具有行为能力和责任能力。因为，急危患者求医时，应当刻不容缓地全力施救，才能实现医疗救助和医疗公益目的。所以，《执业医师法》第24条规定了医者对急危患者负有无条件的强制缔约义务和及时诊疗义务。不仅如此，《侵权责任法》第56条还规定："因抢救生命垂危的患者等紧急情况，不能取得患者或者其近亲属意见的，经医疗机构负责人或者授权的负责人批准，可以立即实施相应的医疗措施。"其立法精神同样是为了更好实现医疗救助和医疗公益。

（二）患者的代理人

医患合同关系中的患方主体是指患者，但是一定条件下包括患者的监护人（法定代理人）、表见代理人、委托代理人和特殊代理人。患者是生物、心理和社会的统一体。作为医疗行为的实施对象，患者的医疗权利定会受到生物因素、心理因素和社会因素的综合影响。作为极有可能因年龄、疾病及突发事件所致的无民事行为能力和限制民事行为能力人的患者，其生命健康利益，既是基本利益又是最高利益。在传统家庭本位观念、投医求救愿望和医疗行为救助性的共同制约下，法律确认患者权利在医疗服务中可以由其监护人、亲属和委托代理人行使，甚至可由好心的送诊路人行使。这里的送诊路人是以无因管理为表现形式的特殊代理人。须指出，患者在合同关系中是确定无疑的不可替代的患方权利主体，监护人、亲属、委托代理人和特殊代理人等，只是患者权利义务的代行主体或继承主体。

1. 监护人、亲属和委托代理人

根据《民法总则》第 27 条的规定："父母是未成年人的监护人。未成年人父母死亡或者没有监护能力的，由下列人员中有监护能力的人依次担任监护人：①祖父母、外祖父母；②兄、姐；③其他愿意承担监护责任的个人或者有关组织，经未成年人住所地的居民委员会、村民委员会或者民政部门同意的。"第 29 条规定："被监护人的父母担任监护人的，可以通过遗嘱指定监护人。"在家庭本位观念和救助患者为宗旨的医患合同关系中，患方的自主权在很多情况下表现为家庭自主和家人知情同意而不是本人的知情同意。现代医学十分注重社会因素和精神因素在疾病治疗中的作用。因此，医师在与患方交代病情和拟定诊疗方案时，习惯于让患者监护人或到场的成年亲属签署手术、特殊检查和特殊治疗同意书，这似乎已成通例。此做法虽然不宜认定无效，但只要患者本人具有辨认和控制能力时，最好由其亲自签署为宜。当然，如果当患者是未成年人、精神病人、昏迷病人时，由监护人、成年亲属代签手术、特殊检查和特殊治疗同意书，则最为适宜。只不过，合同关系中的患方权利主体仍是患者，监护人、亲属和委托代理人，则分别是代签同意书和交费的法定代理人、表见代理人和委托代理人而已。

2. 意外事故致患者昏迷被路人送诊时的特殊代理人

第一，意外事故致患者昏迷被路人送诊，未垫付医疗费公开离去的特殊代理人。对于急危患者被送诊，《执业医师法》第 24 条和《医疗机构管理条例》第 31 条规定了无条件的强制诊疗义务。因此，医方是有因管理。那么，如同亲属送诊一样，医方的强制诊疗义务，只能作为特别强制缔约义务而存在。所以，这种情形的医患合同已告成立。此前的路人送诊，虽然构成了无因管理，在不垫付医疗费的情况下，继续管理已无实际意义。其公开离去的情形，应认定无因管理终止。那么，该路人在建立合同关系时是患者的特殊代理人。这与代理签订货物买卖合同，不负责代理履行合同义务时的情形并无质的区别。但合同关系中的患方权利主体是患者本人。

第二，意外事故致患者昏迷被路人送诊，并垫付医疗费的特殊代理人。患者昏迷被路人送诊，并垫付医疗费的情形时有发生。此时，路人垫付医疗费的行为，是为他人利益订立合同的行为，也即无因管理的继续。该路人是以特殊代理人为表现形式的无因管理人。但合同关系中的患方权利主体仍是患者本人。

第三，意外事故致患者昏迷被肇事者送诊，并愿意承担医疗费的特殊代理人。例如，交通事故肇事者将受害人送诊后表示愿意承担医疗费时，肇事者支付医疗费的行为，也是为他人利益订立合同的行为，但该行为不是无因管理行为，而是侵权之债中避免损害扩大的给付或垫付行为。肇事者既是侵权关系的垫费义务人，也是合同关系中患者的特殊代理人。但合同关系中的患方权利主体还是患者本人。

第三节　医患合同关系的客体

客体是当事人权利义务共同指向的对象或标的。合同涉及的相关事宜总是围绕当事人权利义务共同指向的基本对象或标的展开的。医患合同关系因防病、治病而产生，以致病情及其变化是合同关系的基本客体。患方的合同主权利是医疗权利。医疗权利是获得诊疗项目服务的权利。因此，医疗权利的标的是诊疗项目服务。医方的合同主义务是医疗义务。医疗义务是诊疗项目服务的义务。所以，医疗义务的标的也是诊疗项目服务。诊疗项目服务是医疗行为。那么，医患合同关系的主要客体是医疗行为。但是，医疗行为将伴随病情及其发展变化而不断产生新的客体。"医患合同关系的规范运行集中反映在法定事由的变化之上。法定事由的变化，就是注意义务对医者的行为要求有变化；注意义务对医者的行为要求有变化，就是要求诊疗项目服务应当变化；诊疗项目服务应当变化，就是医疗行为应当变化。然而，法定事由的变化最终源于患者病情的发展和变化。病情的发展和变化就是疾病的发展和变化。据此，医患合同关系的规范运行，归根结底源于患者疾病的发展和变化。"

一、客体的概念

医患合同关系客体是指合同中医患双方权利义务共同指向的对象或标的。法律关系中的权利义务，如果没有确定的对象或标的，将成为无法落实和毫无意义的事情。因为"客体是权利义务之所附"，没有客体也就无所谓主体的权利义务，从而没有合同关系当事人之间的利益之争了。

合同客体是合同主体之间发生权利义务联系的中介或纽结。任何私法上的权利义务，都是基于社会主体的利益界分而得以形成。利益并非虚幻，它必有自己的载体，即必然表现在各种有形或无形的具体事物之上。不同主体之间的利益之争，不过是针对同一事物（对象或标的）提出了不同的权利主张而已。合同关系的形成过程，就是合同主体对同一对象或标的的不同权利，在私法上的界分过程。医患合同关系作为契约关系的一种，当然也不会例外。合同中的己方权利与对方义务之所以对应存在，其根据就在于己方权利与对方义务都指向共同的对象或标的。

"任何事物要成为法律关系的客体，必须具备两个基本条件：有价性和法律性。"[1]法律关系客体的有价性是指特定事物对人们的生产、生活具有价值，才能够满足主体的某种需要。如果没有价值就不能满足主体需要，也就不会因其发生利益之争，进而不能成为法律关系的客体。法律关系客体的法律性，是指作为法律关系的客体，应当能被法律所规定和调整。因为不是所有能够满足主体需要的事物，都必然成为法律关系的客体。比如，每个人都需要空气，但空气不能被法律所规定和调整，因而不能成为法律关系的客体。

二、客体的种类

"权利义务必有其主体，亦必有其客体。主体非人莫属，客体则依权利之种类而不同。人格权之客体为存在于权利人自身的人格利益。身份权之客体为一定身份关系上之利益。债权之客体为债务人之行为。物权之客体为物。准物权之客体为权利。知识产权之客体为权利人之精神产物。"[2]理论上说，一切可以作为利益载体或利益表现形式的事物，都可成为法律关系的客体。

---

[1] 李步云主编：《法理学》，经济科学出版社2000年版，第199页。
[2] 屈茂辉主编：《中国民法》，法律出版社2009年版，第121页。

利益可以体现在事物的不同方面和不同种类之上，以致法律关系的客体必然多种多样。医患合同关系是以诊疗项目服务为主渐进的综合服务关系。诊疗项目服务是专门针对病情和病变而提供的一类技术服务。所以，医患合同关系必以病情及其变化为基本客体，同时以诊疗项目服务为主要客体而不断发展变化。首先，合同关系的基本客体是病情。患者因病情的诊疗需要而求医，以致双方当事人权利义务共同指向的对象或标的首先是病情。其次，合同关系的主要客体是医疗行为。双方当事人主要针对诊疗项目服务而建立合同关系。诊疗项目服务是医疗行为。因此，合同关系的主要客体是医疗行为。最后，医疗行为伴随病情的发展变化而变化，以致合同客体不断发展和变化。因为，医患合同是以救助患者为宗旨的服务合同。诊疗原则是尽力实现诊疗目的和避免损害的基本要求或基本准则。病情及其变化作为一种法定事由，是注意义务产生的事实依据。所以，病情不明或有病变，注意义务要求诊疗项目服务应当变化，也即要求医疗行为应当变化。然而，医疗行为是一把双刃剑，既可救助患者又可导致损害。患者在诊疗过程中出现不良后果时，生命、身体和健康受到损害了吗？受损的程度及范围如何？是疾病的自然转归？还是哪个或哪些选项行为不规范造成的？或是哪个或哪项操作行为不规范所致？是哪些或哪项诊断有误导致的？还是哪些或哪项治疗不妥造成的？都可引起当事人的利益之争。纠纷中双方争执的权利义务共同指向的对象或标的，都是医患合同关系的客体。医患合同关系是当事人之间的行为互动关系。合同关系运行中的医方实施医疗行为和一般行为，患方实施医疗配合行为和一般行为。那么，无论是医方实施的医疗行为和一般行为，还是患方实施的医疗配合行为和一般行为，以及双方行为涉及的相关利益，都可成为医患合同关系的客体。可见，医患合同关系的客体是发展和变化的。实践中，能够成为合同客体的事物主要有八大类：病情、行为、人格利益、物、信息、权利、身份和医院秩序等。

1. 病情

病情及其变化是疾病产生、变化和发展中的各种临床表现。其中，病情是静态的临床表现；病变是动态的临床表现。疾病是在一定条件下，由于致病因素的损害作用，机体自稳调节紊乱，从而发生一系列功能、代谢和形态结构变化，致使病人出现各种症状、体征及行为异常的生命活动过程。疾病的种类繁多，世界卫生组织 1987 年颁布的《疾病分类与手术名称》（第 9 版）

（ICD－9）中记载的名称有上万个，新的疾病还在发现之中。每一疾病都有其产生、发展和消灭的过程。合同中患方享有疾病诊疗的权利，医方负有诊疗疾病的义务。因为，患方交费获得的合同主权利就是医疗权利。医疗权利是获得诊疗项目服务的权利。获得诊疗项目服务的权利，其实是获得疾病诊疗的权利。所以，患方合同主权利是疾病诊疗权。那么，疾病是疾病诊疗权关系的客体。然而，病情是疾病的各种临床表现。病情包括疾病诊断、呼吸、脉搏、血压、体温、白细胞总数、出血量、体态、面容和表情等临床表现所反映的病情轻微、一般、病重、病危、死亡，导致病情恶化及致死病因等都是病情及其变化，因而都可成为医患双方争执的客体。

2. 行为

行为是指主体有目的、有意识的活动。它可区分为作为和不作为。作为又称积极行为，即主体依目的和意愿而主动实施的一定行为；不作为又称消极行为，即主体依目的或意愿而没有实施的一定行为。具有法律意义并旨在实现合同目的和意愿的行为，都是医患合同关系的客体。合同关系中的医方实施医疗行为和一般行为，患方实施医疗配合行为和一般行为。其中，医疗行为是合同关系的主要客体。因为患方的合同主权利是医疗权利，医方的合同主义务是医疗义务。"债权之客体为债务人之行为。"那么，作为合同之债的医疗权利和医疗义务共同指向的对象或标的就是医疗行为。医疗行为既包括诊断行为也包括治疗行为，既包括选项行为也包括操作行为。其中，诊断行为和治疗行为，以及选项行为和操作行为都可进一步区分为语言行为和肢体行为，或区分为作为和不作为。无论医方实施诊断行为还是治疗行为，也无论医方实施选项行为还是操作行为，甚或语言行为（缔约、告知、医嘱等行为）、肢体行为、作为或不作为，违反诊疗规范就是违反注意义务，因而都可成为医患当事人争执的客体。须指出：在衡量医疗行为应以"作为"标准，还是"不作为"标准来判断妥当与否时，同样应当依照诊疗规范的要求来认定。比如，已有手术指征而建议手术，就应以作为标准来判断医疗行为是否妥当的根据；依病情足以表明没有手术指征，且患者没有要求手术时，就应以不作为标准来判断医疗行为是否妥当的根据。无论医方实施的医疗行为和一般行为，也无论患方实施的医疗配合行为和一般行为，都可成为医患双方争执的客体。

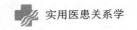

3. 人格利益

人格利益在医患合同关系中特指人格权指向的对象或标的，即人格权关系的客体。人格利益包括生命、身体、健康、肖像、名誉和隐私等。人格利益可以区分为物质性和精神性人格利益。其中，物质性人格包括生命、身体和健康；精神性人格包括肖像、名誉和隐私等。

（1）生命。生命是自然人所固有的生理机能和活动能力，是自然人存在于社会和从事社会活动的自然基础。生命权是指自然人能够生存于社会、正常生命活动和生命安全不受非法侵害和剥夺的人格权。因此，生命是生命权关系的客体。侵害生命权就是使他人丧失生命。医疗行为对患者生命权的侵害表现为医者过错导致患者死亡。所以，生命可以成为医患双方争执的客体。

（2）身体。身体是自然人生命和健康得以产生和延续的载体。身体权是自然人维护其身体的完整性并支配其肢体、器官和其他组织的人格权。因此，身体是身体权关系的客体。侵害身体权就是损害他人身体的完整性。医疗行为对患者身体权的侵害表现为医者过错致使患者身体的完整性受到损害。具体说，是对患者身体的完整性作出了不当处置，即切除了不必切除的器官或组织，或本可治愈的器官或组织因医者过错导致不得不放弃——残疾。所以，身体可以成为医患双方争执的客体。

（3）健康。健康是自然人生理机能的正常运行和功能的完善发挥。健康权是自然人所具有的维护本人生理机能正常运行和功能完善发挥的人格权。因此，健康是健康权关系的客体。医疗行为对患者健康权的侵害表现为医者过错致使患者生理机能的正常运作和功能完善发挥的一种损害，即应当治愈的疾病因医疗过错而未治愈，或因医疗过错致使组织器官的功能性、器质性损害及不应有的痛苦等。所以，健康可以成为医患双方争执的客体。

（4）肖像。肖像包括对自然人的摄影、画像、雕像、录像及印刷在纸张、书籍、报刊、杂志上的摄影或画像。公民享有肖像权。肖像是肖像权关系的客体。肖像权的内容包括拥有自己的肖像，并通过肖像的利用取得财产或精神利益；同意他人使用自己的肖像，并有权取得适当报酬的权益；有权禁止他人非法毁损、玷污自己肖像的权益。医患合同关系中，肖像也可成其客体。例如，未经同意而将患者的照片张贴于宣传栏，或在刊物上发表患者照片，都可引发肖像权纠纷。因此，肖像可以成为医患双方争执的客体。

（5）名誉。名誉是一个公民的品德、才干、信誉等社会生活中获得的良好评价。名誉直接关涉公民的社会影响和人格尊严。公民享有名誉权。名誉是名誉权关系的客体。医患合同关系中，名誉可以成其客体。例如，医疗机构工作人员与未婚女性患者发生争执时脱口而出："未婚流产的骚女人，哪有资格说别人不要脸！"亦可引发名誉权纠纷。因此，名誉可以成为医患双方争执的客体。

（6）隐私。隐私是公民不愿公开的个人生活自由、生活秘密和通讯秘密。公民享有隐私权。隐私是隐私权关系的客体。医疗服务中的医师通常能比一般人更容易获得患者平时不愿公开的个人隐私。不愿公开的隐私一旦由医务人员向外泄露，就可引发隐私权纠纷。因此，隐私可以成为医患双方争执的客体。

4. 物

物是客观存在于自然界和社会中，并能够被人们支配和利用，从而具有经济价值和使用价值的物质。通常情况下，物是物权关系的客体。在医患合同关系中可以涉及物之客体。物作为合同关系的客体，其表现形式多种多样，既可以是动产或不动产，也可以是实物或货币，还可以是生产资料或生活资料，如人民币、食品、生活设施、药品、医疗器械和医疗仪器设备等。例如，输氧中的患者出现呼吸衰竭时，氧气瓶没气了，患者死亡。病历中既未记载氧气瓶没气又未记载人工呼吸。那么，当时的氧气瓶中是否有氧气，就可成为医患双方争执的客体。又如，室颤病人应当除颤，但医院却没有除颤仪。那么，该院是否应当配备除颤仪，就可成为医患双方争执的客体。

5. 信息

信息是指一切具有价值的情报或资讯。信息是信息拥有权关系的客体。在现实生活中，信息成为越来越多法律关系的客体，是人类迈向信息社会、知识经济时代的必然产物。医疗信息可以成为医患合同关系的客体。比如，医疗资质（医疗能力）、医疗措施、医疗风险、替代医疗方案、病重、病危和死亡等信息，作为告知义务的主要内容，当然可以成为医患双方争执的客体。

6. 权利

"权利是否可以作为民事法律关系的客体，多有争议。通常认为，在法律有规定的情况下，权利可以成为民事权利的客体。如依《物权法》的规定，土地使用权可成为抵押权的客体、知识产权可成为质权的客体。"[1]本学说认

---

〔1〕 屈茂辉主编：《中国民法》，法律出版社 2009 年版，第 122 页。

为，根据诊疗规范，患者及其家人未实际享有知情同意权时，可造成患者人格权的侵犯。反之，患者充分享有知情同意权时，则不构成此种侵权。因此，知情同意权可以成为医患双方争执的客体。

7. 身份

身份是民事主体在特定的家庭和亲属团体中享有的地位或资格。身份是身份权关系的客体。身份权是指民事主体以特定身份为资格而享有维护一定社会关系的权利。身份可以成为医患合同关系中的客体。例如，"串子案"就是涉及父母与婴儿身份争议的医患纠纷。又如，手术同意书和放弃抢救同意书中的落款人与患者之间的身份关系，也可成为医患双方争执的客体。

8. 医院秩序

医院秩序的本质是医院规章制度的规范要求。规章制度是医院工作规律的客观反映，是医学科学的工作内容、程序和方法不断条理化、定型化的经验总结。现代医院如果没有一整套严格的规章制度，将造成医疗秩序混乱，并可导致不特定患者遭受损害。破坏医疗秩序就是侵害医院和不特定患者权益。因此，医院规章制度受法律保护。《侵权责任法》第64条规定："……干扰医疗秩序的……应当依法承担法律责任。"那么，医院秩序可以成为医患双方争执的客体。

第四节　医患合同关系的内容

医患合同关系的内容，是指医患当事人的合同权利义务。合同权利义务通常来自三个方面：一是法定权利义务；二是约定权利义务；三是根据交易习惯和诚实信用原则形成的权利义务。合同权利又称合同债权，是指债权人根据法律规定或合同约定，向债务人请求给付并予以保有的权利。合同义务又称合同债务，是指债务人根据法律规定或合同约定，向债权人为一定行为或不为一定行为的义务。

合同关系的己方权利与对方义务通常是对应存在的。因此，医患双方的权利义务对应存在。例如，患方享有维护生命健康而获得救助的医疗权利，医方就负有医疗义务；患方享有获得饮食和住宿的一般权利，医方就负有提供食宿的一般义务；患方享有人身和财产不受侵害的权利，医方就负有医疗注意义务和一般注意义务；医方实施医疗行为时必须得到配合，患方就负有医疗配合义务；医方享有获得报酬的权利，患方就负有付费义务；医方享有维护医疗秩序，以及人身和财产不受侵害的权利，患方就负有一般注意义务等。正如王利民教授所说："现代合同法的发展，在一定意义上可以说是合同关系上义务群的发展。"根据读者的知识结构，本学说力求简化法理，同时尽量从义务视角来阐明医患合同关系的内容。

医患合同是医疗服务关系的载体。医疗服务关系是医疗关系与一般关系相互依存的辩证关系。因此，医患合同关系的内容包括医疗关系的内容和一般关系的内容。首先，医方负有实施医疗行为的义务。医疗行为是一个个诊疗项目服务。根据不同病情的诊疗需要，必然产生不同诊疗项目服务的医疗关系。依据不同功能的义务在合同义务群中的不同归属，医疗关系的内容包括医方的医疗义务、医疗注意义务和不能归属于义务群的紧急医疗决策权，以及患方的医疗配合义务。其次，医方负有实施一般行为的义务。一般行为是一个个一般项目服务。根据不同患者的服务需要，必然产生不同一般项目服务的一般关系。依据不同功能的义务在合同义务群中的不同归属，一般关系的内容包括医方的一般义务和一般注意义务，以及患方的一般义务（付费义务）和一般注意义务。

一、医疗关系的内容

医疗关系是双方当事人针对健康需求的行为互动关系。在医疗关系中，医方负有实施医疗行为的义务。法律上的医疗行为是医疗民事义务的履行行为。医疗民事义务包括医疗义务和医疗注意义务。因此，医疗行为是医疗义务和医疗注意义务的履行行为。医疗服务中的医疗行为是一个个诊疗项目服务。根据不同病情的诊疗需要，必然产生不同诊疗项目服务的医疗关系。依据不同功能的义务在合同义务群中的不同归属，医疗关系的内容包括医方的医疗义务、医疗注意义务和不能归属于义务群的紧急医疗决策权，以及患方的医疗配合义务。

（一）医疗义务

医疗义务是实施医疗行为的义务。在医疗义务的要求下，医疗行为是应当具有诊疗目的的选项和操作行为。其细胞是诊疗项目服务。实现病情相关的一个个诊疗目的就是实现救助患者的服务目的，所以医疗义务是直接影响合同目的的义务。医疗义务的功能是要求医者实施医疗行为来实现诊疗目的。

其中，要求医者实施医疗行为，其实是要医者选择和操作诊疗项目来发挥一个个诊疗项目功能。医疗义务落实到诊疗项目服务时才具体化。据此，医疗机构均按审批级别和诊疗项目的核定价格标准收费，且"诊疗项目在门诊中逐项约定；住院中依服务习惯委托医者选定；手术、特殊检查、特殊治疗等高风险项目须以患方签字同意的方式约定；急危患者求医时，诊疗规范要求医者选定"。所以，医疗义务约定极多，法定极少。

医疗义务是合同主给付义务。"主给付义务，简称主义务，是指合同关系所固有必备，并用以决定合同类型的基本义务。"〔1〕医患合同是救助患者为宗旨的服务合同。据此，合同成立，医者即负有救助患者的医疗义务。医疗服务中的救助患者就是诊疗疾病。诊疗疾病包括诊断疾病、治疗疾病和预防疾病。无论诊断疾病、治疗疾病，还是预防疾病，都是通过一个个诊疗项目服务——医疗行为来完成的。那么，医者实施医疗行为是救助患者的基本条件。因此，救助患者的医疗义务是医患合同关系固有必备，并用以决定合同类型的基本义务。所以，实施医疗行为的义务就是医患合同的主义务。

医疗义务落实到诊疗项目服务时才具体化。实施医疗行为的义务就是选择和操作诊疗项目的义务，从而导致医疗义务包括选项义务和操作义务。医疗义务作为合同主义务，其选项义务使医疗服务合同主义务明显不同于其他服务合同的主义务。其他服务合同主义务没有选项义务，只有操作义务。因为，其他服务合同的选项事宜是被服务者的权利。被服务者选择之后对服务不满意的，只能自负其责。医疗义务因医疗行为的技术性决定医者除了应当操作诊疗项目外，还应当选择诊疗项目，才能实现诊疗目的。须强调：医疗义务对医者的要求仅限于选项和操作。至于选项及操作是否符合选项规范和操作规范，以及选项和操作中是否贯彻诊疗原则，均属注意义务的范畴。

（二）医疗注意义务

医疗注意义务是妥当实施医疗行为的义务。履行注意义务就是妥当实施医疗行为。在诊疗原则的规范下，医疗行为应当是尽力实现诊疗目的和避免损害的行为。注意义务源于病情及其变化和诊疗原则。诊疗原则是尽力实现诊疗目的和避免损害的基本要求或基本准则。因此，注意义务既要求医者根据病情及其变化妥当选择和妥当操作诊疗项目来辅助实现诊疗目的，又要求

---

〔1〕 王利明主编：《民法》，中国人民大学出版社 2000 年版，第 367~368 页。

医者根据病情及其变化妥当选择和妥当操作诊疗项目来避免损害。选择和操作诊疗项目的方方面面都有技术要求和权益要求，以致诊疗规范的数量极其庞大。诊疗规范的主要部分是注意义务的具体规定，只有懂医患者特别要求或医者特别注重时才在同意书中强化约定。所以，注意义务法定极多，约定极少。

注意义务是合同的医疗附随义务。[1]"附随义务，是以诚实信用原则为依据，伴随合同关系的发展而逐渐产生的义务。"[2]履行注意义务是尽力实现诊疗目的和避免损害的服务要求。因为医疗功能（医疗能力）是医者所有诊疗项目服务可实现诊疗目的的综合效能（综合能力）。然而，任何诊疗项目服务都不是万能的，每一诊疗项目服务既有功能局限又可导致损害。所以，必须履行注意义务来克服局限，以辅助实现诊疗目的和避免损害，才能发挥医疗功能。反之，实现诊疗目的和避免损害的选项和操作中"应为能为而不为、应为能为而错为，以及不应为而为之"的行为，必然减损医疗功能，从而违反注意义务。

注意义务与医疗义务不同，二者既有联系又有区别。其联系在于两种义务的履行行为都具有诊疗目的，因而都是医疗行为。其区别有二：一是，二者功能不同。医疗义务是合同主义务，注意义务是合同附随义务。二者可以并存，但不可相互替代。二是，违反主义务（医疗义务）既可独立诉请履行，也可诉请损害赔偿；违反附随义务（注意义务）不可独立诉请履行只可诉请损害赔偿。然而，在诊疗原则的制约下，诊疗规范确定的注意义务是针对病情及其变化的包括履行医疗义务的一种注意义务。换言之，合同成立后的医疗义务是伴随注意义务的先行履行、之中履行和之后履行来实现的。所以，医疗民事义务在合同关系运行中可以概括为针对病情及其变化的一种注意义务。那么，违反医疗义务可独立诉请履行是附条件的。该条件是可以恢复患方的原有权益。如果不能恢复原有权益，就只能诉请损害赔偿了。

注意义务还可区分为先合同注意义务和后合同注意义务。所谓先合同注意义务是指当事人为缔约接触时，基于诚实信用原则而发生的各种说明、告知和保护等义务。违反它即构成缔约过失责任。实践中，先合同注意义务主要是指以电话方式求医或网上求医时，基于诚实信用原则，医者应当履行的

---

[1]　参见陈一凡：《医患关系法律分析》，人民法院出版社 2013 年版，第 132 页。
[2]　王利明主编：《民法》，中国人民大学出版社 2000 年版，第 367~368 页。

义务。例如：患者网上求医时，因设备或技术服务条件受限而不能诊治的病人，医者负有建议其到上级或专科医院就诊的义务，就属先合同注意义务。所谓后合同注意义务是指合同关系消灭后，依诚实信用原则医者负有维护给付效果或协助患方处理合同终了善后事宜的义务。比如：抢救无效死亡，医者负有的死讯告知和协助处理尸体的义务，就属后合同注意义务。

诊疗规范的主要部分是注意义务的具体规定，但诊疗规范并没有囊括所有注意义务。因为，诊疗规范的主要部分是医疗行为的具体标准。该标准是根据病情、诊疗原则和当时医疗水平（医疗能力）创制的。人们制定的诊疗规范不可能面面俱到和完美无缺，更不可能全面适应未来医学发展的实际需要。当诊疗规范存在疏漏或不周时，没有违反诊疗规范却仍有可能违反注意义务而有过错。为此，《侵权责任法》第 57 条规定："医务人员在诊疗活动中未尽到与当时的医疗水平相应的诊疗义务，造成患者损害的，医疗机构应当承担赔偿责任。"也就是说，此种情形应当根据病情、诊疗原则和医疗能力——医疗机构等级、医师职称和设备服务条件来综合确定注意义务的履行状态，也即综合确定是否存在"应为能为而不为、应为能为而错为或不应为而为之"的注意义务的违反。例如，某司法鉴定评析中写道："子宫肌瘤多无明显症状……术前无论是考虑子宫肌瘤还是子宫腺肌症，均有手术指征。该患者因腹腔镜下子宫肌瘤剔除术中，迷走神经兴奋，发生反射性心搏骤停致心源性猝死。导致原因有多种，如对腹腔器官的牵拉是常见的原因；手术过程中所进行的 CO_2 膨腹亦有报道；使用常温的腹腔冲洗液冲洗而导致的报道极少，主要是因对冷刺激神经反射较为敏感的个人身体素质决定。腹腔冲洗液通常要加温，但没有操作规范的具体要求，即便如此，医方应该考虑到这种情况存在的可能性。因此，尽管患者反射性心搏骤停与使用未加温的腹腔冲洗液和患者体质因素两者均有因果关系，自身特殊体质应当为主要因素，医方未尽到充分的注意义务为次要因素。"其中"腹腔冲洗液通常要加温，但没有操作规范的具体要求，即便如此，医方应该考虑到这种情况存在的可能性"这段阐述，就是操作规范有疏漏的情况下，在病情、治疗原则基础上结合医疗能力，确实存在"应为能为而不为"的注意义务的违反，因而认定其有过错。

医患合同是救助患者为宗旨的服务合同。合同中的医疗民事义务包括医疗义务和注意义务。在诊疗原则的制约下，诊疗规范确定的注意义务是针对病情及其变化的包括履行医疗义务的一种注意义务。因为，任何诊疗项目服务为内容的医疗义务履行之前、履行之中和履行之后，都必须履行诊疗规范确定的注意义务。例如，患者挂了号，医患合同成立。医师即负有问诊和体格检查的义务。问诊和体格检查的义务是首诊医师的医疗义务。但是，必须先行问诊和体格检查的义务，却是选项规范确定的注意义务。问诊中了解患者年龄、性别、职业、生活习惯、是否到过疫区、病史、遗传病史和药物过敏史等信息，以及根据主诉病情的预判主病为中心来重点了解有价值的信息；体格检查中进行望、触、叩、听、嗅和"四测"，以及望、触、叩、听、嗅和"四测"中应当贯彻诊断原则等义务，都是操作规范确定的注意义务。问诊和体格检查后，应当记录必要信息的义务，也是操作规范确定的注意义务。诊疗规范包括选项规范和操作规范。其中，选项规范是选择诊疗项目的行为规范；操作规范是操作诊疗项目的行为规范。选择诊疗项目时，必须遵守选项规范；操作诊疗项目时，必须遵守操作规范。诊疗规范的主要部分既是注意义务的具体规定又是诊疗原则的具体应用。诊疗原则是尽力实现诊疗目的和避免损害的基本要求或基本准则。然而，医疗服务是一种辩证服务。诊疗疾病必须应用选项规范和操作规范，应用选项规范和操作规范必须贯彻辩证的诊疗原则。病情和医疗能力不同，实现诊疗目的和避免损害的服务要求就不同，以致注意义务对医师的行为要求不同。因此，履行注意义务应在病情及其变化的基础上遵守选项规范和操作规范并贯彻辩证的诊疗原则外，还应规范履行告知义务、护理义务、转诊义务、资质保证义务、病历书写存档义务、诊疗管理义务等，才能妥当实施医疗行为。

1. 选项规范

选项规范是选择诊疗项目的行为规范。妥当选项的具体要求是遵守选项规范：问诊和体格检查是首诊必选项目；体检中应以主诉病情的预判主病为中心来选择体检小项；下一步检查应以主诉病情，结合症状、体征的预判主病为中心，以符合适应症、排除禁忌症等选项规范来及时跟进选项；病情一般时应以不良病变为中心来及时跟进选项；预后急危时应以主病为中心来及时跟进选项；病情急危时应在维持生命体征的前提下以主病为中心来及时跟进选项；没有适应症的项目不可选；有禁忌症的项目禁止选；资质未达要求的项目也禁止选；符合适应症没有禁忌症的手术、特殊检查和特殊治疗等高风险项目应以书面同意的方式选；选择符合适应症没有禁忌症的低风险项目无需书面同意；符合适应症没有禁忌症又有指征的项目应尽早选；符合适应症没有禁忌症和无指征的项目适时选；有急症指征和其他必选项目时应坚持选；可选可不选的项目不要选；效果好、损害小和费用低的项目大胆选；效果好、损害小和费用高的项目应在充分说明和征得同意的前提下选。其中，必选项目是实现诊疗目的和避免损害，对于当下患者来说，必须选择和不可替代的诊疗项目。适应症是特定诊疗项目对当下患者来说具有医疗功能，即可实现诊疗目的而可选。禁忌症是特定诊疗项目不能适用于当下患者，即可造成严重损害而不可选。及时的具体要求是掌握指征。指征与适应症虽是同一英语单词翻译而来，但临床意义不同。指征是应当干预和及时实施诊疗项目的量化标准或指标。实践中，手术、特殊检查和特殊治疗等高风险项目既符合适应症又没有禁忌症时，其难以避免的并发症、后遗症或副作用等均可导致损害。根据民法原理，患者未知情同意的选项属于超出'可以承受'侵袭范围的选项，应当视为禁忌并参照禁忌处理。但患者知情同意或坚持要求的选项是应当干预和及时实施的法律指标。例如，保守抗炎和手术对早期阑尾炎来说，都有适应症没有禁忌症。但保守抗炎有指征，手术却无指征。然而，患者知情同意或坚持要求手术时，切除阑尾的手术就有法律指征了。

2. 操作规范

操作规范是操作诊疗项目的行为规范。妥当操作的具体要求是遵守操作规范。操作规范包括操作规程、规范。其中，操作规程适用于单一项目。例如，X线透视就是单一检查项目。操作规范适用于综合项目。综合项目由主项目和子项目组成。综合项目的主项目是具有主要功能的项目。子项目是妥当操作综合项目的必选项目。因为选择必要子项是妥当操作综合项目的服务要求。例如，问诊和体格检查，就是综合检查项目。其中，主诉病情及其预判主病涉及的问诊和体格检查，就是综合检查项目的主项目。年龄、性别、职业、生活习惯、是否到过疫区、病史、遗传病史和药物过敏史等问诊，以及针对主诉病情及其预判主病的望、触、叩、听、嗅和"四测"，则是问诊和体格检查的必选项目，也即问诊和体格检查的子项目。又如，胃大部切除治疗，就是综合治疗项目。其中，胃大部切除术是该综合治疗项目的主项目。术前必要检查、术前必要治疗、术前必要讨论、术前护理、术前准备和术前麻醉；术中必要检查、术中给药、术中输氧、术中输液和术中输血；术后检查、术后护理、术后给药和饮食指导等，都是针对病情及其变化的必选项目，因而都是该综合治疗项目的子项目。操作规程仅指操作程序；操作规范不仅包括主项目和每个子项目的操作程序，而且包括每个子项及时跟进的选项规范。单一项目的操作规程，仅指单一项目的操作程序。综合项目的操作规范，除必须遵守主项目和每个子项目的操作程序外，还须遵循及时跟进子项的选项规范，才符合操作规范对综合项目操作的具体要求。

3. 诊疗原则

救助患者的合同宗旨决定诊疗原则。因为，医疗服务中的救助患者就是诊疗疾病。诊疗疾病包括诊断疾病、治疗疾病和预防疾病。诊断疾病、治疗疾病和预防疾病都是通过医疗行为实现的。医疗行为的具体表现是诊疗项目服务。然而，任何诊疗项目服务都是一把双刃剑，既可救助患者又可导致损害。因此，诊疗原则是尽力实现诊疗目的和避免损害的基本要求或基本准则。尽力实现诊疗目的和避免损害共处于医疗行为之中。因此尽力实现诊疗目的与尽力避免损害是相互依存的辩证关系。在发挥医疗功能的选项和操作中，尽力实现诊疗目的就是尽力避免损害的有效措施；尽力避免损害也是尽力实现诊疗目的的有效措施。根据辩证的服务要求，"先诊断，后治疗""符合适应症，排除禁忌症""生命第一"和"尽早诊断，及时治疗"等原则都是辩证的诊疗原则。诊疗原则针对疾病的所有病情而适用，因而是可以普遍适用的基础性诊疗规范。

"先诊断，后治疗"的原则。医疗行为包括诊断行为和治疗行为。先行诊断是有效治疗的前提，否则，不仅难以实现治疗目的而且极易导致损害。因此，"先诊断，后治疗"是尽力实现诊疗目的和避免损害的基本要求或基本准则。

"生命第一"的原则。尽力实现诊疗目的和避免损害以维护患者生命为前提。只有牢牢把握"生命第一"原则，实现诊疗目的和避免损害才有意义。因此，"生命第一"是尽力实现诊疗目的和避免损害的基本要求或基本准则。

"符合适应症，排除禁忌症"的原则。所选诊疗项目功能与患者病情相适应，才能实现诊疗目的；所选诊疗项目对当下患者没有禁忌症，才可避免损害。所以，"符合适应症，排除禁忌症"是尽力实现诊疗目的和避免损害的基本要求或基本准则。

"尽早诊断，及时治疗"的原则。疾病早期危害小，易根除。所以，"尽早诊断，及时治疗"是尽力实现诊疗目的和避免损害的基本要求或基本准则。

据此，针对病情不明和病变而言的"及时诊疗义务"极具临床意义。因为，病情不明和病变都是应当诊断的法定事由。那么，患者自觉不适或异样时，应及时告诉医师；护士应严格执行巡视制度，以及时发现不良病变并报告医师；医师应严格执行首诊负责制度、查房制度、上级医师查房制度和会诊制度，以及时了解病情变化、分析病变和处理不良病变。可以说，及时诊疗义务是涉及诊断、治疗、护理、医技、转诊、后勤供给、科室配合，以及诊疗管理等选项和操作中必须履行的一种注意义务。因此，无论哪个环节耽误诊疗选项或操作的，均属违反及时诊疗义务。及时诊疗义务可区分为及时检查义务和及时治疗义务。首先，及时检查义务产生于尽早查因的服务要求。及时检查是尽早诊断的基础。履行检查义务必须遵循选项规范和操作规范，同时还应贯彻尽早诊断原则。根据诊断原则，及时检查并非盲目检查，检查选项必须有的放矢才能尽早诊断。例如，首诊时应在问诊和体格检查的基础上以主诉病情结合症状、体征的预判主病为中心来及时选项检查；病情一般时应以不良病变为中心来及时选项检查；预后急危时应以主病为中心来及时选项检查；病情急危时应在维持生命体征的前提下，以主病为中心来及时选项检查。总之，病情不明或有病变，医师都负有查因义务。合理期限内未查因的，就是违反及时检查义务，也即违反诊断注意义务。其次，及时治疗义务产生于及时治病的服务要求。及时治疗是实现治疗目的和避免损害的有效措施。履行治疗义务必须遵循选项规范和操作规范，同时还应贯彻及时治疗原则。根据治疗原则，及时治疗并非立即治疗，有些治疗必须掌握时机。比如，及时手术的具体要求是掌握指征。手术指征是应当手术治疗和及时手术治疗的量化标准或指标。没有指征而手术或有指征而耽误手术的，都是违反治疗注意义务。

医疗行为是可以相对分离的诊断行为和治疗行为。因此，本学说将可以分开阐述的诊断原则和治疗原则归纳如下：

诊断原则。诊断原则是尽力实现诊断目的和避免损害的基本要求或基本准则。尽力实现诊断目的和避免损害共处于诊断行为之中。因此二者的关系是相互依存的辩证关系。诊断是通过问诊来采集病史、体格检查、实验室检查、辅助检查等方法，查明病因、病理、生理特点，借助医学知识和临床经验来对收集的临床资料进行甄别、归纳、分析，以及制定下一步检查方案，然后作出符合病情、病程、病名的判断过程。狭义的诊断是指主观上的疾病判断。广义的诊断包括检查措施和疾病判断。临床诊断大致分为四个步骤：其一，收集资料。一般通过问诊来采集病史和了解症状；通过体格检查来发现体征；通过实验室检查、辅助检查来查明病因、病理、生理特点和病情变化。其二，评价资料。首先评估收集资料的真实性和准确性，然后甄别资料反映的情况是正常还是异常。异常的，应当评价诊断价值。其三，分析判断。在评价资料的基础上进行分析、归纳、综合、推理和总结，然后作出符合病情、病程、病名和病变的病症判断。其四，难以确诊的，应制定下一步检查方案。

患者病情和诊断能力不同，妥当提供诊断项目的具体要求就不同，即诊断行为应当注意的事项就不同，但诊断原则却相同。

尽力实现目的的诊断原则主要有：其一，根据就诊的不同阶段，分别以主诉病情的预判主病、不良病变和主病为中心来选择和操作检查项目；其二，危害最大的主病、并发症和同伴病共存时，应以判明主病为首要目标；其三，局部症状应从解剖入手，全身症状应从病理、生理入手；其四，有多个诊断可能时，应先考虑常见病和多发病；其五，先考虑器质性病变，后考虑功能性病变；其六，对就诊原因的临床表现，应尽量用一个诊断来解释。

尽力避免损害的诊断原则主要有：其一，遵循检查选项规范的原则；其二，遵守检查操作规范的原则；其三，检查选项和操作中贯彻诊断原则的原则。

治疗原则。治疗原则是尽力实现治疗目的和避免损害的基本要求或基本准则。患者的病情和治疗能力不同，妥当提供治疗项目的具体要求就不同，也即治疗行为应当注意的事项不同，但治疗原则却相同。"治病求本，急则治标"和"扶正祛邪，调整阴阳"是传统中医强调的辩证治疗原则。中医与西医虽然归属于不同的医学体系，但辩证治疗原则对于西医来说却同样适用。

"治病求本，急则治标"是尽力实现治疗目的和避免损害的基本要求和基本准则。治疗应从疾病的"本"——病因入手，不应从疾病的"标"——症状入手。例如，阑尾炎化脓穿孔并腹膜炎的治本措施是切除阑尾和清除腹腔脓性分泌物，吃药和打针消炎是治标措施。显然，仅仅采取消炎的治标方法，难以实现治疗目的又不能阻止疾病危害。但疾病的标、本各有缓急，即主要矛盾与次要矛盾在一定条件下可以转化。所以，对待标、本的处理先后顺序，就应随之而变。比如，欲对体质虚弱的高龄患者手术时，首先应当采取治标的支持疗法，否则患者很可能因身体不支而下不了手术台。又如，大出血时，无论是何原因所致，治标的止血和必要时的输血都是应当首先采取的方法，否则治本就无从谈起。可见，治病求本，急则治标作为治疗的基本原则，要求医师紧紧围绕病因来进行治疗，但病情缓急不同时应适时采取先本后标、先标后本和标本兼治的方法，才能实现治疗目的和避免损害。

"扶正祛邪，调整阴阳"也是尽力实现治疗目的和避免损害的基本要求和基本准则。"正"与"邪"，"阴"与"阳"都是矛盾的对立面。这里的"正"是指正气，"邪"指邪气。正胜于邪，则病退；邪胜于正，则病进。因此，扶正祛邪一指强身固体；二指抑消疾病。这里的"阴阳"特指事物的平衡关系。所以，调整阴阳就是纠正失衡的生理环境。比如，纠正体内酸碱度。又如，高钠血症应控制钠摄入和不适当的钠输入；钾缺乏和低钾血症应及时补钾。

实践中，辩证的治疗原则主要体现在药物治疗和手术治疗上。因此，以下仅以给药原则和手术原则来进一步阐明辩证的治疗原则。

给药原则。给药原则是尽力实现治疗目的和避免损害的基本要求或基本准则。《处方管理办法》规定"医师开具处方和药师调剂处方应当遵循有效、安全、经济的原则。"发挥药物主治功能即实现治疗目的，因而就是有效；避免损害就是安全；减轻负担就是经济。不安全和不经济都可造成损害。可见，尽力实现治疗目的和避免损害，共处于给药行为之中。因此二者的关系是相互依存的辩证关系。所以有效、安全、经济的原则，就是辩证的给药原则。

（1）有效原则。所谓有效原则就是尽力发挥药物主治功能来实现治疗目的的原则。它通过严格药物适应症来得以实现。因此"没有适应症的项目不可选。"

（2）安全原则。所谓安全原则就是尽力避免损害的原则。"是药三分毒"以致药物治疗必须注意用法、用量、有效期限、副作用、禁忌及配伍禁忌、"四查十对"，以及自制药剂应取得许可证等事项。因此"有禁忌症的项目禁止选，可选可不选的项目不要选。"

（3）经济原则。所谓经济原则就是尽量减轻患者负担的原则。它要求便宜药物能解决问题就不需昂贵的药物。但患者只求疗效不考虑费用时，则另当别论。所以"效果好、损害小和费用低的项目大胆选；效果好、损害小和费用高的项目应在充分说明和征得同意的前提下选。"

　　例如，抗生素的问世，对人类作出了巨大贡献。但每种抗生素都有一定消炎功能又可导致损害。因为，抗生素只对细菌感染起作用，对病毒感染和无菌性炎症不起作用。每种抗生素都有特定的抗菌范围，即抗菌谱。凡能杀灭或抑制某种或某类细菌的抗生素被称窄谱抗生素。比如，青霉素只对革兰氏阳性菌有消炎作用，对革兰阴性菌、结核杆菌、立克次体感染均无疗效。因此，青霉素是窄谱抗生素。凡能杀灭和抑制多种或多类细菌的抗生素被称广谱抗生素。如氯霉素、四环素对革兰氏阳性菌、革兰氏阴性菌、立克次体、沙眼衣原体、肺炎支原体均有抑制作用，因而属于广谱抗菌素。近年来一些半合成青霉素，如氨苄西林、阿莫西林都扩大了抗菌范围，不但对革兰阳性菌有效而且对革兰阴性菌也有效，特别对伤寒杆菌、痢疾杆菌的疗效也很好；三代、四代头孢菌素的抗菌谱也很广。窄谱抗生素针对性强，不易二重感染；广谱抗生素应用范围广，但易产生耐药和二重感染，针对性弱。

　　根据抗生素的主治功能和副作用特点，其具体选项规范是：能选窄谱不选广谱；能选低级不选高级；能选一种不选两种；能口服消炎不选针剂；能肌注消炎不选静滴；查明致病菌时应选窄谱；不能查明病原菌时可选广谱；疗效不佳时行药敏试验后再选；没有适应症的不可选；有禁忌或配伍禁忌的禁止选。

　　根据百姓缺乏认识的实际情况，抗生素治疗的特有原则是：足量按时给药和告知注意事项。足量按时给药才能保证体内抗生素的有效浓度和作用时间，从而达到杀灭和抑制致病菌的目的。因此，不可随意停用、少用或减少用药次数。告知注意事项是避免滥用抗生素的有效措施。人体是生态平衡的有机统一体，其正常菌群互相依存、互相制约、和平共处。对病毒感染或无菌性炎症使用抗生素；或已查明某细菌感染而使用广谱抗生素；或没有适应症而使用抗生素，都可造成致病菌耐药和大量繁殖并二重感染。因为，没有适应症或不足量给药就不能杀死或抑制致病菌；长期大量用药即使杀死或抑制了致病菌，同时也大量杀死或抑制正常细菌而引起菌群失调，从而造成致病菌耐药、大量繁殖和二重感染。所谓二重感染，特指原有细菌的再次感染。况且，大量或长期使用抗生素可致机体抵抗力下降，一些真菌乘虚而入引起鹅口疮、念珠菌肠炎、全身性念珠菌、曲菌感染，这些都是滥用抗生素导致的损害。可见，足量按时给药和告知科学用药是促进消炎和避免损害的有效方法。须强调：滥用抗生素对婴幼儿和儿童的危害更大。因为婴幼儿和儿童的器官发育尚不成熟。对成人不会造成损害的一些抗生素，却能对婴幼儿和儿童造成损害。如四环素、红霉素、二性霉素 B 可致婴幼儿和儿童肝功能的严重损害；环丙沙星可对婴幼儿和儿童软骨生长造成损害；氯霉素可抑制骨髓生成而引发婴幼儿和儿童血液病和灰婴综合征；新霉素、庆大霉素、链霉素、卡那霉素可致婴幼儿和儿童耳聋和肾损伤；氯霉素、红霉素可引起婴幼儿和儿童药物性耳聋。2005 年全国春节联欢会上，由 21 名聋哑人表演的"千手观音"让全国观众感动和震惊。人们在感动这 21 名舞者精彩表演的同时，震惊得知这 21 名表演者中，竟有 18 名是小时候滥用抗生素致聋的！

手术原则。手术原则是尽力实现治疗目的和避免损害的基本要求或基本准则。手术目的包括但不限于：清除病灶、修复组织、恢复功能和更换器官等。本学说在手术室工作制度的基础上，结合选项规范和操作规范的研究成果来阐明辩证的手术原则。尽力实现手术目的和避免损害，共处于手术行为之中。所以二者关系是相互依存的辩证关系。实践中的手术原则包括但不限于：

（1）掌握指征的原则。手术指征是应当手术和及时手术的量化标准或指标。手术是无奈选择的双刃剑。因此，没有指征而手术的，其实是有损害的手术，因而是违反注意义务；有指征而未及时手术的，就是耽误手术，因而也是违反注意义务。临床上的手术指征包括择期手术指征和急症手术指征。有择期手术指征，仅表明可以手术，但不是必须马上手术。是否应当手术还应根据病情、医者资质和患者是否同意而定。因此，法律上的手术指征包括急症手术指征和签字同意的择期手术指征。达到法律指征时，才应当手术，也必须手术。因此，掌握手术指征的原则是手术治疗的主项原则。

（2）资质适格的原则。资质适格原则也是尽力实现手术目的和避免损害的基本要求或基本准则。因为医疗机构开展不具备资质的手术，以及手术医师不具备手术项目的级别资质，都是人为造成的手术功能（能力）缺陷或增加手术风险。所以，资质适格的原则是手术治疗的主项原则。

（3）术中规范操作和尽量避免创伤以及尽量保留器官功能的原则。术中规范操作是尽力实现手术目的的基本要求，尽量避免邻近组织器官创伤和尽量保留器官功能是避免及减小损害的基本准则。所以，术中规范操作和尽量避免创伤以及尽量保留器官功能的原则是手术治疗的主项原则。

（4）较大、复杂和新开展手术前讨论的原则。较大、复杂和新开展手术的风险性明显增加，因而技术要求高。术前讨论具有集思广益和完善手术的功能，因而有利于进一步明确诊断、适应症、手术指征、手术方案、麻醉方式，以及术中、术后可能发生的问题及对策。那么，较大、复杂和新开展手术前的讨论，是尽力实现手术目的和避免损害的基本要求。因此，较大、复杂和新开展手术前讨论的原则是手术治疗的子项原则。

（5）术前完善必要检查和治疗的原则。同伴病、并发症是增加手术风险的常见原因。术前完善必要检查和治疗，是尽力实现手术目的和避免损害的基本要求。所以，术前完善必要检查和治疗的原则是手术治疗的子项原则。

（6）提前准备的原则。提前吩咐备好手术器械、仪器设备、医嘱药品、备血和抢救药品等，是手术得以顺利进行的物质保障。因此，提前准备是尽力实现手术目的和避免损害的基本要求。所以，提前准备的原则是手术治疗的子项原则。

（7）核对患者基本情况的原则。核对患者姓名、性别、手术部位和名称等基本情况，是尽力实现手术目的和避免损害的基本要求。据此，核对患者基本情况的原则是手术治疗的子项原则。

（8）无菌入室和规范使用抗生素的原则。换鞋、穿衣、戴帽、戴口罩、洗手、对外封闭以及规范使用抗生素，是尽力实现手术目的和避免医源感染的基本要求。所以，无菌入室和规范使用抗生素的原则是手术治疗的子项原则。

4. 告知义务

告知义务是为妥当提供诊疗项目，医者负有向患者说明病情、医疗措施、医疗风险和替代医疗方案的义务。医疗服务中需要沟通和可以沟通的事宜不胜枚举和无法统计，但必须沟通的事宜是法律的具体规定。《侵权责任法》第55条规定："医务人员在诊疗活动中应当向患者说明病情和医疗措施。需要实施手术、特殊检查、特殊治疗的，医务人员应当及时向患者说明医疗风险、替代医疗方案等情况，并取得其书面同意；不宜向患者说明的，应当向患者的近亲属说明，并取得其书面同意。医务人员未尽到前款义务，造成患者损害的，医疗机构应当承担赔偿责任。"由此可见，法律规定的告知义务包括病情、医疗措施、医疗风险和替代医疗方案等告知义务。须注意：履行告知义务是尽力实现诊疗目的和避免损害一种辅助方法。实践中，履行告知义务的临床意义通常在于为患方有效行使同意权而提供足够的医疗信息，而不在于避免担责，更不是免责条款。

（1）病情告知义务。病情告知义务是指疾病诊断、具体病情及其发展趋势等信息的说明义务。根据法律规定，不宜向患者本人说明时应向患者近亲属说明。实践中，违反病情告知义务通常表现为未告知临床诊断，以及未告知病重、病危、死亡、预后急危和预后不良等信息。

（2）措施告知义务。措施告知义务是指诊疗选项和操作的说明义务。其中，措施就是方法，也即选项和操作方法。因此，理论上的措施告知包括选项告知和操作告知。然而，实践中既不可能，也无必要将所有方法告知患者。根据选项规范，设备和技术条件受限的诊疗项目服务应当说明并建议转诊；手术、特殊检查和特殊治疗应以书面同意的方式告知；必选项目应当说明选项的目的和不可替代性，以及被拒绝时可导致不可逆转的严重后果；其他选项和体表手术均可采取默示形式。《医疗机构管理条例》第88条规定："特殊检查和特殊治疗是指有一定危险性，可能产生不良后果的检查和治疗；由于患者体质特殊或病情危笃，可能对患者产生不良后果和危险的检查和治疗；临床试验性检查和治疗；收费可能对患者造成较大经济负担的检查和治疗。"因此，手术、特殊检查和特殊治疗同意书是典型的选项告知。根据操作规范，操作告知只需针对配合及费用的相关事宜。所以，诊疗项目操作中医师对患者进行的配合吩咐；记载于门诊病历中的留观、转诊建议，以及给药袋上写明的每次用量和每日次数；住院病历中患者阅读签字的必选特检项目，以及患者复述签字的出院医嘱等，都极具临床意义。实践中，违反措施告知义务的主要争执是未告知高昂费用，特别是未及时告知已有指征和必选项目的手术、特殊检查和特殊治疗，以及虽已告知却未经患方签字确认。

（3）风险告知义务。风险告知义务是指实施所选诊疗项目可能出现并发症、后遗症、意外、副作用和不良反应等后果的说明义务。医疗风险主要是手术并发症、后遗症、意外，以及药物副作用、过敏反应等不良后果及其凶险程度和发生概率。因为，预期诊疗效果，可能的不良后果，诸如痛苦、残废、死亡等凶险程度和发生概率等信息，是患方有效行使同意权的必要前提。

（4）替代医疗方案告知义务。替代医疗方案告知义务是指首选以外的具有适应症没有禁忌症的其他医疗方案的说明义务。首先，医疗方案特指综合诊疗方案，也即诊疗选项及其排序组合。例如，涉及手术、特殊检查和特殊治疗的阴道分娩、微创手术治疗方案、放射介入治疗方案、开放手术治疗方案等，都是综合治疗方案。其次，措施告知中的医疗方案就是首选医疗方案。首选以外的医疗方案才是替代医疗方案。再次，具有适应症没有禁忌症是首选和替代医疗方案的存在根据。最后，替代医疗方案未被首选是利弊比较或权衡的结果。因此，替代医疗方案告知义务，要求说明首选与替代医疗方案的预期效果比较、技术成熟及其把控能力比较，以及可能的不良后果及其凶险程度和发生概率的利弊权衡。

5. 护理义务

护理义务是为妥当提供诊疗项目，护理人员负有测量生命体征、观察病情和及时报告病变，以及执行医嘱等义务。《护士管理办法》第 24 条规定："护士在执业中应当正确执行医嘱，按规定填写护理记录，观察病人的身心状态，对病人进行科学护理。"实践中的护理包括医疗护理和一般护理。医疗护理就是辅助诊疗的护理。辅助诊疗的护理包括诊断护理和治疗护理。诊断护理以观察病情和测量生命体征为主要内容；治疗护理以执行医嘱为主要内容。一般护理又称基础护理或称生活护理，它以一般沟通和生活照料为主要内容。因此，代表医方就一般事宜与患者沟通及生活照料，也是护理人员的工作职责。当然，这里所说的护理，特指医疗护理。所以，护理义务包括诊断护理义务和治疗护理义务。

（1）诊断护理义务。诊断护理义务是指护理人员负有遵循护理规范来观察病情、测量生命体征和及时报告不良病变等义务。其中，护理规范就是护理行为规范。根据《综合医院分级护理指导原则（试行）》的规定：①新病员入院每天测体温、脉搏、呼吸 3 次连续 3 天；体温在 37.5℃ 以上及危重病员每 4 小时测 1 次。一般病员每天早晨及下午测体温、脉搏、呼吸各 1 次，每天问大小便 1 次。新入院病员测血压及体重 1 次（7 岁以下小儿酌情免测血压）。其他按常规和医嘱执行。②病员入院后，应根据病情决定护理分级，并作出标记。特级护理适应于：病情危重，随时可能发生病情变化需要进行抢救的患者；重症监护患者；各种复杂或者大手术后的患者；严重创伤或大面积烧伤的患者；使用呼吸机辅助呼吸，并需要严密监护病情的患者；实施连续性肾脏替代治疗，并需要严密监护生命体征的患者。特级护理要求：严密观察患者病情变化，监测生命体征；根据医嘱，准确测量出入量；实施床旁交接班。一级护理适应于病情趋向稳定的重症患者；手术后或者治疗期间需要严格卧床的患者；生活完全不能自理且病情不稳定的患者；生活部分自理，病情随时可能发生变化的患者。一级护理要求每小时巡视患者，观察患者病情变化；根据患者病情，测量生命体征。二级护理适应于病情稳定，仍需卧床的患者；生活部分自理的患者。二级护理要求每 2 小时巡视患者，观察患者病情变化；根据患者病情，测量生命体征。三级护理适应于生活完全自理且病情稳定的患者；生活完全自理且处于康复期的患者。三级护理要求每 3 小时巡视患者，观察患者病情变化；根据患者病情，测量生命体征等。

（2）治疗护理义务。治疗护理义务是指护理人员负有遵循护理规范来执行医嘱等义务。根据护理规范，执行医嘱的具体要求是：①凡各种注射应按处方或医嘱执行，但发现有误，应及时提出。对过敏性药物必须按照规定做好注射前的过敏试验。②严格执行查对制度。③密切观察注射后的情况，发生注射反应或意外，应及时进行处置并报告医师。④严格执行无菌操作规程。⑤准备抢救药品器械，放于固定位置，定期检查，及时补充更换。⑥室内每天消毒，定期采样培养。⑦严格执行隔离消毒制度，防止交叉感染。⑧执行医嘱要进行三查八对：摆药后查；服药、注射、处置前查；服药、注射、处置后查。对床号、姓名、服用药的药名、剂量、浓度、时间、用法和有效期。⑨给药前应询问有无过敏史；使用毒、麻、限剧药时要经过反复核对；静脉给药要注意有无变质，瓶口有无松动、裂缝；给多种药物时，要注意配伍禁忌。⑩输血前，需经两人查对，无误后方可输入；输血时注意观察，保证安全等。

6. 转诊义务

转诊义务是尽力实现诊疗目的和避免损害，在设备或技术条件受限不能诊治患者时，医者负有建议转诊或派员送诊的义务。《医疗机构管理条例》第 31 条规定："……对限于设备或者技术条件不能诊治的病人，应当及时转诊。"由此可见，设备或技术条件受限而不能诊治病人时，首诊医院负有转诊义务。然而，一般患者与急危患者的诊疗要求不同，以致注意义务不同。对一般患者来说，履行转诊义务以告知方式进行即可。对急危患者来说，履行转诊义务应当注意以下四点：其一，急救处置至适于迁徙后送诊。因为，病情急危时，急救处置刻不容缓。所以《执业医师法》第 24 条规定了首诊医院的急救处置义务，待患者生命体征平稳而适于迁徙后方可送诊。其二，联系接收医院做好准备。因为做好准备是确保患者到达后能获得有效救治的前提。其三，委派医护人员随车护送以保途中安全。其四，提供必要资料。院前病历资料是接收医院妥当救治的重要依据。所以，负有转诊义务的医院至少应当提供出院记录或病情简介，以利接收医院的诊疗。

7. 资质保证义务

资质保证义务是为妥当提供诊疗项目，医疗机构负有在核准科目范围内执业，以及聘用适格人员执业的义务。医疗行为具有极强的排他性，不具备一定条件的机构和不具备专门知识者不得为之。为此，国家建立医疗服务主体准入制度，从而有效排除不具备条件的机构和未受足够教育、训练者执业。执业许可证有两类：一是《医疗机构执业许可证》；二是《医师执业证书》。医疗机构超核准范围执业、未配有必配医疗设备，以及聘用人员超注册类别、范围执业的，均属人为降低医疗能力。人为降低医疗能力其实是人为造成医疗功能缺陷，从而难以实现诊疗目的和避免损害，因而是违反注意义务。实践中，人为降低医疗能力而应当认定违反注意义务的情形主要有：医疗机构超核准科目开展业务；按医疗机构审批级别必配的心电图和除颤仪或呼吸机等医疗设备却没有；医疗机构聘用助理执业医师单独执业（乡村医疗机构除外）；医疗机构聘用尚未取得执业证书的护校毕业生单独从事护理工作；医疗机构聘用尚未取得麻醉资质的执业医师从事手术麻醉工作；医疗机构聘用有学历背景但尚未取得药剂资质的人员单独从事药房工作；以及医师超级别开展手术项目等，其相关人员实施的医疗行为，均属违反注意义务。须注意：对于尚未取得《医疗机构执业许可证》的机构开展医疗业务，或未取得《医师执业证书》的无足够医学背景人员以医师名义从业的，不属人为降低行医能力，而是没有医疗能力，其实施的行为不属本学说所指的医疗行为。

8. 病历书写存档义务

病历书写存档义务是指医者负有规范书写病历和妥善保管病历的义务。《侵权责任法》第61条规定："医疗机构及其医务人员应当按照规定填写并妥善保管住院志、医嘱单、检验报告、手术及麻醉记录、病理资料、护理记录、医疗费用等病历资料。"病历是医者制作完成的文字、符号、图表、影像、切片等资料的总和，包括门（急）诊病历和住院病历。书写病历及其保管是病史和诊疗史的采集措施，是后续诊疗的重要依据，因而具有诊疗目的。所以，病历书写存档行为就是医疗行为。参考先前诊疗措施及其效果是实现诊疗目的和避免损害的科学方法。反之，病历遗失、内容不实或内容缺失都不利于后续诊疗，同时极易误诊误治。除此之外，病历是医疗诉讼的证据之王。因此，书写病历有"为自己书写证据"之说。根据《执业医师法》和《病历书写基本规范》的规定，书写和修改病历的要求是：病历应由医师亲自诊查、调查后书写；病历书写应当客观、真实、准确、及时、完整、规范；书写过程中出现错字时，应当用双线划在错字上，保留原记录清楚、可辨，并注明修改日期，修改人签名。不得采用刮、粘、涂等方法掩盖或除去原来的字迹。上级医务人员有审查修改下级医务人员书写的病历的责任。病历应当按照规定的内容书写并由相应医务人员签名。完成病历的时限是：因抢救急危患者，未能及时书写病历的，有关医务人员应当在抢救结束后 6 小时内据实补记，并加以说明；首次病程记录应在患者入院 8 小时内完成；主治医师首次查房记录应于患者入院 48 小时内完成；入院记录、转科记录、接班记录、手术记录、出院记录、死亡记录等均应在事发后 24 小时内完成；常规会诊记录应在会诊申请发出后 48 小时内完成，急会诊时会诊医师应在会诊申请发出后 10 分钟内到场，并在会诊结束后立即完成；日常病程记录要求对病危患者每天至少 1 次，病重患者至少 2 天 1 次，病情稳定患者至少 3 天 1 次。根据《医疗机构病历管理规定》的规定，管理病历的要求是：严禁任何人涂改、伪造、隐匿、销毁、抢夺、窃取病历。保存病历的期限要求是：门诊病历不得少于 15 年；住院病历不得少于 30 年。

9. 诊疗管理义务

诊疗管理义务是指医疗机构负有督促执行诊疗制度和协调内部服务关系的义务。根据妥当提供诊疗项目的服务要求，医院管理者应当执行并督促执行的诊疗制度包括但不限于：医技人员聘用制度、手术分级管理制度、高危孕产妇接诊制度、医疗设备必配制度、急诊室工作制度、抢救室工作制度、急诊观察室制度、门诊工作制度、处方制度、注射室制度、治疗室制度、换药室制度、查房制度、医嘱制度、查对制度、会诊制度、病例讨论制度、转院与转科制度、值班与交接班制度、护理工作制度、隔离消毒制度、病房小药柜管理制度、中医科工作制度、分娩室工作制度、婴儿室工作制度、手术室工作制度、麻醉工作制度、药剂科工作制度、医疗器械科工作制度、检验科工作制度、血库工作制度、放射科工作制度、放射治疗室工作制度、同位素科工作制度、特殊检查室工作制度、理疗科工作制度、针灸室工作制度、病理科工作制度、营养室工作制度、供应室工作制度和档案室工作制度等。实践中，重视患方意见和要求，广泛收集合理化建议，以及严格执行诊疗制度是确保医疗质量的基础；病情重大、复杂时，督促执行会诊制度和寻求院外会诊，是发挥医疗功能的有效措施；病情急危时，积极组织抢救、保障物资供给和协调科室间的内部服务关系，是提高应急能力来实现诊疗目的和避免损害的有效方法。

（三）不能归属于义务群的紧急医疗决策权

紧急医疗决策权是指生命垂危等紧急情况，不能取得患者或其近亲属意见时，医者享有实施或不实施手术、特殊检查和特殊治疗的决定权。[1]紧急医疗决策权之所以不能归属于合同义务群，是因其并非对应于患者义务而存在，而是对应于紧急情况下患者不能行使知情同意权的特殊情形而存在。所以，紧急医疗决策权无法通过设定患方义务的方式来表现于合同的义务群之中。

病情急危时的医疗救助刻不容缓，但医方无法取得患者或其近亲属意见的情形却时有发生。此情形的手术、特殊检查和特殊治疗与患者知情同意权必有冲突，从而导致未经书面同意的手术、特殊检查和特殊治疗无论规范与否，医方都将面临风险。假如实现诊疗目的，患者可以未经同意为由拒绝付费，从而使医方面临收费风险；如果结果不良，即便相关项目操作妥当，医方也将面临赔偿风险。因为未征得书面同意而实施的手术、特殊检查和特殊治疗就是违反注意义务。为了既保障医疗行为的救助作用又维护患者的知情同意权，《侵权责任法》第56条对此作出专门规定："因抢救生命垂危患者等紧急情况，不能取得患者或者其近亲属意见的，经医疗机构负责人或者被授权的负责人批准，可以立即实施相应的医疗措施。"显而易见，这是权利性诊疗规范。其事实假定是"因抢救生命垂危患者等紧急情况，不能取得患者或者其近亲属意见的，经医疗机构负责人或者被授权的负责人批准。"其行为模式是"可以立即实施相应的医疗措施。"其行为后果是肯定性行为后果，即法律认可和支持实施或不实施相应医疗措施的合法行为。正所谓"权利既可行使，也可放弃。"设定紧急医疗决策权的立法精神，是以赋予权利的方式鼓励医者发挥专业优势来选项救治。本学说对紧急医疗决策权的理解和适用强调两点：其一，此权利性诊疗规范只针对手术、特殊检查和特殊治疗中的主项选择事宜。所以，医方行使紧急医疗决策权而实施相关诊疗时，并不免除子

---

〔1〕　参见陈一凡：《医患关系法律分析》，人民法院出版社2013年版，第147页。

项选择和操作以及主项操作中应当履行的注意义务；其二，此权利性诊疗规范不能理解为强制治疗权。因为强制治疗权属公法关系中的医方权力，其公法上对外的权力与私法关系中的医方权利不是同一范畴。

《侵权责任法》第56条是在"权利本位"基础上设定的紧急医疗决策权。据此，生命垂危等紧急情况，不能取得患者或其近亲属意见的情况下，才可善意推定患方同意救助，从而可以实施相应的医疗措施。诸如，不能取得患者或其近亲属意见的情况下，临产孕妇心肺功能衰竭或胎儿宫内窘迫时实施的剖腹产；患肢大部组织细胞变性坏死时实施的截肢术；CT报告颅内血肿较大（幕下者>10ml，幕上者>40ml）或血肿虽不大但中线结构移位明显（移位>1cm）、脑室或脑池受压明显时实施的开颅减压术等，均属医者行使的紧急医疗决策权。

紧急医疗决策权不包括患方拒绝手术、特殊检查和特殊治疗的情形。例如，2007年"肖志军拒绝签署手术同意书致孕妇和胎儿死亡一案"，就与紧急医疗决策权无关。因为肖志军拒绝签署手术同意书的事实，已清楚表明根本就不具备"不能取得患者或其近亲属意见"的法定条件，相反却有拒绝手术的充分证据。"权利本位"思想贯穿于所有立法。合同关系中的患方享有不容置疑的知情同意权。那么，在充分告知病情、措施、风险和没有其他有效替代医疗方案的前提下，仍然拒签同意书的，就意味着"不得手术"已成为医方应当履行的注意义务，以致违反配合义务产生的不良后果只能由患方自己承担。

（四）医疗配合义务

医疗配合义务是指患方应当如实反映病情、听从吩咐、遵从医嘱和接受必要选项建议的义务。[1]任何服务都需要双方当事人的相互配合，医疗关系中的配合更为重要。实现诊疗目的和避免损害，很大程度上取决于患方配合。比如，问诊时，患者负有如实回答提问和如实陈述病情的义务；体格检查时，负有听从医师吩咐的义务；特检及术前，负有遵从医嘱做好相应准备的义务；巩固治疗中，负有按医嘱服药、复查和功能锻炼的义务；感觉不适或异样时，负有及时告诉医师的义务；住院外出时，负有办理请假手续的义务；出现急症手术指征和其他必选项目时，负有接受建议和签署同意书的义务等。如果

---

〔1〕 参见陈一凡：《医患关系法律分析》，人民法院出版社2013年版，第152页。

患方不予配合，就无法实现诊疗目的，甚至可能导致严重损害。所以，《侵权责任法》第 60 条规定："患者有损害，因下列情形之一的，医疗机构不承担赔偿责任：（一）患者或者其近亲属不配合医疗机构进行符合诊疗规范的诊疗……"可见，医疗关系中的患方负有配合义务。

医疗配合义务是合同的不真正义务。"其主要特征在于权利人通常不得请求履行，违反它也不发生损害赔偿责任，仅使负担该义务的一方遭权利减损或丧失的不利益。"[1]因此，配合义务有三大特征：其一，违反配合义务不发生损害赔偿责任，只成为医方减免责任的抗辩事由，以致配合义务是患方的不真正义务。其二，履行配合义务以医方履行告知义务为前提，以致配合义务是患方的间接义务。所以，医嘱、必要选项建议和操作吩咐，是患方配合义务产生的根据。其三，违反配合义务仅使患者权益减损或丧失，以致此义务是患方的对己义务。

二、一般关系的内容

一般关系是医患双方当事人针对一般需求的行为互动关系。在一般关系中，医者负有实施一般行为的义务。法律上的一般行为是一般民事义务的履行行为。一般民事义务包括一般义务和一般注意义务。因此，一般行为是一般义务和一般注意义务的履行行为。医疗服务中的一般行为是一个个一般项目服务。根据患者的不同服务需要，必然产生不同一般项目服务的一般关系。依据不同功能的义务在合同义务群中的不同归属，一般关系的内容包括医方的一般义务和一般注意义务，以及患方的付费义务（一般义务）和一般注意义务。

（一）医方的一般义务

医方的一般义务是实施一般行为的义务。一般行为是一个个一般项目服务，也即操作一般项目的行为。例如，接待指引、就诊咨询、挂号登记、划价、收费、发票给付、隐私保密、健康知识宣教；就医秩序（维护患者权益的医疗秩序除外）管理、遗体暂存和保护；出具医学证明、允许复印病历；提供病房、床位、饭菜、客运、空调、彩电、电话、购物、借阅书报、借用针线、代买生活小件、保管贵重物品、出借热食灶具、设施安全维护、病历

---

〔1〕　王利明主编：《民法》，中国人民大学出版社 2000 年版，第 369 页。

复印、生活护理、打扫卫生和水电供给；临终关怀而对患者及其家人的精神安慰、心理平静和生活照料等，就是一个个一般项目服务。

医方的一般义务是合同从给付义务。[1]所谓"从给付义务，简称为从义务，是不具有独立的意义，仅具有辅助主给付义务的功能，其存在的目的，不在于决定合同的类型，而在于确保债权人的利益能够获得最大满足。"[2]依法理，合同从义务与合同主义务一样，都是既可独立诉请履行，也可诉请损害赔偿的义务。合同从义务既可产生于法律规定，也可产生于交易习惯，还可产生于从合同的成立。以下仅就实践中经常呈现的发票给付义务、医学证明义务、允许复印和复制病历义务、生活护理义务、提供食宿义务，以及救护车接送一般患者义务等进行阐述。

1. 发票给付义务

发票给付义务是指医方收取医疗服务费时所负有的发票给付义务。向患方提供收费发票是税法规定的义务。因此，发票给付义务产生于法律规定。收费发票的提供和管理是医患合同关系建立、变更、消灭的必要手续。对医方来说，发票存根联是医疗机构经营管理的重要依据，因而是促进医疗事业健康发展的必要手段；对患方来说，正式发票既是向医保申请报账的凭证，也是向侵权人主张赔偿权利的证据。因此，收取医疗服务费时，医方负有发票给付义务。

2. 医学证明义务

医学证明义务是指医方负有证明医疗事实的义务。医师出具的医学证明是患者向其单位请假、证明出生、获得评残等利益的有效凭证。根据《执业医师法》第23条，医学证明义务产生于法律规定。须注意：医师没有亲自诊查、调查的，根据《执业医师法》第23条"医师实施医疗、预防、保健措施，签署有关医学证明文件，必须亲自诊查、调查，并按照规定及时填写医学文书，不得隐匿、伪造或者销毁医学文书及有关资料。医师不得出具与自己执业范围无关或者与执业类别不相符的医学证明文件"的规定，将无权出具医学证明。简言之，医师未亲自诊查、调查而出具的医学证明无效。还须注意：病历可以成为医学证明的有效组成部分，医疗服务是两类行为相互依

〔1〕 参见陈一凡：《医患关系法律分析》，人民法院出版社2013年版，第128页。
〔2〕 王利明主编：《民法》，中国人民大学出版社2000年版，第367页。

存的辩证服务，以致病历书写落款不由亲诊医师所为时，医疗诉讼中的医方将面临伪造病历的诉讼风险。

3. 允许复印和复制病历义务

允许复印和复制病历义务是指医方负有允许患者复印病历和应患者要求而复制病历的义务。其中，允许患者复印病历义务产生于法律规定；但应患者要求而复制病历的义务则产生于从合同的成立。

《侵权责任法》第61条和《医疗事故处理条例》第10条第1款"患者有权复印或者复制病历、住院志、体温单、医嘱单、化验单（检验报告）、医学影像检查资料、特殊检查同意书、手术同意书、手术及麻醉记录单、病理资料、护理记录以及国务院卫生行政部门规定的其他病历资料"就是医方负有允许患者复印病历的法律规定。

《医疗事故处理条例》第10条第3款"医疗机构应患者的要求，为其复印或者复制病历资料，可以按照规定收取工本费。"的规定表明：应患者要求而复制病历的义务产生于从合同的成立。

4. 生活护理义务

生活护理义务又称基础护理义务，是指护理人员负有帮助、照看无行为能力和限制民事行为能力患者生活起居的义务。实践中，护士为新生儿喂牛奶、洗澡、穿衣、照看；帮助老年患者上下床、喂饭、穿换衣裤、搀扶上卫生间、推轮椅外出晒太阳等，均属生活护理的范畴。生活护理费包含在医疗费之中，以致生活护理义务是住院交易习惯形成合同从义务。

5. 提供食宿义务

提供食宿义务是指医疗机构为住院患者提供饮食和住宿服务的义务。病情不稳和病情较重的患者均需住院。医疗服务是两类行为相互依存的辩证服务。提供食宿是住院服务的基本服务。实践中，餐费由患者到食堂交纳，床位费包含在医疗费之中。所以，提供饮食义务是从合同成立形成的义务，提供住宿义务则是交易习惯形成合同从义务。

6. 救护车接送一般患者义务

救护车接送一般患者义务是指医方答应一般患者请求而负有为其提供救护车接送的义务。"答应请求"已表明双方实施了缔约行为。因此，救护车接送一般患者义务产生于从合同的成立。须注意：医疗服务是两类行为相互依存的辩证服务。那么，救护车接送一般患者义务的履行中病情转危时，此一

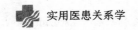

般义务即转化成医疗义务了。

（二）医方的一般注意义务

医方的一般注意义务是妥当实施一般行为的义务。妥当实施一般行为就是一般妥当行为。一般妥当行为是妥当操作一般项目的行为。一般注意义务的功能是间接辅助合同主义务和避免一般损害。因此，履行一般注意义务既间接利于诊疗又可避免一般损害。

一般注意义务又称合同的一般附随义务，[1]是依诚实信用原则，伴随合同关系发展而逐渐产生的义务。此义务产生于诚实信用原则和法律规定。一般注意义务属合同附随义务，因而是不可独立诉请履行和只可诉请损害赔偿的义务。根据司法实践，本学说将一般注意义务进一步区分为：一般服务注意义务、设施管理维护义务、精神性人格保障义务、遗体处置保护义务等。

1. 一般服务注意义务

一般服务注意义务是指一般项目服务的注意义务。一般项目服务包括但不限于：接待指引、就诊咨询、挂号登记、划价、收费、发票给付、隐私保密、健康知识宣教；就医秩序管理、遗体暂存；出具医学证明、复印病历；提供病床、饭菜、客运、空调、彩电、电话、购物、保管贵重物品、出借热食灶具、设施安检维护、病历复印、生活护理、打扫卫生和水电供给等。一般项目服务中，医者违反诚实信用原则、服务习惯和法律规定的，就是违反一般注意义务。例如，超标收费或收费结清后不提供正式发票；医师未亲自诊查、调查而出具医学证明；食堂就餐患者多人食物中毒；搀扶老人时疏忽以致摔倒；空调、彩电已坏却未及时维修；出院时错将他人新生儿交给产妇或其丈夫；冲洗地板后既未干拖又未警示致人滑倒；未拉起幼儿病床防护栏致幼儿在睡眠中翻滚坠床；救护车接送中翻车致一般患者受伤等情形，都是违反一般注意义务。

须注意：医疗服务是两类行为相互依存的辩证服务。当诊疗规范有特别规定时，一般注意义务即转化为医疗注意义务。例如，药物和疾病可导致意识不清的患者极易坠床。因此，诊疗规范对此有防坠床规定。那么，防坠床的一般注意义务即转化为医疗注意义务了。

───────────

[1] 参见陈一凡：《医患关系法律分析》，人民法院出版社2013年版，第145页。

2. 设施管理维护义务

设施管理维护义务是指医者负有管理维护通道、楼梯、阳台、电器、悬挂物等设施设备正常使用的义务。此义务是根据诚实信用原则，而对先前行为产生的一般注意义务。根据民法的相关规定，医疗机构对其服务场所原先建造物和安装的各种设施设备以及悬挂物、搁置物等，均负有管理维修义务。例如，医院道路的下水道盖板打开后未及时盖上致行人跌落；患者上楼梯时因扶手脱落致人摔倒；患者身靠阳台边缘时因护栏断裂而致人坠下；电器设备漏电致人被电击；悬挂物、搁置物坠落致人被砸等，都是违反一般注意义务。

3. 精神性人格保障义务

精神性人格保障义务是指医方负有维护患者肖像权、名誉权和隐私权的义务。人格权大体包括生命、身体、健康、肖像、名誉和隐私。前三项属物质性人格权，后三项属精神性人格权。精神性人格保障义务，均产生于法律规定。

患者享有肖像权。其内容包括拥有自己的肖像，并通过肖像的利用取得精神上或财产上的利益；同意他人使用自己的肖像，并有权取得适当报酬的权益；有权禁止他人不法毁损、玷污自己肖像的权益。公民依法享有肖像权，未经本人同意，不得以营利为目的使用公民的肖像。

患者享有名誉权。名誉是公民品德、才干、信誉等社会生活中获得的良好评价。名誉直接关涉公民的社会影响和人格尊严。公民、法人享有名誉权，公民的人格尊严受法律保护，禁止用侮辱、诽谤等方式损害公民、法人的名誉。

患者享有隐私权。隐私是公民不愿公开的个人生活自由、生活秘密和通讯秘密。医者在疾病调查时，极易获得患者于其他场合不愿公开的个人信息。比如，生理缺陷、有损名誉的疾病和不愿他人知晓的生活秘密等。难以启齿的隐私，之所以毫无保留地向医师披露，是迫于疾病诊疗的需要。然而，几乎所有患者都希望为其保密。所以《侵权责任法》第 62 条规定："医疗机构及其医务人员应当对患者的隐私保密。泄露患者隐私或者未经患者同意公开其病历资料，造成患者损害的，应当承担侵权责任。"

患者依法享有肖像权、名誉权和隐私权。那么，医方就负有肖像权、名誉权和隐私权的保障义务。侵害患者肖像、名誉和隐私权时，通常属于违反一般注意义务，但误诊为可辱人格的性病、怪病，以及让无关人员观看隐私部位的诊疗中造成精神损害时，则属医疗注意义务的违反。

4. 遗体处置和保护义务

遗体处置和保护义务是指医方负有妥善处置患者遗体和确保遗体完整的义务。此义务产生于合同关系终结之后，因而归属于后合同注意义务。

《医疗事故处理条例》第19条规定："患者在医疗机构内死亡的，尸体应当立即移放太平间。死者尸体存放时间一般不得超过2周。逾期不处理的尸体，经医疗机构所在地卫生行政部门批准，并报经同级公安部门备案后，由医疗机构按照规定进行处理。"这是遗体处置义务的法律规定。

未经患者生前遗嘱或亲属同意，不得解剖、摘取器官的义务，则属遗体保护义务。从本质上说，遗体保护义务属于精神性人格保障义务的范畴。

（三）患方的付费义务

患方的付费义务又称患方的一般义务，此义务是指患方负有支付医疗服务费的义务。合同关系的医疗服务是有偿服务。因此，付费义务是患方合同主义务。患方的付费义务基于医方的合同主权利——获酬权而存在。收取医疗服务费是医业发展的物质基础。因此，付费义务具有间接辅助实现医方主义务的功能。

患者履行付费义务，必然涉及两个法律问题：其一，给付的时间问题；其二，医者是否享有后履行抗辩权或不安抗辩权的问题。

"诊疗报酬给付时期，应依①特约②习惯③诊疗完成之顺序而决定。"[1]现实医疗服务活动正是依此运作。其一，对给付时间有特别约定的，应当从其约定。目前，个别医院承诺"先诊疗后付费"就属这种情形。其二，医院通常遵循"先付费后诊疗"的交易习惯。因为服务中的患者、医务人员和科室诸多，诊疗具有流程上的交叉性，患者及其家属又多为生面孔，如果"报酬后付"，则难以"对号入座"，极易造成付费与收费混乱。其三，个体诊所实行"报酬后付"。因为，个体诊所的医师与患者不多，"报酬后付"不难"对号入座"，况且劳务性契约本应适用报酬后付的原则。

医院对一般患者享有受限制的后履行抗辩权。根据《合同法》第67条"当事人互负债务，有先后履行顺序，先履行一方未履行的，后履行一方有权

---

〔1〕 龚赛红：《医疗损害赔偿立法研究》，法律出版社2001年版，第39页。

拒绝其履行要求。先履行一方履行债务不符合约定的，后履行一方有权拒绝其相应的履行要求"和"先付费后诊疗"的交易习惯，医院享有后履行抗辩权。但《执业医师法》第24条规定："对急危患者，医师应当采取紧急措施进行诊治；不得拒绝急救处置。"那么，依特别法优于普通法规则，急危患者求医时，医院不享有后履行抗辩权。所以，后履行抗辩权仅适用于一般患者。然而，一般患者病情转危，应当发现而未发现，进而怠于急救处置的，同样违反《执业医师法》第24条的规定。那么，医院对一般患者享有的后履行抗辩权，其实仅指中止治疗权，不包括中止诊断权。这就是各医院对多次催款无效的一般患者只停止给药，但不中止观察病情的原因。

个体诊所对一般患者享有不安抗辩权。根据《合同法》第68条"应当先履行债务的当事人，有确切证据证明对方有下列情形之一的，可以中止履行：……（三）丧失商业信誉……"和第69条"当事人依照本法第六十八条的规定中止履行的，应当及时通知对方。对方提供适当担保时，应当恢复履行……"的规定，以及"报酬后付"的交易习惯，个体诊所对欠费的一般患者享有不安抗辩权。不安抗辩权包括中止诊断权和中止治疗权。个体诊所行使不安抗辩权时，应当履行通知义务。

（四）患方的一般注意义务

患方的一般注意义务是指患方负有遵守医方秩序、尊重医方人格和不损坏医方财产的义务。《侵权责任法》第64条规定："医疗机构及其医务人员的合法权益受法律保护。干扰医疗秩序，妨碍医务人员工作、生活的，应当依法承担法律责任。"既然医方享有医院秩序、人身和财产不受侵害的权利。那么，患方就负有遵守医方秩序、尊重医方人格和不损坏医方财产的义务。患方的一般注意义务与医方的一般注意义务一样，都是不可独立诉请履行和只可诉请损害赔偿的义务。

医方秩序的具体内容通常表现在规章制度之中。医院规章制度是医院工作规律的客观反映，是医学科学的工作内容、工作程序和工作方法不断条理化、定型化的经验总结。现代医院工作的信息量大，随机性强，工作繁杂，分工精细，协作紧密。如果没有严格的规章制度，将造成工作秩序混乱，甚至造成医院及不特定患者的权益损害。因此，医院规章制度对于提高工作效率，保证医疗质量，减少医疗差错、防范损害患者，以及营造整洁、宁静、祥和、温馨的服务氛围，具有十分重大的意义。医院规章制度的内容十分广泛，不仅包括各项技术操作规程，而且包括医德医风和对患者及其亲属、陪人的管理。其中，对患者及其亲属、陪人管理的门诊须知、住院须知、交费规定、病人守则、探视制度、陪护制度中的具体规定，就是患方一般注意义务的具体规定。例如，患者违反《病人守则》与人追逐打闹，撞翻从手术室里推出的病友，以及在病室中大声说笑影响病友休息等，都是违反一般注意义务。

患方的一般注意义务也有先合同注意义务和后合同注意义务之分。先合同注意义务是指缔约接触时基于诚实信用原则，患方负有遵守医方秩序、尊重医方人格和不损坏医方财产的义务。例如，挂号时某患者插队，就是违反先合同注意义务。后合同注意义务是指合同关系终止后依诚实信用原则，患方仍负有遵守医方秩序、尊重医方人格和不损坏医方财产以及协助处理合同终了善后事宜等义务。比如，患者死亡后，家属停尸闹事，聚众封堵大门、燃放烟花爆竹、悬挂横幅标语、打骂医务人员、毁坏医院财物、诋毁医院及医务人员声誉等，都是违反后合同注意义务。

患方的一般注意义务还包括对己的注意义务。所谓对己注意义务是指维护自己健康安全的注意义务。比如，感觉不适应尽早求医的注意义务、行走安全注意义务、规范使用电器的注意义务等。

本章小结

本章第一节阐述医患合同关系的概念、性质、特点、成立和规范运行；第二节阐述医患合同关系的主体；第三节阐述医患合同关系的客体；第四节阐述医患合同关系的内容。本章涉及的主要内容如下：

医患合同关系又称医疗服务合同关系，是医者为患者提供医疗服务，患者为此支付服务费而形成的契约关系，是因合同成立而形成的法律上的权利义务关系。

医患合同关系的性质是私权医患关系。

医患合同关系的特点就是医患合同的特点。医患合同是救助患者为宗旨的服务合同，是体现医疗公益的服务合同，是不承诺担当风险的服务合同，是以诊疗项目服务为主渐进并以一般项目服务为辅的综合服务合同。

医患合同的成立包括病情一般的合同成立和病情急危的合同成立。前者因缔约行为而成立，后者因病情而成立。

医患合同关系的规范运行，是指医疗服务合同关系的产生、变更和消灭，因法定事由的变化而变化的动态过程。其法定事由包括行为和事件。这里的行为就是缔约行为；这里的事件就是病情。病情及其变化是因，缔约行为是果。因此，法定事由的变化最终源于患者病情的发展和变化。

医患合同关系主体是指参加医疗服务合同关系而享有权利和承担义务的当事人。医方主体是医者，即医疗机构和个体医师。患方主体是患者，但一定条件下包括患者权利义务的代行主体：法定代理人、表见代理人、委托代理人和特殊代理人等。

医患合同关系客体是指合同关系中医患双方权利义务共同指向的对象或标的。可以成为医患合同关系客体的事物主要有八大类：病情、行为、人格利益、物、信息、权利、身份和医院秩序等。

医患合同关系的内容，是指医患当事人的合同权利义务。医患合同关系的内容包括医疗关系的内容和一般关系的内容。医疗关系的内容包括医方的医疗义务、医疗注意义务和不能归属于义务群的紧急医疗决策权，以及患方的医疗配合义务。一般关系的内容包括医方的一般义务和一般注意义务，以及患方的付费义务（一般义务）和一般注意义务。

医疗义务是实施医疗行为的义务。医疗注意义务是妥当实施医疗行为的义务。诊疗规范的主要部分是注意义务的具体规定。履行注意义务应在病情及其变化的基础上遵守选项规范、操作规范和贯彻辩证的诊疗原则外，还应规范履行告知义务、护理义务、转诊义务、资质保证义务、病历书写存档义务、诊疗管理义务等，才能妥当实施医疗行为。

当诊疗规范存在疏漏或不周时，没有违反诊疗规范却仍有可能违反注意义务。此情形应在病情、诊疗原则和医疗能力——医疗机构等级、医师资质和设备服务条件来综合认定注意义务的履行状态，即综合认定是否存在"应为能为而不为、应为能为而错为或不应为而为之"的违反注意义务的情形。

复习思考题

1. 什么是常见医患关系？其特点是什么？
2. 医患合同的成立有哪些情形？
3. 医患合同关系的主体、客体和内容分别是指什么？

4. 什么是合同权利？什么是合同义务？医患合同的内容包括哪些？

5. 简述医方的医疗义务、医疗注意义务、紧急医疗决策权、一般义务和一般注意义务。

6. 医疗义务与医疗注意义务的联系和区别是什么？

7. 试述医疗注意义务、诊疗规范和诊疗原则之间的关系。试述是选项规范和操作规范。

8. 简述患方的医疗配合义务、付费义务（一般义务）和一般注意义务。

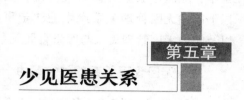

第五章

少见医患关系

根据不同类型的实用医患关系在现实生活中是否经常呈现，可将其区分为常见医患关系和少见医患关系。其中，常见医患关系是指经常呈现的医患合同关系；少见医患关系是指难以见到的无因管理关系和强制治疗关系。因此，本章阐述的少见医患关系是指无因管理关系和强制治疗关系。

第一节　无因管理关系

一、无因管理关系的概念

无因管理关系是医疗无因管理关系的简称，是医者在既没有法定医疗义务又没有约定医疗义务的情况下，为避免患者生命健康利益受损而提供医疗服务所形成的医疗服务关系。无因管理关系是私权医患关系的特殊形态。

无因管理关系是准契约关系。准契约是罗马法的概念。准契约是指当事人之间既无约定又无侵权，但依据民法规定而在当事人之间产生如同订约一样的法律后果。准契约可以包括无因管理、不当得利、监护、共有和遗赠等。然而，现实中的不当得利、监护、共有和遗赠等关系，均没有成为医疗服务关系载体的实例，只有无因管理关系能够成为医疗服务关系的载体。所以，准契约关系仅指无因管理关系。

无因管理是债的发生根据。在无因管理关系中，医方是债权人或称管理人，患方是债务人，患者是本人或称被管理人。无因管理关系包括院前无因管理关系和院内无因管理关系。院内无因管理关系的主体、客体、内容三要素中，除医疗服务费尚未支付外，其余事宜均与医患合同关系相同。因此，以下阐述无因管理关系产生的法定事由、院前主体资质和行为标准无规定，以及院内无因管理关系与医患合同关系因法定事由的变化而转化的客观情况。

二、无因管理关系的法定事由

《民法总则》第121条规定："没有法定的或者约定的义务，为避免他人利益受损失进行管理或者服务的，有权要求受益人偿还由此而支付的必要费用。"因此，没有法定义务或约定义务，为避免他人利益受损而进行管理或服务的，就是无因管理关系的法定事由。医疗无因管理关系的法定事由，应当同时具备三个必要条件。

（一）既无法定医疗义务又无约定医疗义务

既无法定医疗义务又无约定医疗义务是无因管理关系构成的必要条件。医疗服务是两类行为相互依存的辩证服务。其中，医疗行为是具有技术特点和救助作用的行为；一般行为是不具有技术特点而具有辅助作用的行为。其中，医疗行为是医疗义务和医疗注意义务的履行行为；一般行为是一般义务和一般注意义务的履行行为。医疗义务是实施医疗行为的义务，医疗注意义务是妥当实施医疗行为的义务；一般义务是实施一般行为的义务，一般注意义务是妥当实施一般行为的义务。所以，医者负有医疗义务就必然负有医疗注意义务、一般义务和一般注意义务；医者不负有医疗义务就必然不负有医疗注意义务、一般义务和一般注意义务。据此，医疗义务是医方义务的主义务，从而使"没有法定的或者约定的义务"在医疗无因管理关系中对应于"没有法定医疗义务或约定医疗义务"而存在。所以，无因管理关系中的"无因"，是指既没有法定医疗义务又没有约定医疗义务。所谓法定医疗义务是指产生于诊疗规范的医疗义务；所谓约定医疗义务是指通过缔约行为产生的医疗义务。在无因管理法定事由中，医方提供的医疗服务，必须是既没有法定医疗义务又没有约定医疗义务。如果负有法定医疗义务或负有约定医疗义务而提供医疗服务的，不可能形成无因管理关系，只能形成医患合同关系。例如《执业医师法》第24条规定："对急危患者，医师应当采取紧急措施进行诊治，不得拒绝急救处置。"《医疗机构管理条例》第31条规定："医疗机构对危重病人应当立即抢救。"就是法定医疗义务产生的根据。所以，急危患者求医或被送诊的，不可能形成无因管理关系，只能形成医患合同关系。

（二）有为患者实施医疗行为的事实

有为患者实施医疗行为的事实，也是无因管理关系得以成立的必要条件。根据病情需要而为患者实施医疗行为，就是为患者提供医疗服务的客观事实。因为没有实施医疗行为就没有提供医疗服务，以致不能认定医者为救助患者进行了管理或服务，从而不能认定无因管理关系的成立。应注意，具有诊疗目的的行为都是医疗行为。对于院前医疗行为应作辩证的理解。比如，医疗机构之外发现必须急救处置的患者，医务人员将其急抱入院的行为就是医疗行为。因为，必须急救处置的判断就是诊断；急抱入院就是实现救助患者的诊疗目的而争分抢秒的行动，因而是医疗行为。假如医务人员只是送些钱物，未实施医疗行为，则只能认定慈善赠与，不能认定无因管理关系。

（三）有为患者谋利益的意思

为患者谋利益的意思，是无因管理关系成立的主观要件。那么，为患者避免生命健康利益受损的意思表示，也是无因管理关系构成的必要条件。实施医疗行为产生的利益只能归属于患者本人。所以，实施医疗行为就是救助患者，因而是为患者避免生命健康利益受损的意思表示。须强调，医者通过实施医疗行为来表示为患者健康谋利益的同时，并不排除可为自己谋求合法利益。例如：医者在实施无因管理的同时，可以进行相关病种的医学调查与研究，还可希望清醒后的患者或患者亲属承认无因管理事实，从而尽快获得医疗服务费等，均不影响无因管理关系的成立。

三、院前主体资质和行为标准无规定

医疗行为的技术性决定医疗功能必受设备和技术条件的限制。因此《执业医师法》规定医师的执业地点仅限于其注册的医疗机构所在地。然而，患者病情急危却不以人的意志为转移。所以，法律应当鼓励院前无因管理，才能发挥医疗行为的救助性和公益性。况且，现行法律没有规定院前无因管理的主体资质和行为标准。根据"法不禁止即可为"原则，医疗机构之外的患者病情急危之时，如果没有医务人员到场，法律亦应认可路人"学雷锋"和"土法上马"式的无因管理。为鼓励全社会积极施救生命，法律不宜对院前无因管理的主体资质和行为标准作出具体规定。况且《民法总则》第184条规定："实施紧急救助行为造成受助人损害的，救助人不承担民事责任。"

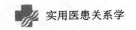

四、无因管理关系的常见情形及其转化

无因管理的常见情形有三种：一是医务人员在医疗机构之外遇到急产孕妇或昏迷等急危患者而予急救处置；二是对医疗机构之外自杀未遂又拒绝诊疗的急危患者予以救治；三是对亲友因经济困难"偷送"入院的无行为能力的老、幼、残等一般患者予以收治。

第一种情形：孕妇急产或昏迷等急危患者于医疗机构之外，根据《执业医师法》的规定，医务人员受执业地点的限制而无法定医疗义务；孕妇急产来不及求医，昏迷等急危患者不能求医，从而排除了约定医疗义务。此情形中医者实施医疗行为的，必然构成无因管理。

第二种情形应分析两个阶段：第一阶段中，自杀者病情急危但神智清楚，其极力拒绝救治和反抗，导致无法实施医疗行为，从而不存在无因管理；第二阶段中，自杀者病情急危并致神志不清，其拒绝救治是无效的意思表示。此时，拒绝救治虽然无效，但患者毕竟尚未求医，从而排除了约定医疗义务；事发于医疗机构之外，排除了法定医疗义务。此种救治构成紧急情况下的无因管理。

第三种情形：一般患者本人无行为能力，亲友因经济困难"偷送"入院，表明送诊人未代理患者求医，从而排除了约定医疗义务；对于"一般患者"，医师不具有法定医疗义务。那么，医者实施医疗行为的，当然构成无因管理。

可见，三种情形下的医者均无法定医疗义务和约定医疗义务。医者实施医疗行为的，就是医疗服务事实。实施医疗行为的目的是避免患者健康利益遭受疾病损害，且该利益只能归属于患者本人，客观上已表明有为患者谋利益的意思表示。因此，以上三种情形均符合无因管理的构成要件，因而都能成为无因管理的法定事由，从而形成无因管理关系。

形成院内无因管理关系的，一旦清醒患者承认或其亲属追认这种事实时，无因管理关系就转化为合同关系了。其中，"清醒后的患者承认或其亲属追认"就是无因管理关系因法定事由的变化而转化为合同关系的具体情况。显而易见，除医疗服务费尚未支付外，院内无因管理关系中的主体、客体和内容，均与医患合同关系无异。那么，院内无因管理关系可视同医患合同关系。

第二节　强制治疗关系

一、强制治疗关系的概念

强制治疗关系是为救助大众而由行政法确认和调整的医疗服务关系。此种医疗服务关系产生于国家对公害疾病防治以及国家对相关人员和区域行使的特殊行政管理权。因此，强制治疗关系的社会生活原型是特殊的行政管理关系。这种行政管理关系就是医患行政关系。那么，强制治疗关系又可被称为公权医患关系、公权医疗服务关系、医患公法关系、医患行政关系。

二、强制治疗关系的法定事由

强制治疗关系是公害疾病防治关系产生、变更和消灭，伴随法定事由的变化而变化的动态运行过程。强制治疗关系的产生是指当事人权利义务关系的成立；强制治疗关系的变更是指关系主体、客体和内容的改变，但主要是客体和内容的改变；强制治疗关系的消灭是指双方权利义务关系的终止。简言之，强制治疗关系的产生、变更和消灭，都是基于法定事由的变化而变化的。法定事由又称法律事实，它包括行为和事件。能够引起强制治疗关系产生、变更和消灭的行为和事件，都是强制治疗关系的法定事由或法律事实。这里的行为特指行政主体做出的，能够产生、变更和消灭强制治疗关系的有意识的活动。这里的事件特指与当事人的意志无关，能够产生、变更和消灭强制治疗关系的特定公害疾病的病情及其变化。

1. 行为

此行为特指行政主体做出的，能够产生、变更和消灭强制治疗关系的有意识的活动。在行政管理关系中，行政主体的具体行政行为是引起行政管理关系产生、变更和消灭的根据之一。然而，能够引起强制治疗关系产生、变更和消灭的行为多种多样，其共同特征是具有行政属性和公害疾病的防治目的。具有行政属性和公害疾病的防治目的是强制治疗的存在根据。因为没有公害疾病的防治目的，就没有公害疾病的防治行为；公害疾病的防治行为没有行政属性就没有强制治疗，也就不可能产生强制治疗关系。所以，既有公害疾病的防治目的，又能产生、变更和消灭强制治疗关系的行为必须具有行政属性。例如，医疗机构根据法律、法规的直接授权而针对其确诊的鼠疫、霍乱、肺炭疽、"非典"、禽流感 H_7N_9、埃博拉病毒、尼巴病毒脑炎和疯牛病病人实施强制治疗；疾病预防控制中心和医疗机构根据法律、法规的直接授权而针对适龄儿童进行的一类计划疫苗接种；各省政府成立的应急指挥部针对公害传染病暴发、流行而作出"凡来自疫区的游人过客实施隔离、留观，和对相关人员和区域分别采取疏散、封锁"的命令；各地方公安局针对不能自控而伤人、毁物的精神病人、吸毒病人分别作出遣送精神病院、戒毒所治疗的决定，就是产生强制治疗关系的具体行政行为，即公害疾病的防治行为。

2. 事件

这里的事件特指与当事人的意志无关，能够产生强制治疗关系的特定公害疾病的病情及其变化。《传染病防治法》第 3 条，将 41 种急慢性传染病作为法定传染病，并根据其暴发、流行情况和危害程度的不同，区分为甲、乙、丙三类管理。"甲类传染病是指鼠疫和霍乱。乙类传染病是指传染性非典型性肺炎、艾滋病、病毒性肝炎、脊髓灰质炎、人感染高致病性禽流感、麻疹、流行性出血热、狂犬病、流行性乙型脑炎、登革热、炭疽、细菌性和阿米巴痢疾、肺结核、伤寒和副伤寒、流行性脑脊髓膜炎、百日咳、白喉、新生儿破伤风、猩红热、布鲁氏菌病、淋病、梅毒、钩端螺旋体病、血吸虫病、疟疾。丙类传染病是指流行性感冒、流行性腮腺炎、风疹、急性出血性结膜炎、麻风病、流行性和地方性斑疹伤寒、黑热病、包虫病、丝虫病，除霍乱、除霍乱、细菌性和阿米巴性痢疾、伤寒和副伤寒以外的感染性腹泻病。"《传染病防治法》第 4 条"对乙类传染病中传染性非典型肺炎、炭疽中的肺炭疽和人感染高致病性禽流感，采取本法所称甲类传染病的预防、控制措施。"其他文件表明：埃博拉病毒、尼巴病毒脑炎和疯牛病等，应按甲类传染病管理。《传染病防治法》第 39 条规定"医疗机构发现甲类传染病时，应当及时采取下列措施：（一）对病人、病原携带者，予以隔离治疗，隔离期限根据医学检查结果确定；（二）对疑似病人，确诊前在指定场所单独隔离治疗；（三）对医疗机构内的病人、病原携带者、疑似病人的密切接触者，在指定场所进行医学观察和采取其他必要的预防措施。拒绝隔离治疗或者隔离期未满擅自脱离隔离治疗的，可以由公安机关协助医疗机构采取强制隔离治疗措施。"《传染病防治法》第 42 条规定"传染病暴发、流行时，县级以上地方人民政府应当立即组织力量，按照预防、控制预案进行防治，切断传染病的传播途径，必要时，报经上一级人民政府决定，可以采取下列紧急措施并予以公告：
（一）限制或者停止集市、影剧院演出或者其他人群聚集的活动；（二）停
工、停业、停课；（三）封闭或者封存被传染病病原体污染的公共饮用水源、
食品以及相关物品；（四）控制或者扑杀染疫野生动物、家畜家禽；（五）封
闭可能造成传染病扩散的场所。上级人民政府接到下级人民政府关于采取前
款所列紧急措施的报告时，应当即时作出决定。紧急措施的解除，由原决定
机关决定并宣布。"根据《突发公共卫生事件应急条例》的规定，省级以上政
府设立应急指挥部，负责对突发事件应急处理的统一领导、统一指挥。县级
以上地方人民政府卫生行政主管部门，具体负责组织突发事件的调查、控制
和医疗救治工作。指挥部、县级以上地方政府卫生行政主管部门，可根据需
要，对人员采取疏散、隔离治疗、封锁等强制措施。对传染病病人和疑似传
染病人，应当采取就地隔离、就地观察、就地治疗的措施。其他行政文件表
明：非典型性肺炎、禽流感 H_7N_9、埃博拉病毒、尼巴病毒脑炎和疯牛病等，
应按甲类传染病管理。所以，公害性极强的鼠疫、霍乱、肺炭疽、非典型性
肺炎、禽流感 H_7N_9、埃博拉病毒、尼巴病毒脑炎和疯牛病等病人被发现，就
是能够引起强制治疗关系产生的事件，其病情变化和死亡，就是能够引起强
制治疗关系变化和消灭的事件。

　　须注意：《传染病防治法》虽然规定了传染病的分级、分类管理。但尚未
强制治疗前的监测管理，是国家机关通过医疗机构履行报告义务的方式来实
现行政监测的间接管理。此时的医患合同关系尚未转化为强制治疗关系。因
此，一定区域范围内的首例公害传染病确诊前的诊疗行为不具有行政属性。
因为，首例鼠疫、霍乱、肺炭疽、非典型性肺炎、禽流感 H_7N_9、埃博拉病
毒、尼巴病毒脑炎和疯牛病等公害传染病确诊之前的关系仍属医患合同关系。
当公害传染病被确诊之后，才转化为强制治疗关系。这就是医患行政关系不
能称其强制医疗关系，只能说是强制治疗关系的原因。还须注意：《突发公共
卫生事件应急条例》第 2 条所指的"重大食物中毒和职业中毒事件"与"鼠
疫、霍乱、肺炭疽、非典型性肺炎、禽流感 H_7N_9、埃博拉病毒、尼巴病毒脑
炎和疯牛病等病人被发现"等事件的法律属性不同。前类事件是私权属性的
法定事由，因其产生的关系是救助患者的医患合同关系；后类事件是公权属
性的法定事由，因其产生的关系是救助大众的强制治疗关系。

三、强制治疗关系的建立宗旨

强制治疗关系的建立宗旨是救助大众。因为，公害疾病不仅危及患者本人而且危及社会大众。因此，必须建立社会集体防卫体系，才能有效预防、控制和消灭公害疾病。建立社会集体防卫体系就是建立针对公害疾病特点，能够调动社会力量，采取鼓励自愿和必要强制相结合的方式，隔离患者及病源携带者并予治疗来消灭公害病源；疏散群众、封锁疫区来防止公害疾病扩散、传播和流行；以及监测管理、环境卫生防预和预防接种来防患于未然的措施齐全、主次分明、和谐一致、协同作用的防卫措施统一体。可见，社会集体防卫是针对公害疾病的，既强制患者又强制健康人的治疗。所以，建立强制治疗关系的宗旨是通过既救助患者又救助健康人的方式来救助大众。

四、强制治疗关系的主体特征

1. 医方主体可置换

强制治疗关系作为行政管理关系的一种，必有一方当事人是行政主体，另一方是具体行政行为相对人。那么，强制治疗关系如同其他行政管理关系一样，可以发生行政主体置换。

（1）法律、法规授权的组织成为行政主体，是医方未发生主体置换的情形。根据《传染病防治法》第39条规定"医疗机构发现甲类传染病时，应当及时采取下列措施：（一）对病人、病原携带者，予以隔离治疗，隔离期限根据医学检查结果确定；（二）对疑似病人，确诊前在指定场所单独隔离治疗；（三）对医疗机构内的病人、病原携带者、疑似病人的密切接触者，在指定场所进行医学观察和采取其他必要的预防措施。拒绝隔离治疗或者隔离期未满擅自脱离隔离治疗的，可以由公安机关协助医疗机构采取强制隔离治疗措施。"那么，医疗机构在此情形中属于法律、法规授权的组织，因而具有独立的行政主体资格，能以自己的名义对外行使行政权力，并对外独立承担法律责任。因此，医疗机构能够成为行政复议中的被申请人、行政诉讼中的被告和行政赔偿中的赔偿义务主体。法律之所以赋予医疗机构这一行政主体地位，其立法精神是为了及时从源头上遏制公害传染病的爆发和流行。

（2）医疗机构成为行政机关委托的组织时，是医方主体发生置换的情形。根据《传染病防治法》第5条规定："各级人民政府领导传染病防治工作。"

《传染病防治法》第 41 条规定："对已经发生甲类传染病病例的场所或者该场所内的特定区域的人员，所在地的县级以上地方人民政府可以实施隔离措施，并同时向上一级人民政府报告；接到报告的上级人民政府应当即时作出是否批准的决定。"《医疗机构管理条例》第 39 条规定："发生重大灾害、事故、疾病流行或者其他意外情况时，医疗机构及其卫生技术人员必须服从县级以上人民政府卫生行政部门的调遣。"《突发公共卫生事件应急条例》第 17 条第 2 款规定："设区的市级以上地方人民政府应当设置与传染病防治工作需要相适应的传染病专科医院，或者指定具备传染病防治条件和能力的医疗机构承担传染病防治任务。"那么，医疗机构在上述法定情形中是行政机关委托的组织，因而不是独立的行政主体。其行使的行政权力必须以委托机关的名义进行，并由委托机关对其行为向外承担法律责任。所以，医疗机构不能成为行政复议中的被申请人、行政诉讼中的被告和行政赔偿中的赔偿义务主体。医疗机构所采取的医疗方案，必须按行政机关的要求去做或取得认可。如，2003 年的抗"非典"的中后期，就充分表现了决定强制治疗的意志主体已发生实质意义上的改变。换言之，医疗机构的医疗意志已被行政机关置换了。法律之所以规定医方主体能被置换，其立法精神是便于调动社会力量来实现社会集体防卫。至于医方主体何时发生置换，是一个很实际的问题。通常在甲类传染病人和病源携带者，乙类传染病中的肺炭疽、"非典"、禽流感 H7N9，以及埃博拉病毒、尼巴病毒脑炎及疯牛病等病人在一定区域范围内被首次发现时，医疗机构是法律、法规授权的组织，因而未发生主体置换。当病例上报被核实后，当地政府及卫生行政部门使行政权力，或国务院及各省、自治区、直辖市人民政府设立应急处理指挥部行使行政权力时，才发生主体置换。

2. 患者不限于求医人

强制治疗关系中的患者，既可以是求医人也可以是没有求医愿望的公害传染病人、疑似传染病人和传染病易感人群等。总之，只要是公害疾病患者或有可能感染公害疾病的健康人，无论其是否具有求医愿望，都是强制治疗关系的患者。例如，2003 年抗"非典"时来自疫区的游人过客。又如，必须按《疫苗流通和疫防接种管理条例》中的规定进行一类计划疫苗接种的适龄儿童。

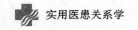

五、强制治疗关系的基本客体

强制治疗关系的基本客体是大众生命健康和公害疾病的防治管理秩序。因为建立强制治疗关系的宗旨是救助大众。救助大众的科学方法是建立社会集体防卫体系。建立社会集体防卫体系就是建立针对公害疾病特点，能够调动社会力量，采取鼓励自愿和必要强制相结合的方式，隔离患者及病源携带者并予治疗来消灭公害病源；疏散群众、封锁疫区来防止公害疾病扩散、传播和流行；以及监测管理、环境卫生防预和预防接种来防患于未然的措施齐全、主次分明、和谐一致、协同作用的防卫措施统一体。那么，救助大众的必要措施是医患双方都必须严格遵守的行为准则。换言之，是否有利于救助大众和是否严格执行、遵守公害疾病的防治管理秩序，是认定双方行为是否妥当的基本准则。所以，强制治疗关系的基本客体是大众生命健康和公害疾病的防治管理秩序。

六、强制治疗关系的内容特点

强制治疗关系的内容是指医患行政关系主体依法享有的权利和应尽的义务，即行政主体和具体行政行为相对人各自权利与义务的总和。其权利义务因受行政管理关系的制约而具有三个方面的特点。

1. 权利义务的法定性

强制治疗关系主体享有的权利和应尽的义务都是行政法律、法规和规章预先确定的。在领导与服从、管理与被管理、强制与被强制的公权医疗服务关系中，当事人不能自由约定相关事宜是强制治疗的重要特征。因此，强制治疗关系的内容具有法定性。这里的"公法"是指《传染病防治法》《传染病防治法实施办法》《突发公共卫生事件应急条例》《传染性非典型性肺炎防治管理办法》《突发公共卫生事件与传染病疫情监测信息报告管理办法》等行政法律、法规和规章。

2. 双方权利义务的不对等性

强制治疗关系中双方当事人处于不平等的法律地位，其权利义务具有不对等性。与医患私法关系进行比较后不难发现：私法关系中的医患双方处于平等的法律地位，其权利义务具有对等性。因为，私法关系中的医患双方基于平等、自愿、等价有偿原则来确定权利义务，且医方权利通常是患方义务，患方权利通常是医方义务。公法关系中的医方是代表国家行使强制治疗权的行政主体，其诊疗权是法定权力；患者是具体行政行为相对人，其接受治疗的义务是法定义务。也就是说，强制治疗关系中医方享有的诊疗权，既不以患者的同意为前提，也不以给付报酬为对价；患者负有接受诊疗的义务，是无条件的法定义务。可见，强制治疗关系中的医患双方处于不平等的法律地位，其权利义务明显不对等。

3. 医方权利义务的一致性

强制治疗关系中的医方是行政主体，其实施的医疗行为是特殊的行政管理行为，也即具体行政行为。因此，医方（行政主体）与国家、患者之间，在这种医疗服务中发生了双重的权利义务关系。相对于国家而言，医方既是代表国家行使治疗权（职权）的主体，又是代表国家履行治疗义务（职责）的主体。相对于患方而言，医方同样既是治疗权的享有主体，又是治疗义务的承担主体。比如，一类计划疫苗接种中，一类疫苗接种既是疾控中心和医疗机构对易感人群所享有的权利，又是疾控中心和医疗机构对易感人群应尽的义务，从而使医方既享有一类疫苗接种权，又负有一类疫苗接种义务。可见，因法律、法规直接授权的疾控中心和医疗机构，对易感人群所享有的一类疫苗接种权和一类疫苗接种义务相互重叠了。这种医方相对于患方的一类疫苗接种权和一类疫苗接种义务，既不能转让也不能放弃。否则，就是失职，就要承担相应法律责任。这就是医方主体在强制治疗关系中权利义务的一致性。

本章小结

本章第一节从无因管理关系的概念出发，阐述无因管理关系的法定事由、院前主体资质和行为标准无规定、常见情形以及无因管理关系向合同关系的转化；第二节从强制治疗关系的概念出发，阐述强制治疗关系的法定事由、建立宗旨、主体特征、基本客体和内容特点。本章涉及的主要内容如下：

无因管理关系是医疗无因管理关系的简称，是在既没有法定医疗义务又没有约定医疗义务的情况下，为避免患者生命健康利益受损而提供医疗服务所形成的医疗服务关系。

无因管理关系的法定事由，应当同时具备三个必要条件：①既无法定医疗义务又无约定医疗义务；②有为患者实施医疗行为的事实；③有为患者谋

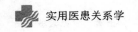

利益的意思。

为鼓励全社会积极施救，法律不宜对院前无因管理的主体资质和行为标准作出具体规定。

无因管理的常见情形有三种：一是在医疗机构之外发现急产孕妇或昏迷等急危患者而予急救处置；二是对医疗机构之外自杀未遂又拒绝诊疗的急危患者予以救治；三是对亲友因经济困难"偷送"入院的无行为能力的老、幼、残等一般患者予以收治。

形成院内无因管理关系的，一旦清醒患者承认或其亲属追认这种事实时，无因管理关系就转化为医患合同关系了。其中，"醒后的患者承认或其亲属追认"就是无因管理关系因法定事由的变化而转化为医患合同关系的具体情况。

强制治疗关系是为救助大众而由行政法确认和调整的医疗服务关系。

能够引起强制治疗关系产生、变更和消灭的行为和事件，都是强制治疗关系的法定事由或法律事实。

建立强制治疗关系的宗旨是救助大众。

强制治疗关系的主体特征是：①医方主体可置换；②患者不限于求医人。

强制治疗关系的基本客体是大众生命健康和公害疾病的防治管理秩序。

强制治疗关系的内容特点是：①权利义务的法定性；②双方权利义务的不对等性；③医方权利义务的一致性。

复习思考题

1. 什么是医疗无因管理关系？

2. 院前无因管理为什么没有主体资质和行为标准？

3. 院内无因管理关系在什么情况下可转化为医患合同关系？

4. 什么是强制治疗关系？

5. 强制治疗关系的法定事由有哪些？

6. 简述强制治疗关系的建立宗旨、主体特征、基本客体和内容特点。

7. 2015年清明节，王某扫墓杀鸡时划破了手指。第3天开始发热，咳嗽，头痛和全身不适。第4天病情加重，入住县中心医院。入院诊断：重症肺炎。医师行对症抗炎治疗，但疗效不佳。第8天提取标本，当天 H_7N_9 检测结果阴性。第11天患者死亡。死后第二天，市疾控中心对原标本复检，H_7N_9 检测结果为阳性。请问：该患者与县中心医院之间是什么关系？为什么？

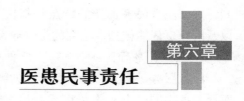

第六章

医患民事责任

实用医患关系包括私权医患关系和公权医患关系。虽然，私权医患关系既可产生民事责任也可产生行政责任，还可产生刑事责任。然而，在私权医患关系中追究行政责任和刑事责任的问题，不属实用医患关系学研究的问题。因为私权医患关系中追究行政责任和刑事责任的主体是国家，国家追责产生的关系不是医患关系。至于公权医患关系产生的行政赔偿责任，除应遵循"提起行政诉讼、诊疗规范的属性排除规则和举证责任倒置"外，与侵权责任构成大同小异。所以，本学说只阐述医患民事责任。

第一节　医患民事责任的一般规定

一、医患民事责任的概念

任何法律责任都是行为主体违反法律义务应当承担的不利后果。因此，医患民事责任是指医患主体违反民事义务应当承担的不利后果。然而，医疗服务关系包括医疗关系和一般关系。所以，医患民事责任是指医患当事人违反医疗民事义务或一般民事义务应当承担的不利后果。

二、医患民事责任的特点

医患民事责任是医患主体违反医疗民事义务或一般民事义务应当承担的不利后果。医患民事责任的特点源于医疗服务关系的特征。医疗服务关系的特征源于医疗服务的特征。医疗服务是医方提供的服务。因此，医患民事责任的特点，就是医方民事责任的特点。根据医疗服务的特征和不同义务的不同特点，医方民事责任的特点是指医方民事责任包括医疗责任和一般责任，以及医疗责任能被独立追究的主体通常只是医方。

1. 医方民事责任包括医疗责任和一般责任

医疗服务是两类行为相互依存的辩证服务。医疗服务是医方提供的服务。医疗服务中的医方实施医疗行为和一般行为。因此，从行为视角上说，医方实施医疗行为产生的责任是医疗责任；医方实施一般行为产生的责任是一般责任。医方实施的医疗行为是医疗民事义务的履行行为。医疗民事义务包括医疗义务和医疗注意义务。医疗义务要求医者实施医疗行为；医疗注意义务要求医者妥当实施医疗行为。医方实施的一般行为是一般民事义务的履行行为。一般民事义务包括一般义务和一般注意义务。一般义务要求医者实施一般行为；一般注意义务要求医者妥当实施一般行为。所以，从义务视角上说，医方违反医疗义务或医疗注意义务产生的民事责任是医疗责任；医方违反一般义务或一般注意义务产生的民事责任是一般责任。由此可见，医疗服务关系中产生的医方民事责任必然包括医疗责任和一般责任。

2. 医疗责任能被独立追究的主体通常只是医方

医疗服务关系包括医疗关系和一般关系。医疗关系中的双方均负有的医疗民事义务。其中，医方负有的医疗民事义务包括医疗义务和注意义务；患方负有的医疗民事义务只有医疗配合义务。根据民事责任构成，任何一方违反医疗民事义务都应承担医疗责任。然而，医方的医疗义务和注意义务是真正义务、直接义务和对患方的义务。患方的医疗配合义务是不真正义务、间接义务和对己义务，"其主要特征在于权利人通常不得请求履行，违反它也不发生损害赔偿责任，仅使负担该义务的一方遭权利减损或丧失的不利益。"[1]因此，医方的医疗义务和注意义务具有维护患方权益的特点，以致医方违反医疗义务和注意义务产生的责任可被患方独立追究。患方的医疗配合义务具有维护自己权益免遭损害的特点，以致患方违反配合义务并不导致应对医方承担赔偿责任，只在其追究医方责任时能够成为医方减免责任的抗辩事由。所以，医疗责任能被独立追究的主体通常只是医方。这里之所以是"通常"，是因为《民法总则》第183条规定："为保护他人民事权益而使自己受到损害

---

[1] 王利明主编：《民法》，中国人民大学出版社2000年版，第369页。

的，由侵权人承担民事责任，受益人可以给予适当补偿。没有侵权人、侵权人逃逸或者无力承担民事责任，受害人请求补偿的，受益人应当给予适当补偿。"那么，医师在医疗救助过程中确实感染了患者疾病的，有权向患者要求适当补偿。

三、医患民事责任的分类

理论上可以根据一定原则而对医患民事责任作出不同类型的划分。根据责任主体的不同，可将医患民事责任区分为医方责任和患方责任；根据行为性质的不同，可将医患民事责任区分为医疗责任和一般责任；根据追责诉求的不同，可将医患民事责任区分为违约责任和侵权责任。

四、医患民事责任的竞合

1. 医患民事责任竞合的概念

《合同法》第122条规定："因当事人一方的违约行为，侵害对方人身、财产权益的，受损害方有权选择依照本法要求其承担违约责任或者依照其他法律要求其承担侵权责任。"医患民事责任竞合是指医患当事人的同一行为造成对方权益损害，因符合违约责任与侵权责任的构成要件，对方有权在违约之诉和侵权之诉中选择其一来追究责任的现象。

2. 医患民事责任竞合的种类

医疗服务关系是医疗关系与一般关系相互依存的关系。所以，医患民事责任竞合不仅包括医方民事责任竞合和患方民事责任竞合，而且包括医疗责任竞合和一般责任竞合。其中，医方民事责任竞合包括医疗责任竞合和一般责任竞合；患方民事责任竞合因医疗配合义务是不真正义务、间接义务和对己义务，以致只存在一般责任竞合。

第二节　医疗责任

一、医疗责任的概念

医疗责任是指医患主体违反医疗民事义务应当承担的不利后果。《民法总则》第176条规定："民事主体依照法律规定和当事人约定，履行民事义务，承担民事责任。"是我国民事责任制度的总纲。医疗责任作为民事责任的一种，当然不可能例外，从而应当符合这一总纲。

合同中的医患双方均负有医疗民事义务。那么，任何一方违反医疗民事义务都应承担相应医疗责任。然而，双方医疗民事义务的不同特点决定了能被独立追究责任的主体通常只是医方。具体说，医方应承担的医疗责任能被患方独立追究；患方应承担的医疗责任通常不能被医方独立追究，只能成为医方减免责任的抗辩事由。所以，医疗责任有广义和狭义之分。广义的医疗责任包括医方的医疗责任和患方的医疗责任；狭义的医疗责任仅指医方的医疗责任。医疗责任的基本形式是违约责任和侵权责任。

二、医疗违约责任

（一）医疗违约责任的概念

医疗违约责任是指医患当事人违反合同上的医疗民事义务应当承担的不利后果。医疗民事义务包括医疗义务、医疗注意义务和医疗配合义务。那么，这一概念包含了三层意思：①医疗违约责任是医患当事人违反医疗上的合同义务应当承担的民事责任；②医方的医疗违约责任是因其违反医疗义务或医疗注意义务应当承担的民事责任；③患方的医疗违约责任是因其违反医疗配合义务应当承担的民事责任，但该责任只能成为医方减免责任的抗辩事由。

（二）医疗违约的归责原则

医疗违约的归责原则是确定当事人承担违约责任的标准。根据《合同法》第107条"当事人一方不履行合同义务或者履行合同义务不符合约定的，应当承担继续履行、采取补救措施或者赔偿损失等违约责任"的规定，合同法规定的违约归责原则为严格责任原则。所谓严格责任原则，是指不论当事人是否存在主观过错，只要其不履行合同义务或履行合同义务不符合约定的，就应当承担违约责任的归责原则。因此，民事意思自治原则是判断违约与否的基本准则。那么，缔约确定的诊疗项目服务，在不违背法律、法规强制性规定以及符合适应症、排除禁忌症的前提下，是基本的守约准则。例如，剖宫产同意书签署后，医师无权切除阑尾，如果未经同意切除阑尾，即构成违约。在严格责任原则下，患方只需证明医方行为构成违约即可，无须考虑医方有无过错，更无须考虑过错轻微而免除其责任；医方只能以患方不配合（违约）、已履行相关注意义务或绝对医疗功能局限来进行抗辩。

（三）医疗违约责任的形式

《合同法》第107条规定："当事人一方不履行合同义务或者履行合同义务不符合约定的，应当承担继续履行、采取补救措施或者赔偿损失等违约责任。"第114条又规定："当事人可以约定一方违约时应当根据违约情况向对方支付一定数额的违约金，也可以约定因违约产生的损失赔偿额的计算方法。约定的违约金低于造成的损失的，当事人可以请求人民法院或者仲裁机构予以增加；约定的违约金过分高于造成的损失的，当事人可以请求人民法院或者仲裁机构予以适当减少。当事人就迟延履行约定违约金的，违约方支付违约金后，还应当履行债务。"据此，医疗违约责任的形式包括违约金责任、继续医疗、违约补救和违约损害责任等四种。其中，违约损害责任是医疗违约责任的主要形式；违约金责任、继续医疗和违约补救是医疗违约责任的补充形式。

1. 医疗违约责任的主要形式

医疗行为是一把双刃剑，既可实现诊疗目的又可导致损害。因此，尽力实现诊疗目的和避免损害的诊疗原则是法律对医疗行为的基本要求。在医疗关系中，医者负有医疗义务和注意义务。医疗义务作为合同主义务，注意义务作为合同附随义务，都是合同义务。医疗行为是医疗义务和注意义务的履行行为。所以，医者违反医疗义务或注意义务的行为，就是不履行合同义务或履行合同义务不符合约定的行为，因而是医疗违约行为。医疗违约行为导致的损害就是医疗违约损害。那么，医疗违约损害责任是医疗违约责任的主要形式。

2. 医疗违约责任的补充形式

医疗违约损害责任是医疗违约责任的主要形式，违约金责任、继续医疗和违约补救是因特别约定、疾病未愈，或患方特别请求而产生的责任，因而是医疗违约责任的补充形式。

（1）违约金责任。根据《合同法》第114条的规定和"法不禁止即可为"原则，医患当事人在不违背法律、法规的强制性规定和具有适应症没有禁忌症的前提下，可以自由约定诊疗项目服务、诊疗结果、损失赔偿数额的计算方法和责任承担方式。因此，双方就违约金的缔约在一定条件下，具有任意性和无因性。例如，某市中医院引进了当时最先进的体外振波碎石仪，并对外散发宣传单。传单中称："碎石一次无效，全额退款；二次无效，双倍退款。"患者王某持宣传单交费 1500 元后接受治疗。但碎石二次后，X 线照片显示肾结石形态、位置如术前。于是，王某与医院交涉，当天拿回了 3000 元。

（2）继续医疗。继续医疗是指医疗违约行为导致患者损害后，仍应继续医疗的一种违约责任形式。《合同法》第 110 条规定："当事人一方不履行非金钱债务或者履行非金钱债务不符合约定的，对方可以要求履行，但有下例情形之一的除外：（一）法律上或者事实上不能履行；（二）债务的标的不适于强制履行或者履行费用过高；（三）债务人在合理期限内未要求履行。"然而，继续医疗作为医疗违约责任的一种补充形式，因医疗行为的救助性而具有自身特点：只要疾病尚未治愈和有治疗必要，医方就负有继续医疗的义务。因为，患方订立合同的主要目的是为了获得救助，不是为了获得赔偿。因此，违约损害发生后患方有权继续医疗。如果患方继续交费的，因损害发生的相关医疗费用应当列入赔偿范围。实践中，造成损害后医院拒绝医疗或无正当理由终止医疗的情况极为罕见。在诊疗原则的制约下，通常无须患方提出，只要疾病尚未治愈或出现并发症时都会继续医疗。当继续医疗效果不佳时，医方都会建议转院，患方大多不再信赖也要求转院。然而，个别出于获得更多赔偿等不良动机和目的，以"压床"方式拒绝出院，或出院后又强行返回入住病房时，才发生继续医疗的争执问题。

（3）违约补救。违约补救是指医疗违约行为造成患者损害后，应当承担修理、重作、更换、减免医疗服务费的违约责任。《合同法》第 111 条规定："质量不符合约定的，应当按照当事人的约定承担违约责任。对违约责任没有约定或者约定不明，依照本法第六十一条的规定仍不能确定的，受害方根据标的的性质以及损失的大小，可以合理选择要求对方承担修理、更换、重作、退货、减少价款或者报酬等违约责任。"那么，"合理选择要求对方承担……违约责任"是法律对患方的要求。其中，"修理、更换、重作、退货"，对应于假肢、义眼、接骨板、假牙和心脏起搏器等安装而适用；"减少价款或者报酬"，对应于减免服务费而适用。

（四）医疗违约损害责任的构成

根据损害责任理论，医疗违约损害责任的构成要件有三：医疗违约行为、损害后果和因果关系。

1. 医疗违约行为

医疗违约行为是违反医疗义务或注意义务的行为。没有医疗违约行为，就没有违约事实。那么，没有医疗违约行为就没有医疗违约损害之说。因此，医疗违约行为是医疗违约损害责任的构成要件。《合同法》第 107 条规定："当事人一方不履行合同义务或者履行合同义务不符合约定的，应当承担……赔偿损失等违约责任。"合同的医疗关系中，医方负有医疗义务和注意义务。医疗义务作为合同主义务，注意义务作为合同附随义务，都是合同义务。因此，违反医疗义务或注意义务的医疗行为，就是不履行合同义务或履行合同义务不符合约定的行为，因而是医疗违约行为。由于诊疗规范确定的注意义务是针对病情及其变化的包括履行医疗义务的一种注意义务。所以，医疗违约行为也可概括为违反注意义务的医疗行为。

2. 损害后果

损害后果是指医疗违约行为造成患者损害的不良结果。没有损害后果就意味着没有发生损害。那么，没有发生损害就没有损害赔偿之说。所以，损害后果是违约损害责任的构成要件。违约损害后果特指患者的人身损害和财产损失。其中，人身损害主要包括患者的肌体损害、残废（亦称丧失康复机会）、死亡（亦称丧失生存机会）和精神损害；财产损失主要包括医疗费、误工费、护理费、交通住宿费、营养费、残疾辅助器具费和丧葬费等。

3. 因果关系

因果关系是指患者的不良结果因医者实施的医疗违约行为造成。在这里，医疗违约行为是"因"，不良结果是"果"。无"因"必无"果"。那么，没有因果关系就没有违约损害赔偿之说。所以，因果关系是医疗违约损害责任的构成要件。违约损害的因果关系理论曾经存在三种学说：一是直接因果关系说；二是充分原因说；三是可预见性说。我国合同法采纳直接因果关系说。首先，《合同法》第 113 条规定"给对方'造成'损失的"以及《合同法》第 122 条规定"违约行为，'侵害'对方人身、财产权益"中的"造成"和"侵害"，就是直接因果关系的法律根据。其次，《合同法》第 113 条规定："当事人一方不履行合同义务或者履行合同义务不符合约定，给对方造成损失的，损失赔偿额应当相当于因违约所造成的损失，包括合同履行后可以获得的利益，但不得超过违反合同一方订立合同时预见到或者应当预见到的因违反合同可能造成的损失。"那么，精神损害不属医疗违约损害之列，其根据是

"但不得超过违反合同一方订立合同时预见到或者应当预见到的因违反合同可能造成的损失。"因为缔约时的医者只能预见医疗违约行为可直接造成患者的身体损害和财产损失，至于患者及其家属可能因此诱发的间接性精神痛苦和内心创伤，则不在医者当时的预见范围之内。这就是违反注意义务的医疗行为造成患者性功能丧失的违约之诉中，本人或配偶请求精神损害赔偿不被支持，但在侵权之诉中却都能被支持的根本原因。

医疗行为是一个个诊疗项目服务。所以，造成损害的医疗违约行为应当具体到诊疗选项或操作时，才有实际意义。因为医疗行为的注意事项不胜枚举，无法统计。但不是所有违反注意义务的医疗行为都与不良结果之间存在因果关系。例如，患者心梗死亡，与未行尿路结石造影的违约行为之间就没有因果关系。又如，骨折术后残疾，与胃肠炎漏治的违约行为之间也无因果关系。这是因为医疗违约行为涉及的诊疗选项或操作可致的损害范围都有其内在的规定性。

三、医疗侵权责任

（一）医疗侵权责任的概念

医疗侵权责任是医者过错侵害患者医疗权益应当承担的不利后果。过错是通过医者违反医疗民事义务的行为所推定出来的主观故意或过失。因此，过错与违反医疗民事义务之间是医疗侵权的主、客观两方面。其中，过错是医疗侵权的主观方面；违反医疗民事义务是医疗侵权的客观方面。医疗民事义务包括医疗义务和注意义务。但诊疗规范确定的注意义务是针对病情及其变化的包括履行医疗义务的一种注意义务。所以，医疗侵权责任也可说是医者违反注意义务造成患者医疗权益损害应当承担的不利后果。

（二）医疗侵权的归责原则及其体系

医疗侵权的归责原则是确定医者承担侵权责任的标准。"由于对公平责任原则的理解有着较大的差异，近年比较有力的观点是，过错责任原则与无过错责任原则构筑了我国侵权责任归责原则体系。"[1]根据《侵权责任法》第54条的规定，医疗侵权的归责原则一般适用过错责任原则；根据《侵权责任法》第59条的规定，药品、消毒药剂、医疗器械的质量缺陷和输入不合格血

---

[1] 屈茂辉主编：《中国民法》，法律出版社2009年版，第613页。

液的，适用无过错责任原则；根据医疗行为的特殊性，医疗侵权不应适用公平责任原则。

1. 过错责任原则

（1）过错责任原则的概念。"过错责任原则是以过错标准来判断行为人对其造成损害应否承担侵权责任的归责原则。"[1]其定律是"无过错即无责任"。该原则由《法国民法典》确定，其后各国民法典都予以吸收，从而成为现代民法的基本原则。

（2）过错责任原则的适用。《侵权责任法》第54条规定："患者在诊疗活动中受到损害，医疗机构及其医务人员有过错的，由医疗机构承担赔偿责任。"第58条规定："患者有损害，因下列情形之一的，推定医疗机构有过错：（一）违反法律、行政法规、规章以及其他有关诊疗规范的规定；（二）隐匿或者拒绝提供与纠纷有关病历资料；（三）伪造、篡改或者销毁病历资料。"由此可见，过错责任原则是医疗侵权责任的一般归责原则；三种情况下应当推定有过错。从法律适用上说，一般情况下，适用《侵权责任法》第54条；三种情况下，适用第58条。从操作实务上说，一般情况下，由患方对医方有过错承担举证责任；三种情况下，由医方对无过错承担举证责任。

2. 无过错责任原则

（1）无过错责任原则的概念。无过错责任原则是基于法律的特别规定，行为人承担民事责任不以过错为构成要件的归责原则。《侵权责任法》第7条规定："行为人损害他人民事权益，不论行为人有无过错，法律规定应当承担侵权责任，依照其规定。"该条就是无过错责任原则的法律规定。无过错责任原则在医疗侵权领域里具体表现为《侵权责任法》第59条的规定。

（2）无过错责任原则的适用范围。"无过错责任的适用范围非常狭小，且不具有法律责任的教育和预防功能。"[2]所以无过错责任原则是不能普遍适用的归责原则，只有符合法律规定的场合才能适用。《侵权责任法》第59条规定："因药品、消毒药剂、医疗器械的缺陷，或者输入不合格的血液造成患者损害的，患者可以向生产者或者血液提供机构请求赔偿，也可以向医疗机构请求赔偿，患者向医疗机构请求赔偿的，医疗机构赔偿后，有权向负有责

---

[1] 屈茂辉主编：《中国民法》，法律出版社2009年版，第613页。
[2] 王利明主编：《民法》，中国人民大学出版社2000年版，第553页。

任的生产者或者血液提供机构追偿。"

可见，医疗侵权中的无过错责任仅适用于药品、消毒药剂、医疗器械的质量缺陷，以及输入不合格的血液。

3. 公平责任原则

（1）公平责任原则的概念。理论上曾有公平责任原则。所谓公平责任原则是指行为人和受害人对损害的发生都没有过错的情况下，按照公平原则和当事人的实际情况，确定损失分担的责任原则。《民法总则》第 5 条规定："民事主体从事民事活动，应当遵循公平原则，合理确定各方的权利和义务。"以及《侵权责任法》第 24 条规定："受害人和行为人对损害的发生都没过错的，可以根据实际情况，由双方分担损失。"这即是公平责任的法律规定。公平责任的实质是按照公平原则来对损失进行合理分担，因而不应当成为医疗侵权责任的归责原则。

（2）医疗侵权不应适用公平责任原则。公平责任原则"旨在寻求加害人、受益人和受害人之间的利益平衡，以符合社会公平观念"。[1]然而，医疗服务是救助性和风险性并存的技术服务。那么，无过错的医者是实实在在的救助人，不是加害人和受益人。因此，适用公平责任原则来处理医疗侵权，是将无过错的救助者视为加害人和受益人，因而极不公平。况且，如果无过错的前提下仍然适用公平责任原则来判令医者分担损失，则每位正常死亡的患者家属均可从医疗机构获得一份额外补偿。其本质是置医疗行为的特殊性于不顾，其实际效果无异于责令医疗机构承担无对价的保险责任。

（3）医疗侵权责任的形式。《侵权责任法》第 54 条规定："患者在诊疗活动中受到损害，医疗机构及其医务人员有过错的，由医疗机构承担赔偿责任。"《侵权责任法》第 59 条规定："因药品、消毒药剂、医疗器械的缺陷，或者输入不合格的血液造成患者损害的，患者可以向生产者或者血液提供机构请求赔偿，也可以向医疗机构请求赔偿。患者向医疗机构请求赔偿的，医疗机构赔偿后，有权向负有责任的生产者或者血液提供机构追偿。"显而易见，医疗侵权的具体责任形式包括侵权损害赔偿责任和产品质量损害赔偿责任。学者们通常将其进一步简称为过错责任和产品责任。

---

〔1〕 王利明主编：《民法》，中国人民大学出版社 2000 年版，第 553 页。

（四）医疗侵权责任的构成要件

医疗侵权责任的构成要件，是指医者承担医疗侵权责任的必备条件。关于医疗侵权责任的构成，学者们提出了三种不同的主张，即三要件说、四要件说和五要件说。本学说主张三要件说，即过错、损害事实和因果关系是医疗侵权责任的构成要件。因为行为违法和主体违法均应归属于过错要件。

1. 过错

过错是根据违反注意义务的医疗行为推定出来的主观故意和过失。故意和过失是应受法律责难的心理态度，是医疗侵权责任构成的必要要件。故意是指已经预见违反注意义务的医疗行为会造成不良后果，却希望或放任其发生的心理态度。故意包括直接故意和间接故意。其中，持希望态度是直接故意；持放任态度是间接故意。过失是指应当预见而未预见不良后果，并疏忽大意地未尽注意义务或已经预见不良后果却轻信可以避免而未尽注意义务的心理态度。过失包括疏忽大意的过失和过于自信的过失。其中，未尽一般人谨慎时可以尽到的注意义务为重大过失；未尽同级别医疗机构或相同职称医师谨慎时可以尽到的注意义务为轻度过失。医疗过错的主要表现形式是过失，但涉及间接故意的医疗侵权案件却时有发生。例如，为获得高额利润而向患者提供非正常渠道进购的药品，或者为减少损失而提供明知过期的药品致患者人身或财产损害的侵权案中，就存在间接故意。过失通常是指疏忽大意的过失。因为未尽注意义务通常是"应当预见而未预见"的疏忽大意所致。过于自信的过失通常与医疗行为救助性和风险性决定的技术性不符。如果任意套用过于自信的过失，则在患者人身伤害免责条款无效的前提下，意味着凡风险较大的手术、特殊检查和特殊治疗，即便取得患方书面同意也不应当实施。因为一旦出现不良后果，就必然构成"已经预见却轻信可以避免"的过于自信了。当然，过于自信的过失，也可存在于医疗侵权案件中。例如，对病情一般的患者，仅凭临床经验省略快速病检而切除功能正常的有肿瘤的脏器，就属过于自信的过失。

医疗关系中的医方义务包括医疗义务和注意义务。诊疗规范确定的注意义务是针对病情及其变化的包括履行医疗义务的一种注意义务。所以，违反注意义务的医疗行为以及该行为的违法性是过错的不同方面而已，故应归属于一个构成要件——过错。

（1）过错是违反注意义务的内在根据，违反注意义务是过错的外在表现。

过错引领或支配医者违反注意义务；违反注意义务反映或表现医者有过错。其关系是：有过错肯定违反了注意义务；违反注意义务应当推定有过错。所谓推定过错，是根据违反法律、行政法规、规章以及其他有关诊疗规范（包括履行约定医疗义务确定的行为标准）来认定医者违反注意义务，然后再推定医者有过错的证明规则。侵权者应受法律责难而承担侵权责任，其根本原因是行为人有主观过错。过错其实是行为人的思想意识中固有的，对社会普遍关注的他人合法权益的侵犯或漠视，是对法律的背叛。这种恶意或不经意，才是行为人应被追究侵权责任的根本原因。所以，在医疗侵权领域里，违反注意义务应当归属于过错要件。

（2）违反注意义务具有违法性。医疗侵权的具体表现是违反注意义务的医疗行为。"加害行为的违法性，首先是指该行为在最广泛的意义上违反了法律的规定或者公序良俗等的要求，它又具体表现为加害人对其应当履行的义务的违反，和加害人对受害人受到法律保护的民事权益的侵害而导致受害人在财产、人身方面的不利益。"〔1〕《合同法》第 8 条规定："依法成立的合同，对当事人具有法律约束力……受法律保护。"合同中的医疗民事义务包括医疗义务和注意义务，但注意义务是针对病情及其变化的包括履行医疗义务的一种注意义务。因此违反注意义务的医疗行为造成患者人身或财产损害的，即违反合同法，也即违法。

（3）违反注意义务其实是违反综合确定的医疗行为标准。在合同关系中，医疗行为标准包括约定标准和法定标准。违反约定标准通常是指违反合同法保护的约定诊疗项目义务。此种违约包括未实施、未及时实施或未经同意而实施替代诊疗项目的情形，在诊疗原则的制约下，都是针对病情及其变化的一种注意义务的违反。违反法定标准是指违反诊疗规范，也即违反注意义务。因此，无论违反合同法保护的约定标准，还是违反诊疗规范确定的法定标准，都是违反注意义务，即都违法而有过错。况且"诊疗规范的主要部分是注意义务的具体规定，但诊疗规范并没有囊括所有注意义务。"诊疗规范的主要部分是医疗行为的具体标准。该标准是根据病情、诊疗原则和医疗水平创制的。人们制定的诊疗规范不可能面面俱到和完美无缺，更不可能全面适应未来医学发展的实际需要。当诊疗规范存在疏漏或不周时，没有违反诊疗规范却仍

---

〔1〕 张新宝：《中国侵权行为法》，中国社会科学出版社 1998 年版，第 91 页。

有可能违反注意义务而有过错。此情形应当根据病情、诊疗原则和当时医疗水平——医疗机构等级、医师职称和设备条件来综合确定注意义务的履行状态，即综合确定是否存在"应为能为而不为、应为能为而错为或不应为而为之"的注意义务的违反。

例如，2004 年 8 月 18 日，某患者经 X 线检查证实双侧肺部感染，胸腔积液，右侧为甚。结合呼吸急促等临床表现，有闭式引流指征。在取得患者书面同意的前提下，行右胸腔闭式引流术：患者半坐卧位，床头抬高 60 度。根据 X 线照片所见积液最深处，取右侧腋第五、六肋间为穿刺点，常规消毒皮肤、戴手套、局部麻醉，取 Y 型穿刺针带负压垂直皮肤刺入，当有突破感时，患者突然剧烈咳嗽（考虑胸膜反应），可见少许暗红色血性液体抽出，立即退针。待病人安静后重新调整穿刺位置，突破胸膜后可见淡红色血性胸水流出。考虑出现淡红色血性胸水，酌情使用止血药物治疗，完成操作后询问患者无特殊不适。5 小时后患者诉腹胀，伴烦躁不安，血液检验提示血色素有所下降。分析原因：考虑闭式引流穿刺时患者胸膜反应致剧烈咳嗽时膈肌上下移动幅度过大，穿刺针伤及膈肌表面动脉可能性大，但不排除右侧肝脏损伤可能。再过 3 小时后行介入栓塞治疗，因血管破裂失败。剖腹探查证实穿刺针伤及膈动脉。

胸穿伤及膈肌动脉血管属胸穿并发症的范畴。市、省两级医疗事故技术鉴定结论：不属医疗事故。患者认为，胸穿刺破膈动脉肯定是医师不小心造成的，岂能无过？于是，提起诉讼。起诉后申请法院委托司法鉴定。某司法鉴定中心召开听证会，查明了该院配有 B 超和 X 线机。司法鉴定分析：胸腔穿刺引流有指征，穿刺操作符合规范。穿刺针伤及膈动脉属胸穿并发症，但此并发症并非不能防范和避免。如床旁 B 超或 X 线透视下穿刺，可大大降低膈肌动脉损伤的可能性。虽然，操作规范对此没有具体要求，但术中避免邻近组织器官损伤是基本的诊疗原则。在有条件的情况下未积极防范和避免，存在过失。该司法鉴定意见：医方"盲穿"行为存在过失，应对膈肌动脉损伤及其产生的不良后果负全部责任。

本例提示：医疗功能是医者所有诊疗项目服务可实现诊疗目的的综合效能。诊疗原则是尽力实现诊疗目的和避免损害的基本要求或基本准则。当时有条件床旁 B 超或 X 线透视下穿刺却行"盲穿"，显属"应为能为而不为"

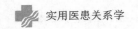

的注意义务的违反，因而就是有过错。

本学说对违反注意义务的医疗行为强调三点。其一，违反注意义务的医疗行为，是医疗侵权和违约的共同原因。正所谓"对于医疗损害的归责原则虽因采侵权责任或违约责任不同，都基于'违反注意义务'这一事实。"〔1〕其二，违反注意义务的医疗行为在不同责任中的称谓区分确有必要：在民事责任中称医疗不妥行为最为贴切，在违约责任中称医疗违约行为，在侵权责任中称医疗过错行为，则最为精准。其三，医疗行为的排他性决定了医疗机构超核准科目执业或聘用的医务人员超资质执业的，均属主体违法的情形，其实是人为造成行医能力下降。违法主体实施的医疗行为必然违法，以致医疗机构超核准科目执业或选任不当，造成行医能力下降的情形，均属违反注意义务的具体表现。据此，行为违法和主体违法，在医疗侵权责任构成中没有独立的意义。那么，"三要件说"才是最科学的。

2. 损害事实

损害事实是指医疗过错行为造成患者的损害结果。从侵权上说，无损害事实就无侵权责任。所以损害事实是医疗侵权责任的构成要件。因为侵权责任法的重要功能，是对患者遭受损害而施以法律救济，以使患者的利益能够恢复到如同未曾受到损害时的状态。那么，没有损害结果，利益恢复就无从谈起。医疗损害包括人身损害、财产损失和精神损害。其损害结果，既可以是已经发生的，也可以是将来发生的，还可以是因人身损害引发本人及家人的财产和精神损害。损害结果能够成为医疗侵权责任构成的损害事实，必须同时满足三个条件。其一，损害结果应具有可补救性。如果无法补救，就没有法律救济的必要。这种必要包括质和量的指标。就质而言，应符合相应属性法律的调整范畴。就量而言，应达到法律规定的数量标准。如果仅造成微不足道的损害结果，则法律不应介入，应由道德等其他社会规范调整。其二，损害结果应具有确定性。损害的具体程度和范围是承担侵权责任大小的重要依据。主观臆测的损害结果不能作为责任构成的认定基础。其三，损害结果应属患方的合法权益。假如造成患方的非法权益受损，则不应保护。例如，要求克隆本人的医疗权益就不受法律保护。

---

〔1〕 龚赛红：《医疗损害赔偿立法研究》，法律出版社 2001 年版，第 116 页。

3. 因果关系

医疗侵权的因果关系，是指医疗过错行为与损害事实之间存在引起与被引起的关系。其中，医疗过错行为是损害事实发生的原因，损害事实是医疗过错行为所致的不良结果。因果关系既可简单也可复杂，可以是一因一果，也可以是一因多果，还可以是多因一果和多因多果。因此，损害结果可以是一个原因造成，也可以是多个原因造成；可以是患者体质特殊和病情急危造成，也可以是医疗过错行为造成或患方不配合行为造成，还可以是双方的过错行为造成，甚至可以是第三人的过错行为造成。单一原因容易确定，多因一果的责任认定就极其复杂了。在侵权领域里，医疗过错行为是损害发生的客观原因，过错是损害发生的主观原因。有原因必然产生一定的结果，有结果必有引起它产生的原因。没有因果关系就没有医疗侵权，以致因果关系是医疗侵权责任的构成要件。虽然，医疗侵权的因果关系极其复杂，但因果关系具有不以人的意志为转移的客观规律。因此，人们可以通过思维来认知。

理论界对侵权责任的因果关系争论颇多，学说各异。极具代表性的当属英美法系的两分法和大陆法系的相当因果关系说。我国作为大陆法系影响极深的国家，相当因果关系说更符合我国的司法实际。

相当因果关系说是德国学者首先提出的，在大陆法系国家和地区通行的理论。"此说主张行为与损害之间具有相当因果关系，必须符合两项条件：①该行为是损害发生的不可欠缺的条件；②该行为实质上增加损害发生的客观可能性。"[1]那么，医疗侵权责任的因果关系，并不要求医疗过错行为与损害后果之间具有直接因果关系，只要医疗过错行为对损害结果存在某种适当性条件，并有造成损害或扩大损害的可能性时，即构成因果关系。实践中，一是通过违反注意义务的选项或操作所涉项目功能、并发症、意外、后遗症、副作用、不良反应等来判断患者是否符合损害后果，从而确定医疗过错行为是否成为损害发生的不可欠缺的条件；二是通过患者的病情变化和不良后果来判断医疗过错行为是否实质上增加了损害发生的客观可能性，也即高度盖然性。目前，医疗损害鉴定对因果关系成立的认定依然存在问题，过错参与度的认定则问题颇多。虽然，"相当因果关系说强调在认定因果关系时应区分

---

[1]　奚晓明、王利明主编：《侵权责任法新制度理解与适用》，人民法院出版社 2010 年版，第 38~39 页。

'条件关系'和'相当性'，事实上也存在两分法的思维模式，而且前者基本相当于英美法上的'事实因果关系'，而后者则与英美法上的'法律因果关系'非常相似。"[1]英美法系的两分法和大陆法系的相当因果关系说，都完善了因果关系成立的认定规则。然而，这两种学说对因果关系中原因力大小的认定规则却无详尽论述，以致在实践中关于认定责任大小的问题较多。

本学说认为，事实因果关系属于逻辑上的因果关系，法律因果关系属于规则上的因果关系；事实原因是引起损害发生的原因，法律原因是对损害承担责任的原因。因此，认定因果关系，应当先确定事实原因，然后确定法律原因。否则，极易造成漫无边际地施加惩罚或随心所欲地转移责任。例如，某心脏病患者因室外有人放鞭炮被惊吓而死。放鞭炮者要承担赔偿责任吗？爆炸声的惊吓可刺激心搏骤停致心源性猝死。因此，燃放鞭炮的行为与患者死亡之间有事实因果关系。如果患者居住地段允许放鞭炮，那么，行为人就没有不放鞭炮的注意义务，因而没有法律因果关系而不应承担赔偿责任；如果患者居住地段禁止放鞭炮，那么，行为人就负有不放鞭炮的注意义务，因而有法律因果关系，应当承担赔偿责任。至于当事人具体责任的大小，则借鉴日本渡边富雄教授创立的损伤参与度，即从0%～100%分为11个级差来确定。国际法医界称其为"渡边方式"理论。然而，损伤参与度并不等同于医疗过错参与度。医疗过错参与度理论应当贯彻辩证的诊疗原则和发挥医者能力来保障医疗行为的救助作用。在我国医疗侵权责任大小的认定中，一般区分为全部责任、主要责任、同等责任、次要责任、轻微责任和没有责任共六个等级。具体属于哪个等级，以及等级之间的进一步责任划分，应从尽力实现诊疗目的和避免损害的诊疗原则和发挥能力出发，在医者违反注意义务的程度上运用原因力的认定规则，结合医疗行为局限性和固有侵袭性，以及患者体质特殊性、病情急危和违反配合义务的程度等因素来综合确定。对于多因一果的情形，各原因主体应当承担多大的责任，原因力大小的认定规则具有重大的理论意义。所谓原因力，是指造成损害的共同原因中，各原因对于损害的发生或扩大所发挥的作用力。原因力大小的认定规则取决于每一原因的性质、原因与损害的距离，以及原因力的强度等。具体说，原因力大小的

〔1〕 奚晓明、王利明主编：《侵权责任法新制度理解与适用》，人民法院出版社2010年版，第38～39页。

认定规则包括：主要原因力大于次要原因力，直接原因力大于间接原因力，近距离原因力大于远距离原因力，强度高的原因力大于强度低的原因力。其中，后三者分别是前者于不同场合中的具体运用。对于一因一果的情形，无论是直接原因还是间接原因，都由行为人承担全部责任。对于多因多果的情形，应当排除他因他果，只考虑医疗损害对应存在的一因一果和多因一果。

本学说强调：医疗侵权的本质是过错，过错的表现是违反注意义务。在责任大小的认定中，应在病情、诊疗原则和医疗能力的基础上重视法律因果关系和原因力的认定规则。首先，在诊疗原则的制约下，诊疗规范确定的注意义务是针对病情及其变化的包括履行医疗义务的一种注意义务。那么，患者有病或有病变，医师都负有注意义务。违反注意义务造成损害的，必然构成法律因果关系。其次，认定责任大小，应在违反注意义务的程度上运用原因力的认定规则，结合医疗行为局限性和固有侵袭性，以及患者体质特殊性、病情急危和违反配合义务的程度等因素来综合确定。当无绝对医疗局限、患者体质无特殊又未违反配合义务的情况下，根据医疗机构等级和医师职称，应当预见病情轻微→病重→病危→残疾或死亡，历时较长的，如果早期干预，通常可以阻断恶性发展甚至根除疾病。那么，履行注意义务通常能够救治患者，却违反注意义务造成损害的，至少应负主要责任；病情急危或突变急危，违反注意义务造成损害的，最多应负次要责任。因为尚未急危的病情对于损害来说是远距离的原因力，当时违反注意义务是近距离的原因力（当时阻断恶性发展或根除疾病通常不可能造成残疾或死亡），所以至少应负主要责任；病情急危或突变急危对于损害来说是近距离的原因力，违反注意义务也是近距离的原因力，但根据《侵权责任法》第60条第1款第2项的规定，此时注意义务的要求有所降低（此时医师难以像平时那样从容、细致、全面和周详），所以，最多应负次要责任。例如，股动脉破裂大出血，抬入院时已休克将死，医师通常难以回天，故而抢救中违反注意义务导致死亡，最多应负次要责任；股动脉破裂大出血，入院时未休克，却因失血性休克死亡，医方至少应负主要责任，才符合医疗服务的社会价值取向。当然，根据医疗机构等级和医师职称，难以预见病情轻微→病重→病危→残疾或死亡的，则另当别论。况且《合同法》第113条规定："当事人一方不履行合同义务或者履行合同义务不符合约定，给对方造成损失的，损失赔偿额应当相当于因违约所造成的损失，包括合同履行后可以获得的利益，但不得超过违反合同一方订立合同时预见到或者应当预见到的因违反合同可能造成的损失。"也就是说，正确履行合同义务通常可以实现的利益（诊疗目的），因过错而丧失该利益的，就是应予赔偿的损害。因此，"无论何种情形，疾病产生的不良后果均由患者承担主要责任"的观点是极其错误的，其本质是未以辩证诊疗的观点看问题，而以形而上学的静止观点看问题。医患合同是救助患者为宗旨的服务合同。因此，诊疗原则是尽力实现诊疗目的和避免损害的基本要求或基本准则。通常情况下，尽力实现诊疗目的是救助患者和避免损害的最佳措施。所以，根据病情、诊疗原则和医疗能力来认定注意义务的履行，才能保障医疗行为的救助作用，从而促使医者努力提高医疗质量和降低医疗风险。

鉴定案例一

【病历摘要】

章某因胸部、左下肢外伤后疼痛伴活动受限 1 小时，于 2012 年 11 月 2 日至某专科医院诊治。X 线片示左股骨干骨折，左侧第 5 后肋骨折。入院后行胫骨结节骨牵引，患肢制动抬高。11 月 3 日行左股骨干切开复位内固定术。术中骨折断端为横形骨折，断端复位后以接骨板固定（164mm/9 孔），上满螺钉（直径 4.5mm），活动患肢，断端无明显移位。术后给予对症支持治疗。病情好转出院。

次年 3 月 22 日章某因左下肢疼痛不适 2 周至某中心医院就医。X 线片示骨折线清楚，骨折远端 4 枚内固定螺钉断裂。入院后行左股骨干骨折内固定物取出术+取髂骨植骨+内固定术。术中采用 14 孔接骨板和 10 枚螺钉（直径 5.0mm），术后对症支持治疗，病情稳定巩固治疗两周后出院。

【医学会鉴定】

医方对患者股骨干骨折诊断明确，给予切开复位接骨板内固定术治疗符合医疗操作常规；钢钉断裂可能是由多方面原因造成的，如手术技术操作不规范、产品质量问题、过早负重活动等。因断裂钢钉未行质量检验，断钉原因无法明确；医方对患者的诊疗行为未违反诊疗常规，不构成医疗事故。

【患方陈述】

医学会偏袒医方。某专科医院手术操作不规范，使用钢钉质量不好导致刚钉断裂，医方应承担二次手术等全部费用。

【医方陈述】

章某钢钉断裂的原因为术后过早负重活动，医方采取的治疗方式符合诊疗规范，不存在过错。对此，有医学会的鉴定意见为证。

【司鉴分析】

股骨是人体最坚强的骨。正常股骨在遭受强大暴力时才会发生骨折，对于横形的单纯线性骨折，一般可选择髓内针、接骨板等内固定手术方式，不管采用何种内固定术式，必须满足的原则是坚强内固定。切开复位接骨板内固定术，具有成本较低、不需特殊设备和放射科人员、可获得解剖复位或近解剖复位等优点，但也具有需要广泛剥离软组织、内固定物承受应力较大容易失效等缺点。据文献报道，采用接骨板内固定术的失效率为 5%～10%。由于股骨是人体的主要承重骨，因此若采用切开复位接骨板内固定术，应将接骨板放于股骨后外侧，最少应该采用 10 孔的宽 4.5 的接骨板，骨折两端至少应有 5 枚螺丝钉的距离，并尽量避免对骨折断端周围软组织进行广泛的剥离；内固定术后一般应在 3 个月内避免负重，3 个月后根据骨折实际愈合情况开始逐步负重等。

本案中某专科医院根据章某症状、影像资料，采取手术治疗具有指征，符合规范。而章某钢钉断裂是发生在开始负重行走之后（首次术后 3 个月），股骨干骨折内固定物仅短短 3 个月即发生断裂，说明第一次手术的内固定未达到足够的牢固程度。而第二次手术所采用的接骨板较第一次手术时使用的更长，且内固定螺钉直径更粗、更多，最终未再发生内固定物失效且已骨折愈合，也说明第一次手术的内固定牢固程度不足。当然，章某负重后的行动方式也可能增加了内固定物失效。

【司鉴意见】

某专科医院对章某诊疗过程中对伤情的严重性和影响内固定效果的因素估计、认识不足。在第一次手术中采用的内固定治疗未达到相应要求，存在医疗过错，与内固定螺钉断裂及二次手术存在因果关系，建议参与度为主要责任程度。

【本例评说】

司法鉴定意见称:"第一次手术中采用的内固定治疗未达到相应要求,存在医疗过错,与内固定螺钉断裂及二次手术存在因果关系,建议参与度为主要责任程度"明显依据不足,前后矛盾和主观臆断。实践中股骨干骨折内固定术后钢钉断裂的原因通常来自三个方面:①手术操作不当;②产品质量问题;③过早负重行走。首先,司法鉴定分析认为:"本案中某专科医院根据章某症状、影像资料,采取手术治疗具有指征,符合规范。"那么,手术操作规范不容置疑。其次,在患方认为"钢钉质量不好导致钢钉断裂"和医方认为"过早负重活动"的前提下,仅凭现有资料,根本就无法明确断钉原因。最后,"骨折断端为横形骨折"不是斜形骨折或粉碎性骨折。那么,采用比第一次手术时使用的更长、内固定螺钉直径更粗、更多的接骨板没有必要。事实上,骨科规范对此并无具体要求,股骨接骨板与螺钉是配套检测各项指标均达标后,才被准予生产的。况且"尽量避免对骨折断端周围软组织进行广泛的剥离"要求尽量选择短的股骨接骨板。据此,本例医学会的鉴定意见才是科学的。

鉴定案例二

【尸检死因】

某大学法医鉴定中心鉴定意见书:患者死亡原因为腹腔镜下子宫肌瘤剔除术中因反射性心搏骤停致心源性猝死。

【司鉴分析】

子宫肌瘤多无明显症状,主要症状有经量增多,下腹包块,白带增多,压迫症状等,B超、宫腔境、腹腔镜等检查可协助诊断。子宫腺肌症主要症状是经量增多、经期延长和逐渐加重的进行性痛经,确诊需要组织病理学检查。二者有时症状相似,且常合并存在。该患者长期经期腹痛,且进行性加重,月经量过多致继发贫血,症状严重,术前无论是考虑子宫肌瘤还是子宫腺肌症,均有手术指征。患者因腹腔镜下子宫肌瘤剔除术中,迷走神经兴奋,发生反射性心搏骤停致心源性猝死。导致原因有多种,如对腹腔器官的牵拉是常见的原因；手术过程中所进行的 CO_2 膨腹亦有报道；使用常温的腹腔冲洗液冲洗而导致的报道极少，主要是因对冷刺激神经反射较为敏感的个人身体素质决定。腹腔冲洗液通常要加温，但没有操作规范的具体要求，即便如此，医方应该考虑到这种情况存在的可能性。因此，尽管患者反射性心搏骤停与使用未加温的腹腔冲洗液和患者体质因素两者均有因果关系，自身特殊体质应当为主要因素，医方未尽到充分的注意义务为次要因素。

【司鉴意见】

某县人民医院的医疗行为存在未尽注意义务的过错，其过错与患者死亡有一定因果关系，建议参与度为次要责任程度。

【本例评说】

患者腹腔镜下子宫肌瘤剔除术中因反射性心搏骤停致心源性猝死。术中发生反射性心搏骤停的病例十分急危罕见，抢救成功率极低。因此，反射性心搏骤停主要取决于对刺激较为敏感的个人体质的特殊性。根据主要原因力大于次要原因力的认定规则，术中反射性心搏骤停死亡，医者最多承担次要责任。根据医学原理和实践，术中反射性心搏骤停，可因腹腔器官牵拉、CO_2 膨腹和使用常温腹腔冲洗液三种刺激引发。其中，腹腔器官牵拉和 CO_2 膨腹造成的心搏骤停，都是无法防范和避免的手术并发症。所以，医者对此无过错而不应担责。使用未加温的腹腔冲洗液产生的刺激却可以防范和避免，以致医者对此有过错而应当担责。问题是：尸检结果并未明确反射性心搏骤停具体由哪个原因所致。根据强度高的原因力大于强度低的原因力之认定规则，在这三个原因力强度的比较中，腹腔器官牵拉造成反射性心搏骤停的强度>CO_2膨腹造成反射性心搏骤停的强度>使用常温腹腔冲洗液造成反射性心搏骤停的强度。那么，医者可负的次要责任中，至少有 66.7% 以上的可能性源于腹腔器官牵拉和 CO_2 膨腹造成的反射性心搏骤停。据此，本例认定参与度为轻微责任偏低才是科学的。

鉴定案例三

【临床死因】

某市中心医院出具的《居民死亡医学证明书》中所载，致死的主要疾病

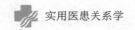

诊断为："（a）直接导致死亡的疾病或情况：呼吸循环衰竭；（b）引起（a）的疾病或情况：消化道出血。"

【诊疗经过】

某患者炒菜时因煤气外泄烧伤面颈部和四肢。邻居们将其急送烧伤专科医院。入院诊断：①烧伤 30%TBSA Ⅱ—Ⅲ 度面颈、四肢；②高血压病；③冠心病。既往有高血压病十余年，每日服降压药，有冠心病史口服阿司匹林 3 年。住院第 2 天红细胞数目 4.3^{10-12}/L（参考范围 3.5~5.0）、血红蛋白 125g/L（参考范围 110~150）属正常范围；第 3 天红细胞数目 2.98^{10-12}/L 和血红蛋白 86g/L 明显低于正常值；第 4 天到 26 天红细胞数目和血红蛋白恢复正常范围但偏低。第 27 天~第 33 天红细胞数目和血红蛋白明显低于正常值。其中，第 32 天红细胞数目 2.13^{10-12}/L 和血红蛋白 61g/L，BP90/70 mmHG（休克血压差）；第 33 天红细胞数目 1.82^{10-12}/L 和血红蛋白 49g/L，患者全身不适，呼吸困难、畏寒，呈浅昏迷状态，大便呈柏油样改变，BP70/60 mmHG。当天上午转市中心医院，抢救无效于 13 时死亡。临床死因诊断：消化道出血、休克导致呼吸循环衰竭死亡。患者入院到死亡 33 天里，医师仅对烧伤诊疗。虽然烧伤疗效明显，但病历中未见任何检查失血原因和止血、补血及抗休克的相关措施。显然，患者失血前期的病情一般。医师未以出血、失血性休克的不良病变为中心来及时选项查因和跟进治疗选项，显系应查消化道应激出血，出血转化为主病后仍未履行注意义务，不治身亡。

【司鉴意见】

患者符合重度烧伤致应激性溃疡并上消化道出血、失血性休克造成呼吸循环衰竭死亡。患者应激性溃疡并上消化道出血主要系患者自身严重烧伤、长期服用阿司匹林所致。烧伤专科医院对患者的病情变化未充分预见、未尽高度注意义务、未及时调整诊疗方案、转院，导致患者病情延误，医疗行为存在不足，与患者死亡存在因果关系，但属次要因素，医疗过错参与度拟为 20%~40%。

【本例评说】

"患者符合重度烧伤致应激性溃疡并上消化道出血、失血性休克造成呼吸循环衰竭死亡。患者应激性溃疡并上消化道出血主要系患者自身严重烧伤、长期服用阿司匹林所致。烧伤专科医院对患者的病情变化未充分预见、未尽高度注意义务、未及时调整诊疗方案、转院，导致患者病情延误，医疗行为存在不足，与患者死亡存在因果关系"的事实认定是中肯的。问题是：医疗过错"属次要因素"，明显有悖于原因力大小的认定规则。因为根据患者失血逐渐加重 6 天及最后 2 天休克的临床表现，"患者应激性溃疡并上消化道出血主要系患者自身严重烧伤、长期服用阿司匹林所致"不可能导致患者当下死亡。对于患者死亡来说，其原有病情是远距离原因力。医者在负有检查失血原因和及时调整诊疗方案，以及负有止血、补血和抗休克义务的前提下，"对患者病情变化未充分预见、未尽高度注意义务、未及时调整诊疗方案"是导致患者死亡的近距离原因力。根据医疗机构等级和医师职称，应当预见病情轻微→病重→病危→死亡，历时至少 6 天。诊疗原则是尽力实现诊疗目的和避免损害的基本要求或基本准则。那么，医者存在"应为能为而不为"的重大过错。根据近距离原因力大于远距离原因力的认定规则，医者长期怠于履行注意义务和休克急危时仍怠于履行注意义务，才是导致患者死亡的主要原因，患者的原发病情是次要原因。据此，本例认定参与度为主要责任偏高才是科学的。

鉴定案例四

【诊疗经过】

2014 年 9 月 20 日，某孕妇因停经 40^{+1} 周，见红 43 分钟于上午 9 时到市中心医院就诊。医师在孕妇做完 B 超等产前检查后诊断：孕$_2$产$_1$宫内孕 40^{+1} 周 LOA 活先兆临产；巨大儿？脐带异常：绕颈一周。医师对夫妇二人说"可以顺产，也可以剖腹产。"夫妇二人认为第一胎生产顺利，于是选择了顺产。医师拿出一份阴道分娩同意书要夫妇二人填写"以上了解，不同意剖腹产，要求自己顺产。"丈夫看到阴道分娩同意书中有"新生儿产伤，包括骨折、臂从神经损伤……随时可能发生羊水栓塞、产后出血……并发症"之后觉得不妥，就对医师说"能顺产就顺产，不能顺产就剖腹，要两手准备。"医师满口答应"那当然。好的，没问题。"第二天上午 8 时多，孕妇出现规律宫缩被送入产房。11 时多因分娩困难，孕妇要求剖宫产。丈夫被叫进产房与妻子商量，夫妇二人商量后均要求剖宫产。助产士说："不用剖腹产，产程是正常的，目前情况可以顺产。现在快到中午吃饭时间了，马上手术可能没有医生，还要麻醉，起码等2个小时。"陪人及丈夫被赶出产房后，12时50分第二产程仅10分钟产下一女婴，体重4.43公斤，系巨大儿。助产士告诉说"胎儿左臂拉伤了，马上送新生儿科。"女婴左臂残疾，引发诉讼。

【基本事实】

①医疗事故技术鉴定：不属医疗事故。②司法伤残鉴定：臂丛神经损伤构成六级残。③司法过错鉴定：初步诊断胎儿可能为巨大儿时，没有引起足够重视。在发生胎儿肩难产时，未行会阴切开，该过错与新生儿臂丛神经损伤有一定因果关系，医方承担次要责任。④分娩当天上午11点多，患者要求剖宫产，对此，"医方陈述"和"答辩状"认可了这一事实。⑤因司法鉴定对患者要求剖宫产的问题未行鉴定。在原告的书面请求下，法院发函要求鉴定机构对此作出说明。司法鉴定机构复函：①我中心仅从医学方面进行分析，最终出具鉴定意见。②法院提供的病历中未见患者要求剖宫产的记录。③本例无绝对剖腹产指征，可经阴道试产，医方可根据实际情况决定是否剖宫产，但须患方同意，进产房前的病程记录"患者不同意剖腹产仍要求阴道分娩（患方未签字确认）。"④如实施剖腹产，通常可避免臂丛神经损伤。

【审判结果】

庭审中法官认为本案有两个焦点。一是未行会阴切开有无过错及责任大小的问题；二是患方要求剖宫产，医方仍实施阴道分娩有无过错及责任大小的问题。第一个焦点有鉴定意见为据，双方争执不大。第二个焦点无明确鉴定意见，双方争执激烈。患方认为："本例无绝对剖腹产指征，也无阴道分娩和剖腹产禁忌症，属于既可选择阴道分娩又可选择剖腹产的情况。在阴道分娩过程中夫妻二人都要求剖腹产，就意味着不同意阴道分娩。依据《侵权责任法》第55条的规定，医方在未能取得患方重新签字同意的情况下仍实施阴道分娩的行为就是医疗过错行为。况且，医疗事故技术鉴定的分析与司法鉴定机构的复函：'如实施剖腹产，通常可避免臂丛神经损伤'是一致的。那么，新生儿臂丛神经损伤所致六级伤残与医方未取得患方重新签字同意的过错之间存在因果关系。因此，医方应当承担全部赔偿责任。"医方辩称："阴道分娩同意书明确记载'不同意剖腹产，要求自己顺产'，司法鉴定机构的复函'可经阴道试产，医方可根据实际情况决定是否剖腹产'，那么，行阴道分娩或行剖腹产，均符合诊疗规范。况且，该复函并未明确医方对此应负责任。故请求驳回患方的此项请求。"一审法院只针对"未行会阴切开"的过错，对第一个焦点判决医方承担30%的赔偿责任；对第二个焦点却只字未提，避而不理。患方不服一审判决，提起上诉。二审法院经审理认为：医师除未行会阴切开的过错外，在未能取得患方重新签字同意的情况下仍实施阴道分娩，对造成臂丛神经损伤来说还另有过错，因此部分支持了患方主张，改判医方承担50%的赔偿责任。

【本例评说】

"初步诊断胎儿可能为巨大儿时，没有引起足够重视，在发生胎儿肩难产时，未行会阴切开，该过错与新生儿臂丛神经损伤有一定因果关系，医方承担次要责任。"该司鉴意见就单个问题来说是中肯的。因为阴道分娩选项无争议时，巨大儿致肩难产是造成新生儿臂丛神经损伤的主要原因，会阴切开、操作轻巧和正确的旋转方式等，只是阴道分娩的辅助措施。那么，阴道分娩中规范操作是避免新生儿臂丛神经损伤的辅助手段。因此，助产违反操作规范通常是造成新生儿臂丛神经损伤的次要原因。但可能为巨大儿时，患方要求剖宫产就大不相同了。因为争执选项涉及实现诊疗目的和避免损害的利弊比较问题。本例无绝对剖腹产指征，也无阴道分娩和剖腹产禁忌症，属于既可选择阴道分娩又可选择剖腹产的情况。可能巨大儿时，选择剖宫产通常是避免新生儿臂丛神经损伤的最佳措施。因此，在患方要求剖宫产的情况下，如果及时剖宫产通常能够避免新生儿臂丛神经损伤。这对于实现诊疗目的和避免损害来说，剖腹产的原因力强度明显大于分娩助产的原因力强度。所以，实现诊疗目的和避免损害的最佳选项因过错（违反注意义务）被耽误或放弃的，至少应当承担主要责任。就本例而言，结合《侵权责任法》第55条的规定，未取得患方重新签字同意的前提下仍实施阴道分娩的行为不仅是医疗过错行为，而且是造成新生儿臂丛神经损伤的近因，也即主要原因。据此，如对全案鉴定，本例鉴定医方承担主要责任偏高才是科学的。

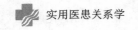

鉴定案例五

【病历摘要】

2015 年 9 月 21 日，患者自述半月前无明显诱因致腰部胀痛再发、活动不利，行走时双下肢无力入院。当天 MRT 检查：$L_{3/4}$、$L_{4/5}$ 椎间盘变性腰椎退行性病变。入院中医诊断：腰疼病；西医诊断：腰椎骨关节病。

入院后行中药内服，中医针灸、穴位注射等治疗效果不明显。2015 年 9 月 24 日予祖师麻注射液 4ml 穴位注射，取关元俞（右）、秩边（右）、承扶（右）、承山穴（右）活血止痛。2015 年 9 月 25 日 4 时 30 分出现双下肢无力，活动受限。查体：双下肢伸屈无力，腹痛欲大小便，小便困难。9 月 26 日 MRT 检查：L_1 段脊髓水肿，T_{12}-L_2 左侧竖脊肌水肿，T_3-L_1 椎体水平段脊髓中央管异常信号，性质待定。9 月 27 日诊断：双下肢瘫痪。9 月 28 日再行 MRT 检查：T_1-L_1 段脊髓内异常信号灶考虑：脊髓炎（炎症原因待定）。9 月 29 日脑脊液穿刺乳酸脱氢酶增高，总蛋白增高，氯化物下降，细胞总数增高，白细胞增高，潘氏试验阳性，细菌培养（—），体温正常。经激素冲击、B 族维生素、抗感染等针对脊髓炎治疗效果不佳。

【伤残鉴定】

某大学法医鉴定中心鉴定意见书：患者双下肢瘫痪，肌力 0 级构成贰级伤残。

【患方陈述】

2015 年 9 月 21 日，患者因腰部胀痛半月步行住院治疗。当天 MRT 检查：$L_{3/4}$、$L_{4/5}$ 椎间盘变性腰椎退行性病变，但脊髓正常。9 月 24 日患者不舒服，腰背胀痛，心里难受。值班医师予祖师麻 4ml 关元俞（右）、秩边（右）等穴位注射。注射后当即双下肢麻木。9 月 25 日患者诉双下肢无知觉，医师认为缺钾。当日检查：血钾正常。医师又诊断为臆病，即想象出来的病。9 月 26 日患者下半身仍无知觉，家属催促会诊。会诊后又行 MRT 检查：L_1 段脊髓水肿，T_{12}-L_2 左侧竖脊肌水肿，T_3-L_1 椎体水平段脊髓中央管异常信号，性质待定。9 月 27 日诊断：双下肢瘫痪。9 月 28 日再行 MRT 检查：T_1-L_1 段脊髓内异常信号灶考虑：脊髓炎（炎症原因待定）。9月29日脑脊液常规进一步佐证脊髓损伤存在，但细菌培养（－），体温正常。以上基本诊疗事实充分证明脊髓损害系化学物所致的改变。具体说，脊髓损害系祖师麻侵入硬膜下腔所致。纵观患者病情，其自身疾病不可能导致脊髓神经损害。那么，双下肢瘫痪完全是医疗过错行为造成脊髓神经损害所致。

【医方陈述】

医方行为规范，祖师麻穴位注射不可能导致双下肢瘫痪。目前没有证据证明穴位注射时祖师麻进入患者的硬膜下腔。因此，患者的不良后果是其自身疾病的自然转归，与医方行为无关。

【司鉴分析】

目前病程已经1年，患者双下肢肌力及大小便情况无改善。纵观患者起病、MRI检查、实验室检查及治疗后效果，与急性脊髓炎病变过程不相符合，故急性脊髓炎诊断依据不足。

2015年9月24日，祖师麻注射液2支，穴位注射临时，穴位注射2次。2015年9月25日，利多卡因注射液2支，穴位注射临时，穴位注射2次；泼尼松龙2支，穴位注射临时，穴位注射2次。患者在行穴位注射后，即2015年9月25日4时30分开始发生双下肢肌力下降，大小便失禁等症状。利多卡因及祖师麻为脂溶性药物，对皮肤黏膜有较强穿透力，对中枢神经系统有显著的抑制作用。尤其祖麻师为瑞香科瑞香属植物黄瑞香的提取物，临床应用水煎或片剂内服，或制成20%膏药外敷，注射剂肌肉内注射一般用量1～2ml，本例医方用祖师麻4ml穴位注射，剂量过大，存在过错。被鉴定人步行入院，注射祖师麻前病历记录大小便尚调，未见肌力下降的记录。注射祖麻师约12小时出现双下肢伸屈无力，腹痛欲大小便，小便困难。另外注射祖师麻前MRI（2015年9月21日）仅示$L_{3/4}$、$L_{4/5}$椎间盘变性，注射后MRI（2015年9月26日）示T_3-L_1椎体水平脊髓中央管异常信号。目前主要考虑药物注射所致神经损害。

【司鉴意见】

某中医医院在对患者的治疗过程中对其使用药物穴位注射（利多卡因及

祖麻师），其中祖师麻药物剂量超过规定用药剂量，存在过错。据现有资料分析主要考虑药物注射所致神经损害，建议医方过错参与度为主要原因力。

【本例评说】

行为与损害之间具有相当因果关系，必须符合两项条件：①该行为是损害发生的不可欠缺的条件；②该行为实质上增加损害发生的客观可能性。那么，医疗侵权责任的因果关系，并不要求医疗过错行为与损害后果之间具有直接因果关系，只要医疗过错行为对损害结果存在某种适当性条件，并有造成损害或扩大损害的可能性时，即构成因果关系。避免邻近组器官损伤是诊疗选项和操作的基本要求或基本准则。那么，医者负有避免邻近组器官损伤的注意义务。本例确实没有祖师麻进入患者硬膜下腔的直接证据。"医方用祖师麻 4ml 穴位注射，剂量过大，存在过错。被鉴定人步行入院，注射前祖师麻前病历记录大小便尚调，未见肌力下降的记录。注射祖麻师约 12 小时出现双下肢伸屈无力，腹痛欲大小便，小便困难。另外注射祖师麻前 MRI（2015 年 9 月 21 日）仅示 $L_{3/4}$、$L_{4/5}$ 椎间盘变性，注射后 MRI（2015 年 9 月 26 日）示 T_3-L_1 椎体水平脊髓中央管异常信号。"根据上述临床表现，以及"祖师麻为脂溶性药物，对皮肤黏膜有较强穿透力，对中枢神经系统有显著的抑制作用。"违反注意义务的过量药物注射所致的脊髓神经损害已形成完整的证据锁链。因此，医疗过错行为与双下肢瘫痪之间必有因果关系。司法鉴定意见"过错参与度为主要原因力"明显有误。因为，纵观患者病情及其变化，入院时 MRT 检查脊髓正常，没有脊髓血管瘤破裂、占位性病变或外伤等自身疾病的任何证据，因而自身疾病不可能导致脊髓神经损害。本例中的患者双下肢瘫痪并非多因一果，而是一因一果。医疗过错行为造成脊髓神经损害既是患者双下肢瘫痪的唯一原因，又是近因。据此，鉴定医方承担全部责任才是科学的。

四、医疗责任的竞合

1. 医疗责任竞合的概念

《合同法》第 122 条规定："因当事人一方的违约行为，侵害对方人身、财产权益的，受损害方有权选择依照本法要求其承担违约责任或者依照其他法律要求其承担侵权责任。"可见，我国民事责任竞合制度适用于人身损害的责任竞合是不容争辩的事实。据此，医疗责任竞合是指医方违反合同义务（医疗义务或医疗注意义务）的同一行为造成患者权益损害，因符合违约责任与侵权责任的构成要件，患方有权在违约之诉和侵权之诉中选择其一来追究医方责任的现象。

2. 医疗违约与侵权责任的异同

医疗违约与侵权责任可以发生责任竞合。但医疗违约责任是基于合同之债而形成的民事责任；医疗侵权责任是基于侵权之债而形成的民事责任。因基础法律关系不同，导致两类民事责任的归责原则、举证责任、免责事由、责任范围、诉讼时效等方面，可有异同。

（1）关于归责原则。医疗违约的归责原则是严格责任原则。医疗侵权的归责原则是过错责任原则；涉及药品、消毒药剂、医疗器械的缺陷，或者输入不合格血液等产品侵权案件时，则应当适用无过错责任原则。严格责任原则与过错责任原则的区别在于：在严格责任原则下，民事意思自治原则是判断违约与否的基本准则。那么，缔约确定的诊疗项目服务，在不违背法律、法规强制性规定，以及符合适应症、排除禁忌症的前提下，是基本的守约准则（违约行为其实就是过错行为，只不过，在严格责任原则下不讨论过错而已）。在过错责任原则下，医疗行为准则是当时综合确定的医疗行为标准。那么，根据患者病情、诊疗原则和医疗能力——医疗机构等级、医师职称和设备技术条件来综合确定的医疗行为标准，才是推定有过错的最终标准。无过错责任原则，虽然不以过错作为归责的依据，但并未真正扩大责任主体。因为产品安装者（医院）和销售者（医药公司）承担的只是垫付责任，其责任的最终承担者是厂家。无过错责任原则的立法精神是方便患者维权罢了。

（2）关于举证责任。现行法律、司法解释对医疗违约之诉未规定推定违约。那么，医疗违约之诉应当适用谁主张、谁举证的一般原则，即由患方对医疗违约行为、损害后果和因果关系承担举证责任。最高人民法院关于《民事诉讼证据的若干规定》（以下简称《若干规定》）第4条第8项规定："因医疗行为引起的侵权诉讼，由医疗机构就医疗行为与损害结果之间不存在因果关系及不存在医疗过错承担举证责任。"然而，《侵权责任法》第54条规定，医疗侵权诉讼一般应由患方对医疗过错承担举证责任。那么，依"后法优于前法"的原则，《若干规定》第4条第8项的规定与《侵权责任法》第54条的规定冲突而不应适用。依法理，过错责任原则下的举证规则是谁主张、谁举证。所以，因果关系的举证责任与过错的举证责任一样，应由患方承担。根据《侵权责任法》第58条的规定，三种情况下的医疗侵权诉讼适用过错推定，故而应由医方对无过错承担举证责任。问题是：三种情况下适用过错推定——举证责任倒置时，因果关系是否也应一并适用推定——举证倒置呢？对此，学者们的见解不一。本学说认为，过错鉴定与因果关系鉴定本应一并进行。凡以申请鉴定的方式举证的，一般情况下应由患方对有过错和有因果关系申请鉴定；三种情况下，应由医方对无过错和无因果关系申请鉴定，将更符合司法操作的实际需要。况且三种情况下，《若干规定》第4条第8项的规定与《侵权责任法》第58条的规定并不冲突而应当适用。涉及药品、消毒药剂、医疗器械缺陷或者输入不合格血液的医疗侵权的归责原则是无过错责任原则。据此，医疗产品侵权责任应由患方对产品缺陷、损害结果、因果关系承担初步举证责任；生产者作为被告时应对免责事由承担举证责任；医者应对产品来源合法、安装使用规范（产品责任与过错责任并存时）、保管规范等承担举证责任。

（3）关于减责和免责事由。医疗违约与医疗侵权责任的减责和免责事由大体相同。《侵权责任法》第60条规定了医疗机构的三种减免责任的法定事由。其一，患方不配合。第60条第1款第1项规定："患者或者其近亲属不配合医疗机构进行符合诊疗规范的诊疗。"那么，患方违反配合义务导致自身权益损害时，可以成为医方减免责任的抗辩事由。第60条第2款规定："前款第一项情形中，医疗机构及其医务人员也有过错的，应当承担相应的赔偿责任。"因为过错责任原则是医疗侵权的一般归责原则。有过错的当事人都应承担相应责任。其二，抢救时已尽合理注意义务。《侵权责任法》第60条第1款第2项规定："医务人员在抢救生命垂危患者等紧急情况下已经尽到合理诊疗义务。"此规定的本质是降低注意义务的要求。因为抢救急危患者时的医务人员不可能像平时那样从容、细致、全面和周详。因此，尽到合理注意义务的，应当免责；未尽合理注意义务的，则应当减责。但"合理诊疗义务"作为降低注意义务的抽象标准并无明确规定。本学说认为，合理注意义务应当满足以下条件：①履行不良后果的告知义务；②病情诊断基本正确；③治疗方案基本适当；④能将损害控制在合理范围之内。其三，绝对医疗功能局限。第60条第1款第3项规定："限于当时医疗水平难以诊疗。"在这里，"当时医疗水平难以诊疗"其实是指医者所有诊疗项目服务的绝对功能局限。绝对功能局限包括医疗上的不可抗力、医疗意外、无法防范和避免的并发症。医疗上的不可抗力，是指履行注意义务也无法阻止疾病的自然转归。例如，履行注意义务，病入膏肓的患者必然死亡；肢体、神经和器官大部分组织细胞坏死的患者必有后遗症，都是医疗上的不可抗力。医疗意外，是指患者病情异常或体质特殊导致无法预见、无法防范和无法避免的不良后果。例如，青霉素皮试阴性，但药物注射完毕回家后的患者发生迟发性过敏休克死亡，就是医疗意外。根据世界最权威《医学辞典》的解释，所谓并发症，是指在某种原发疾病或情况发展进程中发生的，由于原发疾病或情况，或其他独立原因所导致的继发疾病或情况。无法防范和避免的并发症，是指履行注意义务也不能防止发生的并发症。比如，腹腔手术中因器官牵拉和 CO_2 膨腹引起的心搏骤停，就是履行注意义务也不能防止发生的手术并发症。又如，粘连体质的患者术后肠粘连，也是履行注意义务不能防止发生的手术并发症。

（4）关于责任范围。医疗违约与医疗侵权因基础法律关系不同而致责任范围不同。其一，是否包括精神损害责任不同。医疗违约责任包括人身损害责任和财产损失责任，但不包括精神损害责任。医疗侵权责任包括人身损害责任、财产损失责任和精神损害责任。其二，当事人的范围不同。违约关系中，违约人和受害人只能是合同当事人；侵权关系中，侵权行为人和受害人均可以是第三人。因为，合同的相对性使违约主体只限于当事人之间；侵权责任因过错主体和受害人均可以是第三人，导致侵权关系主体不限于医患双方。例如，过错造成患者死亡。患者直系亲属均可作为原告请求精神损害赔偿。又如，过错造成男性患者高位截瘫或误切睾丸或过错造成女性患者卵巢被切除，患者配偶有权以侵权之诉向法院请求精神损害赔偿，但患者配偶如以违约之诉维权，将无法得到法律救济。再如，出版社和医院未经同意拍摄分娩过程用于教学，就可成为隐私侵权的共同被告。这里的出版社就不是医方主体。

（5）关于诉讼时效。医疗违约与侵权责任的诉讼时效完全相同。《民法总则》第 188 条规定："向人民法院请求保护民事权利的诉讼时效期间为三年。法律另有规定的，依照其规定。诉讼时效期间自权利人知道或者应当知道权利受到损害以及义务人之日起计算。法律另有规定的，依照其规定。但是，自权利受到损害之日起超过二十年的，人民法院不予保护；有特殊情况的，人民法院可以延长。"第 192 条规定："诉讼时效期间届满的，义务人可以提出不履行义务的抗辩。诉讼时效期间届满后，义务人同意履行的，不得以诉讼时效期间届满为由抗辩；义务人已自愿履行的，不得请求返还。"第193条规定："人民法院不得主动适用诉讼时效的规定。"第194条规定："在诉讼时效期间的最后六个月内，因下列障碍，不能行使请求权的，诉讼时效中止：（一）不可抗力；（二）无民事行为能力人或者限制民事行为能力人没有法定代理人，或者法定代理人死亡、丧失代理权或者丧失民事行为能力；（三）继承开始后未确定继承人或者遗产管理人；（四）权利人被义务人或者其他人控制；（五）其他导致权利人不能行使请求权的障碍。自中止时效的原因消除之日起满六个月，诉讼时效期间届满。"第195条规定："有下列情形之一的，诉讼时效中断，从中断或者有关程序终结时起，诉讼时效期间重新计算：（一）权利人向义务人提出履行请求的；（二）义务人同意履行义务的；（三）权利人提起诉讼或者申请仲裁的；（四）与提起诉讼或者申请仲裁具有同等效力的其他情形。"

第三节　一般责任

一、一般责任的概念

任何法律责任都是行为主体违反法律义务应当承担的不利后果。医患合同关系包括医疗关系和一般关系。一般关系是因医疗服务中的一般行为而形成的关系。一般行为是一般民事义务的履行行为。一般民事义务包括一般义务和一般注意义务。一般义务是合同当事人实施一般行为的义务；一般注意义务是合同当事人妥当实施一般行为的义务。因此，一般责任是指医患合同当事人违反一般义务或一般注意义务的应当承担的不利后果。一般责任的基本形式是违约责任和侵权责任。

二、一般违约责任

《合同法》第107条规定："当事人一方不履行合同义务或者履行合同义务不符合约定的，应当承担继续履行、采取补救措施或者赔偿损失等违约责任。"第114条规定："当事人可以约定一方违约时应当根据违约情况向对方支付一定数额的违约金，也可以约定因违约产生的损失赔偿额的计算方法。"

可见，一般违约责任的形式包括违约金责任、继续履行、违约补救和违约损害赔偿等四种。

医患合同关系包括医疗关系和一般关系。在一般关系中，双方负有的合同义务包括一般义务和一般注意义务。其中，医方的一般义务是合同从义务，一般注意义务是合同附随义务；患方的一般义务是合同主义务，一般注意义务是合同附随义务。违反合同义务的一般行为都是一般违约行为。因此，一般违约责任是指医患当事人违反合同上的一般义务或一般注意义务应当承担的不利后果。

应当指出，违约的归责原则是严格责任原则。因此，民事意思自治原则是违约责任的基本准则。那么，缔约确定的行为标准，在不违背法律、法规强制性规定的前提下，是基本的守约准则。在严格责任原则下，守约方只需证明对方的行为构成违约（违反合同义务）即可，无须考虑对方的主观过错（其实是有过错，只是不考虑过错）；违约方只能以不可抗力、对方违约（有过错）和财损方面的免责条款来进行抗辩。

1. 医方的一般违约责任

在合同关系中，医方负有的一般义务包括但不限于发票给付义务、医学证明义务、允许复印和复制病历义务、生活护理义务、提供食宿义务以及救护车接送一般患者义务等；医方负有的一般注意义务包括但不限于一般服务注意义务、设施管理维护义务、精神性人格保障义务、遗体处置保护义务等。因此，医方违反发票给付义务、医学证明义务、允许复印和复制病历义务、生活护理义务、提供食宿义务、救护车接送一般患者义务，以及违反一般服务注意义务、设施管理维护义务、精神性人格保障义务、遗体处置保护义务等，均属违反合同义务而应当承担一般违约责任。须强调：医方负有的一般义务是合同从义务；医方负有的一般注意义务是合同附随义务。所以，医方违反一般义务导致违约损害时，患方既可诉请履行，也可诉请违约损害赔偿；医方违反一般注意义务导致损害时，患方不能诉请履行，只可诉请违约损害赔偿。

2. 患方的一般违约责任

在合同关系中，患方负有的一般义务仅指付费义务；患方负有的一般注意义务包括但不限于遵守医方秩序义务、尊重医方人格义务和不损坏医方财产义务等。所以，患方未按交易习惯付费或拒绝付费，以及破坏医方秩序、侵犯医方人格和损坏医方财产等，均属违反合同义务而应当承担一般违约责任。须强调：患方负有的一般义务（付费义务）是合同主义务；患方负有的一般注意义务是合同附随义务。所以，患方违反一般义务导致违约损害时，医方既可诉请履行，也可诉请违约损害赔偿；患方违反一般注意义务导致损害时，医方不能诉请履行，只可诉请违约损害赔偿。

三、一般侵权责任

一般侵权责任是指医患当事人的过错侵害对方一般权益而应当承担的不利后果。《侵权责任法》第6条规定："行为人因过错侵害他人民事权益，应当承担侵权责任。根据法律规定推定行为人有过错，行为人不能证明自己没有过错的，应当承担侵权责任。"可见，侵权的归责原则是过错责任原则。但是，合同当事人违约时亦可产生侵权责任。根据《民法总则》第176条的规定，合同当事人实施的违约行为足以推定有过错。这里的"过错，是指合同当事人通过其违约行为所表现出来的在法律和道德上应受非难的故意和过失状态。违约责任中的过错通常是通过推定的方法加以认定，即只要当事人实施了违约行为，就推定其主观上存在过错。"[1]所谓违约行为，就是违反合同义务的行为。医患合同关系包括医疗关系和一般关系。在一般关系中，双方负有的合同义务包括一般义务和一般注意义务。那么，医患合同当事人无论违反约定义务还是法定义务，也无论违反一般义务还是一般注意义务造成对方权益损害的，都应推定有过错而承担一般侵权责任。

1. 医方的一般侵权责任

医方的一般侵权责任是指医方过错侵害患方一般权益应当承担的不利后果。这里所说的过错是指医方违反一般义务（合同从义务）或违反一般注意义务（合同附随义务）的事实。那么，医方违反发票给付义务、医学证明义务、允许复印和复制病历义务、生活护理义务、提供食宿义务、救护车接送一般患者义务，以及违反一般服务注意义务、设施管理维护义务、精神性人格保障义务、遗体处置保护义务侵害患方权益的，均应认定有过错而承担一般侵权责任。

2. 患方的一般侵权责任

患方的一般侵权责任是指患方过错侵害医方一般权益应当承担的不利后

---

〔1〕 王利明主编：《民法》，中国人民大学出版社2000年版，第541页。

果。这里所说的过错是指患方违反一般义务（合同主义务）或一般注意义务（合同附随义务）的事实。那么，患方违反付费义务，以及违反遵守医方秩序义务、尊重医方人格义务和不损坏医方财产义务侵害医方权益的，均应认定有过错而承担一般侵权责任。

四、一般责任的竞合

《合同法》第 122 条规定："因当事人一方的违约行为，侵害对方人身、财产权益的，受损害方有权选择依照本法要求其承担违约责任或者依照其他法律要求其承担侵权责任。"所以，一般责任竞合是指医患当事人违反合同义务（一般义务或一般注意义务）的同一行为侵害守约方权益，因符合违约责任与侵权责任的构成要件，守约方有权在违约之诉和侵权之诉中选择其一来追究对方责任的现象。基于侵权之诉的精神损害请求可被支持，违约之诉的精神损害请求不被支持，以及侵权之诉的间接受害人可成为适格原告，违约之诉的间接受害人不可能成为适格原告的诉讼规则，纠纷中的医患当事人大多会向对方请求承担侵权责任。

案例一

2013 年 4 月 12 日晚上，患者 A 从 2 号病房出来向走廊尽头的公用厕所走去，21 时 45 分在距厕所 2 米处的 8 号病房门前突然摔倒。医护人员赶到时，发现地上有一摊水。X 线照片示：腓骨骨折伴踝关节脱位。为查明事实，患者 A 要求查看监控录像。录像显示：患者 B 带一学龄前幼女从 6 号病房出来向公用厕所走去，21 时 27 分走到 8 号病房门前时，幼女急蹲小便。完毕，患者 B 带幼女返回 6 号病房。从患者 B 带幼女离开现场到患者 A 摔倒，间隔共计 18 分钟。在这 18 分钟里，一位护士，以及患者 C、患者 D 和患者 E 路经 8 号病房门前时，要么跨过，要么绕行。医院为此邀请各方当事人召开协调会。相关当事人各抒己见，无法达成共识，但都愿意报当地司法所处理。

当地司法所所长、委派的副所长和特聘的退休资深法官主持调解。调解会首先讯问各方当事人的基本情况；其次播放录像；再次由各方当事人发表意见；最后由资深法官解析责任构成和责任分担原则：民事法律责任是当事人违反民事义务而应当承担的不利后果。那么，谁负有义务并违反义务的，就是有过错，从而应当承担相应责任。本案中，患者 A 负有行走时对己的安全注意义务。录像中的护士，以及患者 C、患者 D 和患者 E 路经 8 号门前时，要么跨过，要么绕行。说明只要履行注意义务就不会滑倒。患者 A 因违反注意义务而滑倒，故应承担相应责任。医院负有防止患者摔倒的注意义务，护士发现地上有尿却未予清除，故应承担相应责任。患者 B 女随地小便造成险情。患者 B 作为女儿的法定代理人负有清除险情的义务但未予清除，故应承担相应责任。患者 C、患者 D 和患者 E 既不是服务者又不是险情制造者，故无义务而没有责任。关于责任大小的问题，司法实践中通常根据原因力规则来确定。根据近距离原因力大于远距离原因力的认定规则，患者 A 的过错是最近距离的原因力，故应承担主要责任。同理，在次要责任中，医院的过错原因力大于患者 B 的过错原因力。那么，医院应当承担次要责任中的主要责任；患者 B 应当承担次要责任中的次要责任。当然，根据民事意思自治原则，相关当事人可在前述参考意见的基础上互谅互让，自由协商具体比例。经主持人努力和相关责任人之间的多轮协商，最终达成协议：患者 A 承担 60% 的责任；医院承担 30% 的责任；患者 B 承担 10% 的责任。

案例二

1991 年 12 月 9 日，段某妻子在某铁路医院分娩一女婴。同月 10 日，施某之妻也在该院生下一女婴。段某和施某的女婴都放在该院婴儿室护理。段某和施某妻子分别于 12 月 12 日和 12 月 13 日出院并抱婴儿回家。随着女婴的一天天长大，施某夫妇发现爱女体态、容貌与他俩愈来愈不同，由此产生疑窦。经当地公安局委托省法医鉴定中心进行亲子鉴定：施某夫妻不是其女的父母。后多方寻觅，才在本市段某家找到亲生女儿。两家人经过亲子鉴定，证实女儿十年前被相互抱错。

原告施某夫妇为此向法院状告铁路医院，请求返还女儿，赔偿寻觅女儿的相关费用和精神损害抚慰金等。法院依法追加段某夫妇为有独立请求权的第三人参加诉讼。经审理查明上述事实后法院认为，铁路医院未尽管理注意义务，在本案中有过错，并由此给原告施某夫妇和段某夫妇精神上造成了严重的损害，使原告遭受相应经济损失。故依法判决铁路医院赔偿原告施某夫妇精神损害抚慰金 30 000 元，经济损失 5575 元；赔偿第三人段某夫妇精神损害抚慰金 30 000 元；同时，对原告施某夫妇要求被告返还女儿的主张，因原告亲生女儿已不在被告处，被告不具备返还孩子的客观条件而予以驳回。

案例三

某结核病医院由于内部机构改革撤销了该院病房，忙乱中不慎丢失了常来就诊的张某病历。偏偏张某因办病退急需历次病历到有关鉴定机构做病退鉴定。病历丢失使有关鉴定无法顺利进行。最后，张某只得向单位办了内退。为此，张某向法院提起诉讼，要求赔偿病退与内退的工资差额 35 400 元、医保个人账户损失 3369.60 元、医药费报销差额 9740 元、律师费 3500 元、交通费 300 元、因丢失病历而影响今后治疗的损失 3000 元，精神损失费 2000 元。

开庭审理中，张某认为医院丢失病历使其无法进行鉴定而未能办理病退，既造成其各项经济损失，也造成其今后治疗带来严重影响。医院辩称，张某未能办理病退与丢失病历无因果关系，同时已为原告出具了客观、公正的证明材料，不会影响其鉴定，故而请求驳回其诉讼请求。

法院审理后认为，当事人对自己所提主张负有举证义务。医院作为医疗机构，在为患者治疗疾病、履行救死扶伤义务的同时，亦有义务保管张某的病历，以保证张某正常就医。但医院工作失误，管理不严，致使张某病历丢失，故医院对此负有责任。诉讼中，原告虽提出由于没有原始病历，导致无法给其做病退鉴定，但未提供证据证明不能办理病退与病历丢失有关，故原告要求赔偿病退与内退工资差额损失、医保个人账户损失、医药费报销差额损失及律师费、精神损失费等，无相应事实及法律依据，不予支持。考虑到医院将张某病历丢失，给张某今后的治疗带来一定影响，对此，医院应承担相应的民事责任。据此判决医院赔偿张某 3000 元损失费。

案例四

2000 年 6 月 14 日，李某之妻到医院接受治疗，20 日手术。医嘱术后二级护理。22 日 22 时许，李某陪护妻子上厕，到厕所门口时在外等候。当时厕所灯泡已坏，无照明，李某之妻在厕所内摔倒。经检查，李某妻子颅骨骨折并硬膜下血肿，经抢救无效死亡。为此，李某及家人起诉医院要求赔偿 160 000 元。

法院经审理认为，原告妻子与被告医院形成了医疗服务合同关系。原告之妻为二级护理的病员，被告医院不仅应当提供治疗服务，而且还要提供完好的服务设施，但其却放任厕所内无灯这一现象而有过错。其过错与原告妻子摔倒死亡之间有一定的因果关系，遂判决医院赔偿原告 50 000 元。

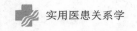

案例五

2012 年 4 月 8 日，某省 A 县村民王某乘坐的车辆在 B 县一国道上发生交通事故。王某被送往 A 县中医院接受治疗。住院 9 个多月痊愈。出院时王某在医疗费用证明上签字，承认下欠医疗费 94 759.6 元，还书面写下"交通事故赔偿到位后交足欠费"。考虑患者的实际情况，医院同意。

王某出院后，A 县中医院不断催要欠款。王某先是说法院未开庭，后又不接电话，再后则停机无法联系。为此，A 县中医院向 A 县人民法院提起诉讼。同时，申请 A 县法院对王某在 B 县法院车祸案应赔款中的 100 000 元进行财产保全。A 县法院经审理后判决被告王某支付所欠款项并承担全部诉讼费。

本章小结

本章第一节阐述医患民事责任的概念、特点、分类和竞合；第二节阐述医疗责任的概念、医疗违约责任、医疗侵权责任和医疗责任的竞合；第三节阐述一般责任的概念、一般违约责任、一般侵权责任和一般责任的竞合。本章涉及的主要内容如下：

医患民事责任是指医患当事人违反医疗民事义务或一般民事义务应当承担的不利后果。

医患民事责任的特点，就是医方民事责任的特点。医方民事责任的特点是指医方民事责任包括医疗责任和一般责任，以及医疗责任能被独立追究的主体通常只是医方。

医患民事责任可区分为：医方责任和患方责任；医疗责任和一般责任；违约责任和侵权责任。

医患民事责任竞合是指医患当事人的同一行为造成对方权益损害，因符合违约责任与侵权责任的构成要件，对方有权在违约之诉和侵权之诉中选择其一来追究责任的现象。

医疗责任是指医患主体违反医疗民事义务应当承担的不利后果。

医疗违约责任是指医患当事人违反合同上的医疗民事义务应当承担的不利后果。

医疗侵权责任是医者过错侵害患者医疗权益应当承担的不利后果。

事实原因是引起损害发生的原因，法律原因是对损害承担责任的原因。原因力大小的认定规则包括：主要原因力大于次要原因力，直接原因力大于间接原因力，近距离原因力大于远距离原因力，强度高的原因力大于强度低的原因力。其中，后三者是前者在不同场合中的具体运用。

医疗责任竞合是指医方违反合同义务（医疗义务或医疗注意义务）的同一行为造成患者权益损害，因符合违约责任与侵权责任的构成要件，患方有权在违约之诉和侵权之诉中选择其一来追究医方责任的现象。

严格责任原则与过错责任原则的区别在于：在严格责任原则下，民事意思自治原则是判断违约与否的基本准则。因此，缔约确定的医疗行为标准，在不违背法律、法规强制性规定以及符合适应症、排除禁忌症的前提下，是基本的守约准则。在过错责任原则下，基本的医疗行为准则是当时综合确定的医疗行为标准。所以，根据病情、诊疗原则和医疗能力——医疗机构等级、医师职称和设备技术条件来综合确定的医疗行为标准，才是推定有过错的最终标准。

一般责任是指医患当事人违反一般义务或一般注意义务应当承担的不利后果。

一般违约责任是指医患当事人违反合同上的一般义务或一般注意义务应当承担的不利后果。

一般侵权责任是指医患当事人的过错侵害对方一般权益应当承担的不利后果。

一般责任竞合是指医患当事人违反合同义务（一般义务或一般注意义务）的同一行为侵害守约方权益，因符合违约责任与侵权责任的构成要件，守约方有权在违约之诉和侵权之诉中选择其一来追究对方责任的现象。

复习思考题

1. 医患民事责任的特点有哪些？
2. 医患民事责任的分类有哪些？
3. 简述医疗违约的归责原则、违约责任形式和违约损害的构成要件。
4. 简述医疗侵权的归责原则、侵权责任形式和构成要件。
5. 简述严格责任原则与过错责任原则的区别。
6. 简述事实原因、法律原因以及原因力大小的认定规则。

第七章

医患纠纷的防范和处理

伴随我国经济的快速发展，人们不断增长的健康需要与医疗能力和医疗安全的矛盾日益突出，医患纠纷呈频发趋势，不少地方还引发恶性群体事件，严重破坏了医疗秩序和社会秩序。因此，科学防范和处理医患纠纷是促进医患和谐、维护社会稳定，以及维护当事人合法权益的有力保障。医患关系是特殊和复杂的一种服务关系。那么，医患纠纷相对于其他纠纷而言，必然具有特殊性和复杂性。所以，明确医患纠纷的概念、分类和特殊性，认识医患纠纷的成因、防范和处理机制，对于促进医患和谐及社会稳定来说，具有极其重大的理论意义和实践意义。

第一节　医患纠纷的概念、分类和特殊性

一、医患纠纷的概念

纠纷一词并非法律术语。一般来说，纠纷意指民间争执的事情。因此，争执伴随纠纷而存在。有纠纷必有争执，有争执必是纠纷。

医患纠纷有广义与狭义之分。广义的医患纠纷，泛指医疗服务活动产生的所有医患争执。狭义的医患纠纷，特指医疗服务活动产生的应否承担或如何承担民事责任的医患争执。区分广义与狭义医患纠纷有三个问题必须明确。其一，医务人员与患者之间发生的争执不一定是医患纠纷。因为医务人员与患者争执的事情如与医疗服务无直接关联，就不是医患纠纷。例如，患者与医务人员发生的私人借贷关系以及患者与医务人员发生的婚恋关系产生的纠

纷就不是医患纠纷。一方面，此类纠纷与医方主体的"替代责任"格格不入。另一方面，所争执的事情与医疗服务无直接关联，因而与医疗机构无法律关系。其二，无执业许可证的机构或个人与患者之间发生的争执不属医患纠纷。因为这些组织或个人与患者发的争执，要么与医疗服务无关，要么是非法行医，因其不属医疗服务的范畴，所以不是医患纠纷。例如，某女士轻信江湖游医的夸大宣传，"点痘"致毁容而产生的纠纷，就不是医患纠纷。其三，医患双方争执的事情如不涉及民事责任，也不属于医患纠纷。例如，患者见医师对有身份、有地位的病人态度和蔼，对自己却态度生硬，于是说"狗眼看人低，好在不是政府官员，否则，不知会有多少老百姓遭殃！"，从而引发双方争执。此类言语不当产生的医患争执在医疗服务中经常发生，但未涉及民事责任，只存在道义上的争执，因而不属法律上的医患纠纷。以下所说的医患纠纷特指狭义的医患纠纷。

二、医患纠纷的分类

医患纠纷是医疗服务活动产生的应否承担或如何承担民事责任的医患争执。医疗服务关系是医疗行为和一般行为，这两个相互依存的联系纽带，在医患之间直接作用而产生相互影响和相互制约的结果。其中，与医疗行为直接联系的医患关系是医疗关系；与一般行为直接联系的医患关系是一般关系。医疗行为产生的民事责任争执是医疗纠纷；一般行为产生的民事责任争执是一般纠纷。那么，医患纠纷必然包括医疗纠纷和一般纠纷。

如果只看表面，不究本质，往往不能把握纠纷特点，从而不利纠纷处理。比如，出生第三天的婴儿，在妇产科婴儿室洗澡时被烫伤。一种观点认为，婴儿在基础护理中被烫伤。那么，该纠纷是医疗纠纷。另一种观点认为，应当具体情况具体分析。南丁格尔创建护理事业的商机是医疗护理与生活护理的结合。所以，在护理工作中一直存在医疗护理与生活护理的区分问题。医疗服务是两类行为相互依存的辩证服务。医疗服务中的医疗护理与生活护理在一定条件下可以相互转化。那么，护理行为导致的医患纠纷，必然存在医疗纠纷与一般纠纷的认定问题。"出生第三天的婴儿，在妇产科婴儿室洗澡时被烫伤。"已明确提示被烫伤前的婴儿系健康婴儿。因为患病婴儿应当入住新生儿科或儿科。妇产科提供婴儿洗澡服务是在提倡"母婴同室"的前提下，帮助虚弱母亲照料婴儿。现代医学提倡"母婴同室"是为了便于科学喂养和母婴沟通的指导。这种针对健康婴儿的洗澡服务，虽是基础护理的范畴，但不以诊疗目的为存在根据，而以生活照料为目的，且这种无技术含量的洗澡服务可由保姆来承担。因此，该护理不是医疗护理而属生活护理。据此，该纠纷不属医疗纠纷而属一般纠纷。如果把该纠纷等同于医疗纠纷，甚至在纠纷处理中进行过错、因果关系和参与度鉴定的话，就是形而上学和劳民伤财了。

医患纠纷关系是一方当事人认为对方的行为不妥造成己方权益损害而形成的利益对抗关系。医患当事人在医疗服务关系中实施的行为包括医疗行为、医疗配合行为和一般行为。其中，医方实施医疗行为和一般行为；患方实施医疗配合行为和一般行为。医疗行为产生的民事责任争执是医疗纠纷；一般行为产生的民事责任争执是一般纠纷。医疗纠纷是旨在追究医方民事责任的医患争执；一般纠纷是可以追究任何一方民事责任的医患争执。

（一）医疗纠纷

所谓医疗纠纷，是医疗行为产生的应否承担或如何承担民事责任的医患争执。医疗行为是实现救助患者的诊疗目的而选择和操作诊疗项目的行为。其细胞是诊疗项目服务。诊疗项目服务就是提供诊疗项目，也即选择和操作诊疗项目。所以，为查明病因、病理、生理特点以及机体结构及功能是否正常，是否受到破坏及破坏范围和程度而进行病史采集、了解症状、观察体征、实验室检查、辅助检查；为明确病因、病程、病名、转归、预后而对检查结果进行综合、分析、定性、判断以及制定、调整和修改诊断方案；为消除病因、控制病情、修复受损机体、恢复器官功能而进行手术、麻醉、给药、注射、针灸、处方、心理治疗、中医推拿和功能锻炼指导；为妥当提供诊疗项目而进行病情告知、措施告知、风险告知、替代医疗方案告知、护理、转诊、病历制作存档、诊疗管理、后勤保障供给等，就是一个个诊疗项目服务。任何诊疗项目服务产生的应否承担或如何承担民事责任的医患争执，都是医疗纠纷。

鉴于我国医疗纠纷处理中存在的"二元化"问题尚未彻底解决，这里仅就医界依然沿用的医疗事故责任强调两点。

第一，医疗事故责任归属于医疗侵权责任，其责任范围小于医疗侵权责任。2002年9月1日国务院颁布的《医疗事故处理条例》第2条规定："本条例所称医疗事故，是指医疗机构及其医务人员在医疗活动中，违反医疗卫生管理法律、行政法规、部门规章和诊疗护理规范、常规，过失造成患者人身损害的事故。"从法理上说，侵权的本质是过错。过错包括故意和过失。过失是过错的一种。那么，医疗事故责任必然归属于医疗侵权责任。医疗事故责任因适用法律、归责标准和损害的范围均小于医疗侵权责任，以致其责任范围只是医疗侵权责任的一部分。其一，"违反医疗卫生管理法律、行政法规、部门规章和诊疗护理规范、常规"，明显不包括违反民法总则、合同法、侵权责任法等民事法律。其二，《医疗事故处理条例》第2条规定的过失不包括民法通则和侵权责任法中所说的故意。其三，《医疗事故处理条例》第4条规定"根据对患者人身造成的损害程度，医疗事故分为四级……四级医疗事故：造成患者明显人身损害的其他后果的。"那么，反过来理解，造成不明显的人身损害和过度检查等，必然不属医疗事故。其四，《医疗事故处理条例》第49条第2款规定"不属于医疗事故的，医疗机构不承担赔偿责任。"

第二，医疗事故责任即将彻底退出历史舞台。正如2002年起草小组在《〈医疗事故处理条例〉释义》一书中所说的那样："为了完善处理医疗事故的法律制度，卫生部在总结《医疗事故处理办法》实施经验的基础上，经过广泛征求意见，草拟了《医疗事故处理办法（修订稿）》呈报国务院。国务院法制办公室在审查该送稿时，进行了广泛调查研究。不少部门和专家认为：①医患关系从本质上讲是民事法律关系。属于《中华人民共和国民法通则》调整的范围。医疗事故处理应当与民法通则衔接。医疗行业是高技术、高风险行业，要正确处理民事法律的普遍性和医疗服务特殊性的关系，而不能简单地、笼统地适用民法通则来处理医疗事故；②实践中，医疗事故处理适用法律不一。有的适用医疗事故处理办法；有的适用民法通则；还有的适用消费者权益保护法，出现一些混乱；③医疗事故处理涉及公民的健康权和财产权，除卫生部门应当对发生医疗事故的医疗机构和医务人员依法追究行政责任外，很重要的是要解决对患者的民事赔偿问题，按照立法法的有关规定，由全国人大常委会制定一部法律加以规范为好。但是，考虑到目前制定法律尚缺乏经验，从实际需要考虑，先由国务院制定一个行政法规，待条件成熟后再上升为法律为宜。"可见，《医疗事故处理条例》的颁布仅是立法上的权宜之计。目前《医疗事故处理条例》虽然仍可作为行政调处的依据，但2010年7月1日《侵权责任法》实施以后，民事诉讼中再无医疗事故案由了。

理论上可根据一定原则从不同视角出发而对医疗纠纷作出不同的划分，

并据此作为细化分析和研究的出发点。医疗纠纷是医疗行为产生的应否承担或如何承担民事责任的医患争执。这一概念包含了民法意义上的所有医疗争执。从责任构成上说，医疗纠纷应当划分为医疗违约纠纷和医疗侵权纠纷；有责任的医疗纠纷和无责任的医疗纠纷。

（1）医疗违约纠纷。根据是否构成违约责任，可将医疗违约纠纷进一步划分为：有违约的医疗纠纷和无违约的医疗纠纷。这种划分，是从医疗行为是否违构成违约的对立视角而作出的。它便于探索违约责任的根本原因，从而便于研究医疗违约的防范和处理。

（2）医疗侵权纠纷。根据是否构成侵权责任，可将医疗侵权纠纷进一步划分为：有过错的医疗纠纷和无过错的医疗纠纷。这种划分，是从医疗行为是否表现过错的对立视角而作出的。它便于探索医疗侵权的根本原因，从而便于研究医疗侵权的防范和处理。

（二）一般纠纷

所谓一般纠纷，是一般行为产生的应否承担或如何承担民事责任的医患争执。医方实施的一般行为是一个个一般项目服务。例如，接待指引、接受咨询、挂号登记、划价、收费与发票给付、隐私保密和健康知识宣教；对患者及探视人员进行就医秩序（维护患者医疗权益的秩序除外）管理、遗体暂存与保护；开具医学证明、允许复印病历；提供病房、床位、饭菜、客运、空调、彩电、电话、购物、借阅书报、借用针线、代买生活小件、保管贵重物品、出借热食灶具、设施安全维护、病历复印、生活护理、打扫卫生和水电供应等后勤保障；提供临终关怀对患者及其家人的精神安慰、心理平静和生活照料等一般项目服务，都是医方实施的一般行为。患方实施的一般行为是基于求医、交费、结算、求证、维权和生活等目的而实施的行为。可见，医患关系的双方当事人均实施一般行为。因此，当事人实施一般行为产生的应否承担或如何承担民事责任的医患争执，就是一般纠纷。

常见的一般纠纷主要是超标收费纠纷、欠费纠纷、隐私或名誉侵权纠纷、财产损坏赔偿纠纷、设施设备缺陷致害纠纷，以及故意或过失伤害纠纷等。一般纠纷可进一步区分为一般违约纠纷和一般侵权纠纷。

三、医患纠纷的特殊性

医患纠纷包括医疗纠纷和一般纠纷。医疗服务是两类行为相互依存的辩证服务，也即医疗行为与一般行为相互依存的辩证服务。因此，医疗服务中的医疗行为与一般行为可以相互转化。医疗纠纷是医疗行为产生的应否承担或如何承担民事责任的医患争执。一般纠纷是一般行为产生的应否承担或如何承担民事责任的医患争执。所以，医患纠纷的特殊性，首先表现为两类责任区分的必要性；其次表现为医疗责任的认定难度通常大得多。

第一，两类责任区分的必要性。两类责任的特点不同，导致医患纠纷应当明确是医疗行为产生的责任纠纷，还是一般行为产生的责任纠纷。不同特点的责任应当采用不同的方式来认定，简单与复杂纠纷应当运用不同的方式来处理。如果把一般纠纷当作医疗纠纷或把简单医疗纠纷当作复杂医疗纠纷，甚至在处理中进行过错、因果关系和参与度鉴定的话，就是形而上学和劳民伤财了。

第二，医疗责任的认定难度通常大得多。医患纠纷的特殊性主要表现为医疗纠纷的特殊性。医疗纠纷的特殊性主要源于医疗责任认定的特殊性。医疗责任因医疗行为的救助性和风险性共同决定的技术性，导致双方当事人是否违反合同义务、因果关系、过错参与度等，通常比一般责任的认定难度大得多。

第二节　医疗纠纷的防范机制

一、医疗纠纷防范机制的概念

医疗纠纷的防范机制是针对病情及其变化而履行注意义务的一般规律。首先，医疗纠纷的防范是指有责任的纠纷防范。因为医疗纠纷的成因是医患双方当事人对不良后果、违反注意义务、因果关系，以及参与度大小和责任承担方式等不能达成共识的主、客观因素。那么，医疗纠纷的成因远多于医疗责任的成因。"医疗纠纷既可因当事人对责任构成的正确认识而产生，也可因当事人对责任构成的错误认识而产生，还可因责任大小和责任承担方式的不同主张而产生，甚至可因无理取闹而产生。"[1]因此，医疗纠纷应当区分为有责任的纠纷和无责任的纠纷。没有责任的医疗纠纷，不存在防范问题；有责任的医疗纠纷，才有防范必要。其次，有责任的医疗纠纷只能通过履行

---

〔1〕　参见陈一凡：《医患关系法律分析》，人民法院出版社2013年版，第229页。

注意义务来防范。医疗纠纷是旨在追究医方责任的医患争执。医疗责任是指医方违反医疗民事义务应当承担的不利后果。医疗民事义务包括医疗义务和医疗注意义务。最后，医疗民事义务在合同关系的规范运行中可以概括为针对病情及其变化的包括履行医疗义务的一种注意义务。因此，医疗责任可以说是违反注意义务应承担的不利后果。据此，医方充分履行注意义务，就不会产生医疗责任，从而成为有效防范医疗纠纷的给力措施。任何疾病的病情都有其产生、发展和变化的一般规律。所以，履行注意义务也有伴随病情及其发展变化的一般规律。

二、履行注意义务的一般规律

履行注意义务的一般规律伴随病情及其发展变化的一般规律而存在。医方负有的医疗民事义务包括医疗义务和注意义务。合同成立，医方即负有相应的医疗义务，并在医疗义务履行之前、履行之中和履行之后，均负有诊疗规范确定的注意义务。如前所述，门诊服务中，患者取得挂号单，医师即负有问诊和体格检查的医疗义务，同时负有选项规范确定的先行问诊和体格检查的注意义务；问诊和体格检查中，负有操作规范确定的注意义务；问诊和体格检查完毕后，还负有操作规范确定的记录必要信息等注意义务。住院服务中，根据交易习惯，除手术、特殊检查、特殊治疗等较大风险项目外，已"委任"医方决定诊疗方案。因此，病情不明或有病变，医师均负有尽早选项查因、及时选项治疗和规范操作所选项目的注意义务。又如前述，注射青霉素就是履行医疗义务。但注射前选择青霉素是否符合选项规范，以及注射前的皮肤消毒、皮试和观察过敏反应是否符合操作规范，就属注意义务；青霉素的注射方式、部位和注射量是否符合操作规范，也属注意义务；青霉素注射完毕后的观察和发生不良反应时的处理是否符合规范，同样也属注意义务。

导致上述现象的根本原因在于合同关系中两类法定事由之间的因果关系。能够产生医疗义务和注意义务的缔约行为和病情，都是医患合同关系的法定事由。缔约行为和病情，作为合同关系的法定事由，其实是合同义务产生、变更和消灭的法定依据。其中，缔约行为通常是医疗义务产生的根据，极少是注意义务产生的要据；病情通常是注意义务产生的根据，极少是医疗义务产生的根据。然而，病情及其变化是双方当事人约定不同诊疗项目服务的根本原因。因此，病情及其变化是因，缔约行为是果。正所谓"法定事由的变化最终源于病情的发展和变化。"诊疗原则是尽力实现诊疗目的和避免损害的基本要求或基本准则，同时是可以普遍适用的基础性诊疗规范。诊疗规范的主要部分既是注意义务的具体规定又是诊疗原则的具体应用。在诊疗原则的制约下，诊疗规范确定的注意义务是针对病情及其变化的包括履行医疗义务的一种注意义务。

医疗注意义务是妥当实施医疗行为的义务。诊疗规范的主要部分是注意义务的具体规定，它包括选项规范和操作规范。其中，选项规范是选择诊疗项目的行为规范；操作规范是操作诊疗项目的行为规范。技术性决定医者实施医疗行为时必须遵守选项规范和操作规范。具体说，选择诊疗项目时必须遵守选项规范；操作诊疗项目时必须遵守操作规范。注意义务既是诊疗规范主要部分的具体规定又是诊疗原则的具体应用。诊疗原则是尽力实现诊疗目的和避免损害的基本要求或基本准则。然而，医疗服务是一种辩证服务。诊疗疾病必须应用选项规范和操作规范，应用选项规范和操作规范必须贯彻辩证的诊疗原则。病情和医疗能力不同，实现诊疗目的和避免损害的具体要求就不同，以致注意义务对医师的行为要求就不同。履行注意义务应在病情及其变化的基础上遵守选项规范和操作规范并贯彻辩证的诊疗原则外，还应规范履行告知义务、护理义务、转诊义务、资质保证义务、病历书写存档义务、诊疗管理义务等，才能妥当实施医疗行为。这就是履行注意义务的一般规律。

三、履行注意义务的审查方法

医患合同关系的规范运行集中反映在法定事由的变化之上。两类法定事由之间存在的因果关系，导致法定事由的变化，最终源于患者病情的发展和变化。病情及其变化作为法定事由，是注意义务产生的法定依据。在诊疗原则的制约下，诊疗规范确定的注意义务是针对病情及其变化的包括履行医疗义务的一种注意义务，从而使合同关系中的医疗民事义务（医疗义务和注意义务）可以概括为针对病情及其变化的注意义务。所以，履行注意义务的审查方法是：一查病情及其发展变化的过程；二查诊疗方案的确定和实施，是否符合选项规范和操作规范并贯彻诊疗原则；三查告知义务、护理义务、转诊义务、资质保证义务、病历书写存档义务、诊疗管理义务等，是否规范履行；四查针对不良病变的选项和操作是否存在"应为能为而不为、应为能为而错为或不应为而为之"的注意义务的违反。

一查病情及其发展变化的过程。履行注意义务的事实根据是病情及其变化。因此，不了解病情及其发展变化，履行注意义务将是无的放矢；针对病情及其发展变化来履行注意义务，才能实现诊疗目的和避免损害。所以，履行注意义务首先应当了解病情及其发展变化的过程。病历中反映的主病、同伴病、并发症等诊断，呼吸、脉搏、血压、体温、白细胞总数、B 超报告、X 线报告、病理检验报告、出血量、体态、面色和表情等等临床表现及其反映的病情轻微、一般、病重、病危和死亡等，就是病情及其发展变化的过程。

二查诊疗方案的确定和实施是否符合诊疗规范并贯彻诊疗原则。诊疗方案是针对病情和病变的诊疗选项及其排序组合。确定和实施诊疗方案必须遵守诊疗规范并贯彻诊疗原则，否则就是违反注意义务。医疗技术集中表现在诊疗规范对诊疗项目选择和操作的具体要求之上。因此，通常遵守诊疗规范就是履行注意义务。然而，诊疗规范多如牛毛，人们制定的诊疗规范还可存在疏漏或不周。诊疗规范的主要部分既是注意义务的具体规定又是诊疗原则的具体运用。诊疗原则是尽力实现诊疗目的和避免损害的基本要求或基本准则，同时是可以普遍适用的基础性诊疗规范。所以，诊疗规范没有具体规定或表述不明时，应当根据病情、医疗能力和诊疗原则来审查注意义务的履行。以下是体格检查和抢救中未贯彻诊疗原则的典型实例。

例如，某市第四人民医院急诊科门诊病历结合监控录像（内容以病历记载为准，时间以监控录像显示为准）反映：患者王某，女性，29 岁，未婚。因胸闷、呕吐，于 2015 年 12 月 13 日 19 时 08 分进入该院急诊科门诊室。自诉于家中曾服用感冒药及小柴胡颗粒，既往无冠心病等病史。19 时 17 分患者从里面走到门诊室外呕吐，19 时 19 分突然晕倒在地。医师随即出来，见患者口唇发绀，触及大动脉搏动，急呼当班护士一起抬送本科抢救室。19 时 25 分呼之不应，19 时 30 分体查呼吸及大动脉搏动消失，血压无法监测，初步诊断呼吸心搏骤停。予气管插管球囊辅助呼吸，肾上腺素，利多卡因，多巴胺等，19 时 31 分上心电图提示室颤，19 时 34 分持续 2 分钟心肺复苏术，19 时 36 分电除颤一次；此后心肺复苏，电除颤和给药等反复 4 次。20 时 16 分患者呼吸心跳恢复，心率 95/分，R30 次/分，sPO2 90%，深昏迷。于 20 时 35 分转 ICU，2015 年 12 月 14 日 04 时 30 分死亡。临床死因诊断：心源性猝死。

【本例审查】

"根据就诊的不同阶段，分别以主诉病情的预判主病、不良病变和主病为中心来选择和操作检查项目；危害最大的主病、并发症和同伴病共存时，应以判明主病为首要目标。"患者主诉：胸闷、呕吐。依问诊信息应当考虑心脏病、感冒，以及消化和生殖系统疾病。其中，预判主病应当是心脏疾病。那么，体格检查应以心脏检查为中心。然而，在仅接诊一人持续 9 分钟的门诊病历中，未见心脏听诊、血压、脉搏记录，足以表明体格检查中未贯彻"以主病为中心"的诊断原则。况且"19 时 25 分呼之不应（此时可能已有室颤），19 时 30 分体查呼吸及大动脉搏动消失，血压无法监测，初步诊断呼吸心跳骤停（此时更可能已有室颤）。予气管插管球囊辅助呼吸，肾上腺素，利多卡因，多巴胺等，19 时 31 分上心电图提示室颤。"足以表明患者晕倒后口唇发绀，医师仍未以心脏检查为中心，从而违反诊断原则。因为，医师如以心脏检查为中心，必然重视室颤，应于 19 时 25 分先上心电图。

根据除颤仪的功能和作用特点，4 分钟内除颤可及时恢复血氧供给，从而避免不可逆的损害。那么，及时除颤是及时治疗原则的具体要求。本例 19 时 31 分心电图提示室颤（19 时 25 分可能已有室颤），19 时 36 分才首次除颤，显系违反及时治疗原则。因为，除颤的黄金抢救时间是 4 分钟，每延时 1 分钟，生存率下降 8%~10%。患者在急诊科门诊过程中确诊室颤，却于室颤确诊 5 分钟之后（可能 11 分钟后）才除颤，明显违反了及时治疗原则。

三查告知义务、护理义务、转诊义务、资质保证义务、病历书写存档义务、诊疗管理义务等，是否规范履行。履行此类注意义务是完善诊疗项目服务的法律要求。例如，涉及手术、特殊检查、特殊治疗、出院医嘱和其他必选项目时，应当规范履行告知义务并由患方签字确认；护理住院病人，应按医嘱确定的护理等级规范落实到位；对于转院病人，应按规范要求转诊；涉及生产、手术和实验性项目时，应当具有特别资质；留观和住院医嘱应记载于门诊病历中；病历书写应当客观、真实，并在规定的时限内完成归档；医院管理者应当督促执行诊疗制度和高效协调内部服务关系等，都是完善诊疗项目服务应当履行的注意义务。依相关诊疗项目提供的先后顺序审查，即是履行此类注意义务的审查方法。

四查针对不良病变的选项和操作是否存在"应为能为而不为、应为能为

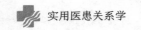

而错为或不应为而为之"的注意义务的违反。

首先，审查针对不良病变的选项和操作，即是有重点的审查方法。实践中，患者呼吸、脉搏、血压、体温高于或低于正常值；化验检查中各项指标高于或低于正常值；X 线、B 超、镜检、穿刺和器官功能检查发现异常；头晕、头痛、怕冷、怕热、口干舌燥、出冷汗、冒盗汗、痛苦面容、行动不便、大小便异常等，都有可能是不良病变。任何疾病造成的健康损害都是从不良病变开始的，同时存在量变到质变的发展变化过程。例如，少量失血不断发展可致贫血，贫血发展可致休克，休克发展可致死亡。但是，疾病早期危害小，易根除。所以"尽早诊断、及时治疗"原则是尽力实现诊疗目的和避免损害的基本要求或基本准则。据此，医师对各种不良病变均负有尽早选项查因、及时选项治疗和规范操作所选项目的注意义务。

其次，"应为能为而不为、应为能为而错为或不应为而为之"是违反注意义务的最终审查方法。

所谓"应为能为而不为"特指应当做，有条件做，却未做。其中，"应当做"是指法定义务（诊疗规范）要求做或约定义务（选项约定）要求做。"有条件做"是指根据医院等级、医师职称和设备服务条件，可以做。"应当做，有条件做，却未做"就是没有尽力实现诊疗目的和避免损害，因而是违反注意义务。须指出：审查"应为能为而不为"是诊疗规范存在疏漏或不周时，判断违反注意义务的特效方法。

例如，某大学附属医院给患者实施阑尾切除术，并制作教学录像。上午09 时 00 分开始手术。手术顺利，切下的阑尾充血水肿但未见灌脓破裂，09 时 30 分术毕，患者安返病房。术后第二天 23 时 30 分患者诉腹痛，予止痛、抗炎、嘱禁食。第三天 08 时 00 分血常规化验白细胞数目增高，低烧，腹痛稍加剧，予对症处理；15 时 10 分高烧，体查：腹肌紧张，全腹压痛，反跳痛，X 线检查未见膈下游离气体。主任查房：急性腹膜炎，予二次手术。术中吸尽腹腔液体，生理盐水冲洗，未见肠管破裂和肠内容物污染。外科主任百思不得其解，于是播放录像。原来，手术医师使用的缝合线过长，落至床沿造成腹腔污染。

【本例审查】

诊疗规范对缝合线长度并无具体规定。医师使用的缝合线过长，落至床沿造成腹腔污染是唯一的可能事实。根据手术的无菌原则，医师应将过长的缝合线剪短，却未予剪短，明显属于"应为能为而不为"的注意义务的违反。

所谓"应为能为而错为"特指应当做，有条件做，却做错了。其中，"做错了"特指违反法定义务或违反约定义务而做了。"应当做，有条件做，却做错了"也是没有尽力实现诊疗目的和避免损害，因而也是违反注意义务。须指出：审查"应为能为而错为"是判断违反操作注意义务的特效方法。

例如，某孕妇产前检查正常，医师建议阴道分娩，夫妇二人签字同意。第二天09时00分进产房，规律宫缩后近5小时才生下一男婴。然而，产后子宫收缩乏力，血流不止。助产士予按摩子宫、宫缩剂、填塞宫腔等保守治疗，仍止不住血。副主任医师赶到时，发现纱布仅填充于阴道，未进入宫腔，当即指示：排尽宫内积血，重新填充宫腔，填充须至宫底。此时出血量已达2000ml，患者失血性休克，处于昏迷状态。再指示：告病危，输血，药物止血，必要时手术止血（盆腔血管结扎术、髂内动脉栓塞术）或切除子宫，征求其丈夫意见。

【本例审查】

产后子宫收缩乏力，血流不止，予按摩子宫、宫缩剂和填塞宫腔等符合规范。但"纱布仅填充于阴道，未进入宫腔"无法发挥填塞宫腔的应有功能，起不到止血作用，明显违反操作规范，属于"应为能为而错为"的注意义务的违反。

所谓"不应为而为之"特指不应当做的，却做了。其中，"不应当做"特指违反法定或约定的不作为义务。"不应当做，却做了"同样是没有尽力实现诊疗目的和避免损害，因而同样违反注意义务。须指出：审查"不应为而为之"是判断违反选项注意义务的特效方法。

例如，2016年5月13日16时30分，某患者因旧病复发颅内出血，到县中心医院就诊。入院体查：T36.5℃，P92次/分，BP105/60 mmHG，急性病容，呼之能应，对答切题，双侧瞳孔等大等圆，直径2.5mm，对光反射灵敏，耳、鼻、口未见异常。CT检查：颅内幕上血肿形成，中线稍偏移，出血量约28 ml。该县中心医院门诊病历记载：建议：①留观；②转市中心医院。患者及家属商量后选择留观。2小时后医师告知：我院目前的颅内血肿清除技术尚不成熟，还是转市中心医院为好。然而，近200公里的路途颠簸，再经2小

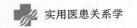

时后才到达市中心医院。市中心医院病历记载：呼之不应，瞳孔散大，CT示：血肿量约90ml，立即开颅减压。患者最终落下偏瘫。

【本例审查】

"颅内幕上出血，中线稍偏移，约28 ml"属于预后急危病情。医疗机构等级和外科医师职称可以胜任颅内血肿清除的，医师建议留观正确，但建议转市中心医院，明显违反预后急危病情的选项规范，属于"不应为而为之"的注意义务的违反；医疗机构等级和外科医师职称不能胜任颅内血肿清除的，医师建议留观也属错误，同样违反预后急危病情的选项规范，亦属"不应为而为之"的注意义务的违反。

第三节　医疗纠纷的处理机制

医疗纠纷是以患方请求权与医方抗辩权为内容的医疗责任争执。医疗责任因医疗行为的救助性和风险性共同决定的技术性，导致其认定难度通常大得多。不同特点的责任应当采用不同的方式来认定，简单与复杂纠纷应当运用不同的方式来处理。医疗纠纷作为民事纠纷的一种，其处理机制与一般纠纷的处理机制之间必有异同。

一、医疗纠纷处理机制的概念

医疗纠纷处理机制又称医疗纠纷化解机制，是指医疗纠纷的处理方式，以及该方式相适应的相关参与人员共同遵守的办事规程或行为准则。其实质是纠纷处理方式相适应的规范相关参与人员的办事规程或行为准则。因为没有办事规程或行为准则的约束，医患矛盾将在无序状态下激化升级。所以，顺应机制来规范处理医疗纠纷是维护双方权益，促进医患和谐及保障社会稳定的科学方法。

二、医疗纠纷的处理方式

医疗纠纷的处理方式包括医疗责任认定特点相适应的特殊处理方式，以及私力救济、社会救济和公力救济等三种一般处理方式。

（一）特殊处理方式

医疗纠纷的特殊处理方式是鉴定。因为鉴定是与医疗责任认定特点相适应的处理方式。医疗责任因医疗行为的救助性和风险性共同决定的技术性，导致医患当事人是否违反注意义务（是否有过错）、因果关系、过错参与度的认定等，通常要比一般责任的认定难度大得多。解决这一问题的有效办法是委托具有专业技能的第三方居中鉴定。其中，损害责任构成涉及的鉴定事项主要包括过错、因果关系和死因鉴定；责任大小涉及的鉴定事项主要包括过错参与度，伤残等级，医疗、护理、误工、营养、残疾辅助器具费，护理依赖和继续治疗费鉴定等。

医疗纠纷司法鉴定又称医疗损害鉴定。医疗损害鉴定通常包括过错、因果关系和参与度鉴定。也就是说，过错、因果关系和参与度鉴定通常是一并进行的。医疗损害鉴定由司法机关、仲裁机构、卫生行政机关、医疗调解委员会或双方当事人共同委托，才会被鉴定机构受理。当事人单方委托不会被受理。

死因不明时必须解剖尸体进行死因鉴定。这里的死因不明，特指患者死亡后医方不能作出临床死因诊断或患方不认可临床死因诊断的情况。根据《医疗事故处理条例》第 18 条的规定，患方对临床死因诊断无异议的，无需尸检。依法理，患者在转入医院死亡的，先前医院因医患关系终止而对患方无异议的临床死因诊断无权提出异议，但有相反证据足以推翻临床死因诊断的除外（见以下案例）。死因鉴定的最终决定权归属患方。因此，患方委托死因鉴定无需医方同意，但须告知医方，医方有权委派代表观察尸检过程；医方委托死因鉴定须经患方同意，患方有权委派代表观察尸检过程。尸体解剖应在死亡 48 小时内进行，具有冰冻条件的可延长 7 日。拒绝或拖延尸解导致不能鉴定死因的，将承担对己不利的法律后果。须注意，医方作出的死因诊断必须包含疾病致死的临床诊断，不得作出现象性死亡诊断或多个疑问式疾病致死诊断，否则应当视为死因不明。比如，某医院的临床死因诊断：猝死。又如，某医院的临床死因诊断：①心源性猝死？②心肺功能衰竭死亡？③失血性休克死亡？④中毒死亡？应当视为死因不明。此情形下，医方有义务申请死因鉴定，否则将承担对己不利的法律后果。

例如，2014 年 4 月 16 日，产妇唐某某在 A 院行剖宫产，顺利分娩一活男婴，Apar 评分 1 分钟 9 分，5 分钟 10 分，体重 4.0kg。术后新生儿一般情况好，面色可，吸吮可，于 2014 年 4 月 17 日至 18 日给予头孢曲松 0.2g 肌注预防感染。2014 年 4 月 18 日，为配合市妇幼保健院（以下简称 C 院）开展新生儿筛查，在患方签字同意的情况下，A 院对新生儿采血并报送 C 院检验。2014 年 4 月 21 日查房时发现新生儿面色稍黄，精神、反应、吸吮均可，予以茵栀黄口服液 3ml 口服 1 日 3 次。2014 年 4 月 23 日产妇出院前查房，新生儿一般情况好，精神可，面色稍黄，吸吮可，大小便正常，考虑生理性黄疸可能性大，但不排除病理性黄疸可能，故患方签字的出院医嘱记载"建议：新生儿不适到上级医院的新生儿科就诊，不适随诊。"4 月 24 日新生儿在家中黄疸加重，吸吮差、精神差、发热。唐某某联系 A 院后，A 院派救护车接回医院。医师见患儿病情严重，立送上级 B 院。B 院 24 日入院记录"……患儿皮肤、巩膜黄染未见消退，较昨日加深。今天下午 4 时许，患儿无明显诱因出现发热，拒奶、呻吟不止，最高体温 39.3℃，全身皮肤黄染呈进展性加重……25 日患儿抢救无效死亡。"B 院 25 日的临床死因诊断：①黄疸原因：败血症；新生儿溶血病；②胆红素脑病；③凝血功能障碍。患方未尸检就处理了尸体。2014 年 5 月 14 日，C 院网上公告新生儿筛查情况。5 月 15 日，C 院给唐某某送达筛查结果。该结果报告单显示：G6PD0.3↓ U/gHb ≥2.2 召回确诊。

2015 年 1 月 15 日，唐某某及其夫以 A、B、C 三家医院为被告提起诉讼。患方书面请求法院委托医疗损害鉴定，并主张死因以 B 院临床死因诊断为准。A 院答辩状不认可 B 院临床死因诊断，要求尸检。B 院答辩状对患方主张未提异议，但认为没有过错不应担责。C 院提供新生儿筛查报告单和唐某某签字的快递回执，并于答辩状中主张新生儿极有可能存在先天性疾病——蚕豆病，不应担责。法院决定开庭审理。患方律师的代理观点是"新生儿从 A 院回家结束了医患关系，且与 C 院未发生直接医患关系。新生儿死于 B 院诊疗过程中。因此，A 院和 C 院都无权对 B 院临床死因诊断提异议。本案应当进行过错、因果关系和参与度鉴定。"A 院律师的代理观点是"在没有相反证据的前提下，患方律师主张成立，但 C 院提供的相反证据表明新生儿极有可能死于蚕豆病。蚕豆病是娘胎里形成的先天性疾病，其与胆红素脑病的临床表现极其相似，蚕豆病产生的不良后果与医疗行为无关。因此，除非尸检证实真正死因，否则无法进行因果关系和参与度鉴定。现在尸体已被患方处理了，请求驳回患方诉请。B 院律师坚持原主张，并认同 A 院律师意见。C 院律师主张其与新生儿之间形成先天性疾病的筛查关系，并认同 A 院律师意见。本案宣判前，患方申请撤诉。法院据此裁定，准予撤诉。

死因鉴定与医疗损害鉴定是独立的两种鉴定。因为死因鉴定的功能是明确死亡的原因，并不涉及过错和因果关系。所以，死因鉴定与医疗损害鉴定是两个完全不同意义的鉴定。通常情况下，死亡原因不明，鉴定机构将无法分析因果关系和过错的原因力，进而无法确定过错参与度。

（二）三种一般处理方式

医疗纠纷有其特殊处理方式。矛盾的普遍性存在于特殊性之中，以致医疗纠纷作为民事纠纷的一种，其私力救济、社会救济和公力救济这三种一般处理方式均可运用特殊处理方式。

1. 私力救济

私力救济特指医疗纠纷的和解。理论上的私力救济又称自力救济，俗称"私了"。现代法学认为，私力救济是指权利主体在法律允许的范围内，依靠自己的力量，通过自卫或自助行为来救济被侵害权益的一种纠纷处理方式。古代法学认为，私力救济包括自决与和解。自决与和解都是依靠自己的力量来解决争端，均无需第三人的参与。所谓自决，特指双方当事人中的一方凭借自己的威慑力量来迫使对方屈服，从而解决纠纷的一种方式。自决是丛林时代的产物，是中世纪欧洲盛行的私力救济方式。著名诗人普希金为捍卫爱情而决斗，结果死于他人剑下的悲剧，足以证明这种原始野蛮的私力救济方式与现代文明的法治社会格格不入。当前的"医闹"其实是一些不文明的现代人回到了远古丛林时代。这种现象不是人类社会的进步而是倒退。所以，自决式私力救济，必将被民主与法治、公平与正义、诚信与友爱、安全与有序的现代文明社会所抛弃。所谓和解，特指医患当事人在自愿和互谅互让基础上达成和解协议来解决纠纷的一种方式。

医疗纠纷发生后，患方通常都会主动与医方交涉，试探性地了解医方态度，同时表明自己观点，希望通过磋商获得一个"说法"。其实质是利用自己的力量进行和解式私力救济。实践中，损害不大或简单医疗纠纷常可通过和解方式解决。因此，和解是医疗纠纷处理的常规形式。和解式私力救济相对于社会救济和公力救济来说，具有以下特征：

第一，自愿性。和解式私力救济之所以能够进行并得以实现，首要的先决条件是双方自愿。缺乏自愿的所谓和解，具有胁迫性而属于自决范畴。比如，停尸医院、纠缠医院工作人员等方式要求协议赔偿的，就是一种胁迫的具体表现。因此，和解式私力救济以自愿为主要特征。

第二，随意性。和解式私力救济在自愿的基础上无强制性规范，双方当事人可以自由选择磋商时间、地点、形式和谈判代表，纠纷解决的全过程自由而无拘束，仅以"不侵犯对方权益"为原则。所以，和解式私力救济具有随意性。和解式私力救济的实施虽无强制约束，但不是无约束，一方当事人在和解中侵害对方权益造成损害的，亦应承担相应责任。作为纠纷处理的一种常规形式，"和解"已纳入纠纷处理的法定程序之中。因此，和解式私力救济的随意性与法律性是相融并存的。

第三，成本低。和解式私力救济牵涉人员少，涉及面窄，时间成本、精力成本和经济成本最低，可以说是一种最经济实惠的纠纷解决方式。因此，和解式私力救济相对于社会救济和公力救济来说，成本最低。

第四，彻底性。和解式私力救济的实现形式是和解协议。和解协议是双方当事人在自愿和互谅互让基础上达成的协议，因而是双方当事人的真实意思表示。所以，和解式私力救济对于纠纷的化解来说，通常最为彻底。

民事意思自治条件下的和解，因其具有自愿性、随意性、成本低和彻底性而与社会和谐的内在要求一致，从而成为现代文明国家充分肯定和极力倡导的医疗纠纷处理方式。

2. 社会救济

社会救济特指医疗纠纷的调解和仲裁。它是依靠社会力量来化解医疗纠纷的方式。其主要特征是基于当事人的共同意愿而请求中立的第三方主持调解或进行仲裁处理。社会救济与私力救济的主要区别在于是否有中立的第三方介入；社会救济与公力救济的主要区别则在于中立的第三方是否代表国家行使公权力，也即第三方主体是否作为代表国家行使裁决权的国家机关。

（1）调解。所谓调解，是在第三者（调解人）主持下，促成当事人自愿协商、妥协退让，以达到化解矛盾的纠纷处理方式。调解根植于我国几千年的传统文化和司法实践之中，因其明显的诸多优点，而被国际司法界誉为"东方经验"。

在我国，现有调解机制中属于社会救济范畴的主要有：人民调解和行政调解。其中，人民调解是指社区委员会、村民委员会、乡镇、街道设立的人民调解委员会（很多地方由司法所牵头成立）对所属区域发生的民间纠纷而进行的调解。行政调解是指各级行政机关在履行行政职责时，受理当事人的请求而进行的民间调解。例如，公安派出所受理诊所当事人请求而进行的调解。又如，卫生行政部门组织医患当事人进行的医疗事故纠纷调解。行政调解人虽然具有国家机关工作人员的身份，但调解中无权采取任何强制措施。换言之，行政机关工作人员在民事调解中行使的是社会协调职能，不是社会管理职能。因此，行政调解属于社会救济的范畴，不属公力救济的范畴。行政调解不是仲裁和诉讼的前置程序，当事人可以不经调解而直接申请仲裁或直接提起诉讼。调解不成或对调解协议反悔的，当事人也可申请仲裁或提起诉讼。调解作为社会救济具有如下特征：

第一，调解人的中立性。调解人既可以是国家机关，也可以是各种社会团体或组织。但调解人在调解活动中只能是中立的第三方。如果调解人偏袒一方而丧失中立性，则不仅不利于促成调解，而且极易造成调解失败，甚至激化矛盾。所以，调解人的中立原则是调解工作的首要原则。

第二，当事人的自愿性。自愿是民事意思自治原则的内在要求。对于是否请求调解人进行调解、是否同意调解协议确定的内容，以及调解方法的实施等，均取决于当事人的自愿。任何一方当事人都有权拒绝调解。调解人斡旋于当事人之间，摆事实、讲道理，促使双方自愿协商、妥协、退让，以化解矛盾，就是基于对当事人自主意愿的尊重。所以，自愿原则是调解工作的重要原则。

第三，一定的规范性。尽管调解与仲裁及诉讼相比，不受具体程序规范和实体规范的约束，因而具有很大的灵活性和随意性。调解的启动、步骤及其结果，通常伴随当事人的意志变化而改变。因此，调解相对于仲裁及诉讼而言，其本身所固有的规范和制度因素较少；但相对于和解来说，其规范和制度因素却相对较多。因为一方面，调解人在明辨是非的基础上，才有可能促使当事人互让互谅，实现调解目的。当事人接受调解人的意见，通常以调解人意见的正当性为前提。调解人意见的正当性，以公平公正的调解过程来体现。公平、公正的调解，以调解人的居中行为和公正人格来表达。居中行为和公正人格，只有在调解符合一定社会规范（法律、道德、政策、纪律、习惯和公序良俗等规范）时，才能得到当事人的认同。另一方面，当事人为使调解人支持其主张，就必须证明其主张的正当性。当事人主张的正当与否，只能通过其主张符合社会规范时才能被接受。因此，调解并非无规范而是有规范，但又不是绝对的规范化。

须指出：我国的调解制度包括人民调解、行政调解和司法调解。这里所说的司法调解并非司法所组织的调解，而是特指诉讼中的法院调解，是人民法院依照法定程序，采取调解方式促使双方当事人达成和解协议的一种诉讼活动。司法调解以公权力为后盾，因而属于公力救济的范畴；人民调解和行政调解不以公权力为后盾，因而属于社会救济的范畴。因此，人民调解和卫生行政调解是医疗纠纷处理中最为常见的社会救济方式。

（2）仲裁。仲裁又称公断，是指当事人根据仲裁协议自愿将民事纠纷提交仲裁机构进行裁决，并有义务履行裁决的一种纠纷解决方式。现实中的仲裁可以区分为协议仲裁和法定仲裁。法定仲裁，如劳动仲裁具有公权力性质。因此，社会救济上的仲裁特指协议仲裁，不包括法定仲裁。虽然协议仲裁具有法律性，但自治性和民间性才是其本质属性。所以，仲裁相对于民事诉讼而言，具有如下特征：

第一，仲裁的自治性。自治性是指当事人意思自治原则和程序主体权理论在仲裁活动中的充分体现。是否选择仲裁来解决纠纷，完全取决于当事人的自主意愿。所以《仲裁法》规定必须以当事人在纠纷发生前或者纠纷发生后达成仲裁协议时，仲裁机构才可受理。除此之外，根据程序主体权理论，当事人有权自行商定仲裁机构；有权选择或约定仲裁员；有权约定审理方式（开庭或书面审理）、开庭形式（公开或不公开）；有权在一定条件下约定仲裁所应适用的实体法或程序法；有权撤回仲裁申请；有权在仲裁过程中自愿达成和解或调解协议等。

第二，仲裁的民间性。民间性是指仲裁机构不是国家机关，不代表国家行使公权力，而是民间组织或社团法人。应当说明的是，现实仲裁机构，既可以是永久性的，也可以是临时性的，有些仲裁机构还可设在政府机关之内，甚至一些仲裁员还具有公务员的身份，但协议仲裁机构及仲裁员在仲裁活动中，均与政府机关之间无隶属关系。

第三，仲裁的法律性。法律性是指仲裁的自治性和民间性，并不排除仲裁应当遵守当事人选定的程序法和实体法以及法律规定必须适用的仲裁程序法和实体法，尤其不得排除强行法的适用。仲裁活动必须以最低限度的合法性为原则。此外，仲裁还与法院的诉讼活动存在一定的关联。比如，仲裁活动中的证据保全、财产保全和仲裁裁决的强制执行等，只能通过人民法院依照其程序来得以实现；法院以撤销的方式而不是变更仲裁裁决的方式来监督仲裁活动等。

第四，一裁终局。仲裁法明确规定，仲裁实行一裁终局制度；而民事诉讼实行的是两审终审制。

我国《仲裁法》第 1 条已表明仲裁制度是为解决经济纠纷而建立的，但第 3 条采用列举方式来排除不应受理仲裁的具体事项。医疗纠纷并不属于第 3 条的排除事项。也就是说，医疗纠纷处理机制并不排除仲裁方式。况且"目前，我国部分省市的仲裁委员会积极地进行了医疗纠纷仲裁的探索和研究工作……近几年来，洛阳仲裁委员会妥善处理医患纠纷共 10 余起。有的案件当天立案，当天组庭，当天审理，当天裁决，当天履行，效果非常好。近年来，除太原仲裁委员会外，合肥仲裁委员会和合肥市卫生局合作，对 15 起医患纠纷进行了仲裁，全部获得了成功。"[1]可见，仲裁作为一种医疗纠纷处理的社会救济方式，是大有潜力可挖的。

3. 公 力 救 济

公力救济是指依靠国家公权力来化解医疗纠纷的方式。理论上的公力救济包括民事诉讼和行政裁决。然而，行政裁决必须遵循法定原则。我国目前尚无行政裁决医疗纠纷的法律规定。因此，医疗纠纷不能行政裁决。那么，公力救济仅指民事诉讼。

民事诉讼是指人民法院在当事人以及其他诉讼参与人的参加下，依照法定程序审理和解决民事责任争执的活动，以及由此产生的诉讼法律关系的总和。简言之，民事诉讼就是民事诉讼活动和民事诉讼法律关系的总和。民事诉讼具有如下特点：

（1）当事人的诉讼活动，对诉讼的发生、发展和终结，有很大影响；但人民法院的审判活动，在整个诉讼过程中，始终起着主导作用，对诉讼的发生、发展和终结，均具有决定性的意义。

（2）民事诉讼不仅包括人民法院的民事审判活动，也包括所有当事人和其他诉讼参与人的诉讼活动。人民法院和所有诉讼参与人都享有诉讼权利并承担诉讼义务，都必须遵循一定的程序规则和具体方式，否则当事人进行的诉讼活动，将不具有法律效力并产生对己不利的诉讼后果。

―――――――――

〔1〕　陈志华等：《医疗律师以案说法》，中国法制出版社 2008 年版，第 72 页。

（3）民事诉讼过程，由若干个阶段组成。每一阶段之间是前后连结的，并各有自己的中心任务。只有前一阶段的任务完成后，才能进入下一阶段。不同的任务决定了诉讼过程的阶段性；各阶段的先后顺序，又决定了各阶段之间的相互衔接和连续性。根据民事诉讼法的规定，第一审普通程序分为以下阶段：①起诉和受理；②审理前的准备；③开庭审理；④裁判。如果当事人不服一审提起上诉，就进入二审程序。虽然民事诉讼实行两审终审制，但已发生法律效力的判决确有错误的，可按审判监督程序进行再审。此外，如果当事人拒不履行生效判决的，还可进入执行程序。这些阶段，只是对民事诉讼过程的大体划分，并不是说每一具体诉讼都必须经过以上所有阶段。但是，诉讼中各个阶段之间的先后顺序，却不能逾越，必须由前一阶段转入后一阶段，前一阶段的任务未完成之前，就不能进入后一阶段。

（三）医疗纠纷处理方式的多元化

我国民事纠纷处理机制，是自力救济、社会救济和公力救济并存的制度。医疗纠纷的处理作为民事纠纷处理的一种，应当适用这一机制。其一，自力救济是指和解。和解与仲裁及诉讼相比各有利弊。和解具有极强的自治性和随意性，因而极其简便、快捷和经济，是医疗纠纷处理的常规形式。但和解有其弊端：一是容易产生强迫、欺诈、显失公平和重大误解；二是容易转化为医闹。其二，社会救济是指调解和仲裁。调解具有调解人的中立性、当事人的自愿性和一定的规范性，因而也是医疗纠纷处理的常规形式。但调解存在久调不决、流产率高的问题。仲裁具有自治性、民间性、法律性和一裁终局特点，但仲裁目前尚未推广普及。其三，民事诉讼是医疗纠纷处理中最规范、最权威和最终的一种机制。然而，面对呈指数增长的"诉讼爆炸"，医疗诉讼的程序环节多、鉴定时间长、鉴定标准不一和以鉴代审等，使其效率低下和申诉率高。

提倡和解、调解，以仲裁为补充和以诉讼为保障的多元化医疗纠纷处理机制，是促进医患和谐、维护双方权益和保障社会稳定的必然选择。正所谓："由于社会主体的多元化，纠纷种类的多样化，文化价值观念的差异化，以及民事权利处分的自治化等因素，必须建立多元化的纠纷解决机制，必须建立包括诉讼、调解、仲裁、和解在内的纠纷解决机制，以满足不同主体的需要，给当事人以选择纠纷解决方式的权利，使各种纠纷解决方式连接互动，共同

应对诉讼数量的激增，从而顺利地实现社会的转型。"〔1〕

三、医疗纠纷的处理原则

医疗纠纷处理原则是指参与医疗纠纷处理的相关人员（包括当事人）应当遵循的基本要求或基本准则。根据公平维权的维稳宗旨和医疗纠纷的处理机制，医疗纠纷处理原则包括但不限于：提倡和解、调解的原则；避免矛盾扩大的原则；降低成本的处理原则；案情简单无需鉴定的原则；案情复杂必须鉴定的原则；司法最终处理的原则。

（一）提倡和解、调解的原则

和解具有自愿性、随意性、成本低和彻底性的特点；调解作为"东方经验"，均与社会和谐的内在要求一致。因此，和解与调解在"诉讼爆炸"的今天更应成为医疗纠纷的处理原则。然而，发挥和解及调解作用应当重视两个问题。其一，和解及调解协议的无效问题。实践中，导致协议无效的常见原因是患者死亡后，未经所有法定继承人参与或授权就签订协议书。因为"继承财团在分割之前为共有状态，继承人不能直接依据继承份额享有相应的财产权利，更不能在未经其他共有人同意的情况下处分该共同共有的财产权利，否则就构成无权处分，如果事后没有取得其他共同共有人的追认或取得处分权利，则该无权处分行为应属无效，患者的法定继承人仍可以依据其共同享有的医疗人身损害赔偿请求权请求法定赔偿。"〔2〕其二，和解及调解协议的可撤销问题。签订和解及调解协议，如果存在欺诈、胁迫、显失公平和重大误解时，可使协议处于"效力待定"状态，以致引发撤销之诉。最高人民法院《关于人民法院民事调解工作若干问题的规定》第12条规定："调解协议具有下列情形之一的，人民法院不予确认：（一）侵害国家利益、社会公共利益的；（二）侵害案外人利益的；（三）违背当事人真实意思的；（四）违反法律、行政法规禁止性规定的。和解及调解协议的公证和司法确认极具实用价值。"

（二）避免矛盾扩大的原则

社会和谐不等于没有矛盾。矛盾是社会发展的原动力，没有矛盾就没有

---

〔1〕　唐茂林：《人民调解及其转型研究》，线装书局2009年版，第8页。

〔2〕　北京市海淀区法院民事审判庭一庭编写，张家麟主编：《医疗纠纷48案》，中国法制出版社2008年版，第222页。

社会的进步与发展。然而，不同性质的矛盾应当采用不同的方法来解决。敌我矛盾用专政的方法来解决；人民内部矛盾用团结——批评——团结的方法来处理。处理医疗纠纷的宗旨是在维护当事人合法权益的基础上来维护社会和谐。因此，避免医患矛盾扩大成社会矛盾应当成为医疗纠纷处理的首要原则。实践中，医患矛盾扩大成社会矛盾的客观因素主要来自两方面。一是患者死亡后，尸体停放于医院公共场所或诊所门前；二是双方的谈判代表过多。因为，尸体停放于医院公众场所或诊所门前，在亲情和"死者为大"等传统观念，以及医方有过错的主观认识下，极易导致死者亲友群情激愤，从而引发双方之间的群体矛盾。双方谈判代表过多，意见必难统一，七嘴八舌的各种主张，不仅使谈判难以达成共识，而且极易因一方强势引发冲突。所以避免矛盾扩大，首先应当移尸太平间或殡仪馆，并在纠纷初期拉开双方距离；其次是双方谈判代表不宜超过3人。这就是诉讼中罕见矛盾扩大的客观原因。本质上说，停尸闹事和人多势众是典型的胁迫，因而与现代文明格格不入。例如，2017年5月21日（星期天）上午9时00分，湖南某市马某，男性，56岁，因20日晚咳嗽及21日早晨咳嗽加剧来到诊所。体查：T36℃、BP120/80 mmHG、呼吸音粗。医师开了头孢呋辛钠静滴，皮试（一）。患者注射完毕，在床上躺了10多分钟后上厕所。患者喊要卫生纸，医师递纸后返回。10来分钟未见患者出来，呼之不应，医师进厕所发现患者倒地，查无生命体征，立打"120"，抢救8分钟时"120"赶到。再过2小时（13时20分），家属三四人驱车将尸体运到诊所门前放下之后说："你打针把人打死了，必须给个说法！"医师拨打"110"。派出所干警来后，医师强调："纯属迟发性过敏反应或其他意外，因而没有责任，进行尸检可证明。"干警交代："你们好商量，不要闹事"，随后就走了。患者亲友越来越多，当晚24时00分已近百人。第二天（星期一）区政法委、市区卫生局、派出所、司法所、社区均派员来到现场进行调查和调解。诊所医师要求尸检并移尸殡仪馆，卫生局工作人员说："卫生局无权强制移尸，你的尸检要求已通知对方。"派出所干警说："上百人守灵，没有四五十名警力不行。我所哪有这么多的警力！"司法所人员说："我们只负责调解。"区政法委副书记说："先调解看情况再说。"社区干部说："听领导安排。"第三天（星期二）上午，患方举报非法行医。市卫生监督所派员前来调查后认定：非法行医不成立。直到中午13时20分（患者死亡48小时），患方仍不同意尸体解剖，却要求赔偿60万。在区政法委、市区卫生局、派出所、司法所、社区和卫生监督所工作人员的共同调解下，直到晚上 11 时才达成 10 万元的赔偿协议。其实，本案医师无过错而不应承担赔偿责任。但诊所医师上老下小七口，根本就无法忍受上百"愤怒人"三天三夜的折腾，不得不花钱买平安了事。纠纷表面"圆满解决"，但此"圆满"带来的只能是后患无穷。

（三）降低成本的处理原则

降低成本的处理原则是指降低时间成本、精力成本和经济成本来处理医疗纠纷的基本准则。医疗纠纷的突出特点是责任认定难度通常大得多。所以，医疗纠纷的处理成本通常大于一般纠纷。这里所说的"成本"包括案件处理人和当事人花费的时间成本、精力成本和经济成本的总和。以上案为例，表面看只历经 3 天，但实际成本却高得出奇。首先，案件处理涉及政法委、市区卫生局、派出所、司法所、社区和卫生监督所等七个部门；其次，案件涉及医师家人七口以及上百个死者亲友；最后，10 万元的赔偿款其实是胁迫的结果，无异于浪费社会资源。显而易见，此案处理的时间成本、精力成本和经济成本远比医疗诉讼成本还要高。其处理结果并非平等维护双方权益，还产生了社会乱象及其恶性循环的潜在因素。假如派出所干警来后即表态：移尸殡仪馆是必须的，医闹必将受到严肃处理；医方要求尸检，患方不同意就不予处理；如果自行协商或要求调解，双方应各自确定谈判代表或聘请代理人，但不得超过 3 人，于第二天进行协商或到派出所、司法所、医疗纠纷调解委员会申请处理。那么，此案将是另外一个结局。须指出，家属运尸体到诊所门前时仅有三四人，此时强令或强行移尸殡仪馆，只需警力 3~5 人足矣。根据当事人的合法请求，先拉开双方距离以避免冲突发生是医疗纠纷处理的首要原则。只要第一步走好，其他问题就可迎刃而解。当然，避免反复尸检，限制无关人员参与谈判和限定谈判代表人数，避免久谈不拢和久调不决，以及在真诚和互谅互让基础上达成共识的赔偿协议等，都是降低成本的客观要求。

（四）案情简单无需鉴定的原则

案情简单无需鉴定的原则是降低成本处理医疗纠纷原则的具体运用。虽然，医疗责任认定的难度通常大得多，但违反注意义务和因果关系易认定时，就是案情简单的医疗纠纷。其特点类似于一般纠纷，因而无需鉴定。以下三例医疗诉讼充分说明案情简单应当贯彻无需鉴定的原则。

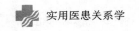

案例一

2009 年 4 月 29 日，患者及其父亲在异基因造血干细胞移植知情同意书上签字，同意行异基因造血干细胞移植术。期间不允许外人陪护与接触，也不允许患者走出无菌室，吃喝拉撒睡等全由护士处理。2009 年 5 月 1 日起，患者被安排到无菌室进行骨髓移植阶段治疗。长期医嘱为特级护理。

录像显示：2009 年 5 月 10 日 5 时 38 分，护士发放口服药，患者入睡中，没有交谈。清晨 6 时左右，患者从移植舱中自行走出，经工作人员通道进入 8 楼楼梯间后，未停留直接到 7 楼并继续沿楼梯向下走。当时病区楼层值班处并无值班人员，导致患者未被医护人员发现和阻拦。当日凌晨 6 时 5 分，物业听说有人坠楼，通知医护人员立即去现场，并通知值班医师。医院立即组织抢救，但抢救无效死亡。

患者家属与医院协商无果后向当地法院提起诉讼，要求判令医院赔偿各项损失共计 58 万余元。庭审中死者家属认为，如当时病区有护士值班，及时发现黄某出舱，劝其回去，就不会发生跳楼事件。医院不履行起码的安全陪护义务，造成患者死亡应负全责。医院辩称，患者是完全民事行为能力人，应对自己的自杀行为承担责任。没有先兆的自杀是无法防范的，患者趁护士忙于给其他病人抽血之际，从移植舱走出，自杀坠楼身亡。患者的这种自杀行为，医院无法察觉、预防和阻止，且在患者离开监护舱后及时发现、寻找和抢救，因而没有过错，不应承担赔偿责任。

2009 年 11 月，某市区法院作出医院赔偿 6 万元的一审判决。判决书认定医院负有 24 小时不间断的护理义务，但相关护理人员并未及时察觉以及采取有效的心理疏导和劝解工作，丧失了预防患者跳楼极端行为的第一个机会；患者从移植舱走出到跳楼的全过程中，却无一个医护人员值班，从而丧失了阻止悲剧发生的最后机会。所以，医院违反注意义务而有过错，其过错与患者死亡之间有一定的因果关系。并据此作出上述判决。死者家属不服一审判决，提起上诉。某市中级人民法院维持原判。

案例二

某 45 岁女士的粘连性肠梗阻患者，因反复病痛难忍而成为医院"常客"。2012 年 9 月又因腹痛到医院门诊治疗。门诊不见好转再次住院。长期医嘱为一级护理。患者住院第二天凌晨 1 时许从住院部五楼的阳台上坠落受伤。虽经医务人员全力抢救，1 小时后还是因伤势过重死亡。

发现患者坠落后医院立即报案。公安机关侦查结果表明：排除他杀刑事案件，患者跳楼自杀特征明显。患者趁大女儿（陪护人）趴在床旁熟睡之际自拔吊针，然后下床到病房阳台跳楼。

死者家属与医院多次协商无果，于 2013 年 4 月告上法院，请求判令被告医院赔偿 45 万元。庭审中死者家属认为：本是看病的，病没治好，却从医院楼上意外坠落死亡。从门诊时起就形成了医疗服务合同关系。医院管理、护理工作存在缺陷，未尽护理责任，才导致患者从住院部五楼阳台上跌下受伤死亡。医院对此应当承担全责。虽经数次交涉，医院却认为没有过错，拒绝赔偿导致原告不得不上法庭维权。医院辩称：患者死亡值得同情，但其死亡并不是原告所说的意外"跌下受伤"而死。根据公安《调查结论报告》《110 接警登记表》《法医尸体检验报告书》以及患者身高仅 148cm 和阳台栏杆高及患者胸部等基本事实，足以表明：身材如此矮小的患者如果不是刻意攀爬阳台栏杆就不可能坠落而死。患者的跳楼行为显系长期病痛无法承受而故意跳楼自杀的行为。患者是完全民事行为能力人。她一定会找机会跳楼自杀，真正想自杀的行为是无法防范的。本案中，患者跳楼前没有任何先兆，跳楼时没有喊叫。因此，患者跳楼死亡与医院管理和护理工作没有任何因果关系。况且，医院对患者的诊疗行为符合规范，护士每小时巡视病房有护理记录佐证，护士给患者吊针换药离开不到半小时她就跳楼了，发现患者跳楼后又立即抢救，医院尽到了所有注意义务，因而没有过错。请求驳回原告的全部诉请。

法院审理认为，死者与医院形成了医患关系。根据公安《调查报告》《110 接警登记表》《法医尸体检验报告书》和护理记录，医院尽到了护理义务和抢救义务，没有过错。患者从五楼跳下高空坠落死亡，责任在死者本人，与被告的医疗服务不存在因果关系。因此，驳回原告的诉讼请求。

案例三

2003 年的一天，某音像出版社为拍摄计划生育专题片，于上午应约到某医院妇产科拍摄部分镜头。下午 2 时 30 分，在未经产妇及家属同意情况下，由值班护士带去分娩室拍摄一位产妇生产和新生儿脐带结扎全过程。不料却被该产妇家人发现引发纠纷，并把摄像机和录像带扣留。事发后，产妇以其母子俩名义向法院提起诉讼。

开庭审理中，原告认为医院在未征得本人同意的情况下，让音像出版社人员观看了分娩过程，侵犯了本人的名誉权和隐私权；同时对婴儿进行裸体拍摄，侵犯了肖像权，还因照明可对婴儿眼睛产生伤害，故请求医院和出版社赔偿医药费、误工费和名誉损失费，并赔礼道歉。被告医院辩称，拍摄过程未对产妇的头面部进行录像，故不构成对产妇的侵权，录像已被扣留因而不构成对产妇和婴儿的侵权；出版社辩称，录像已被扣留因而不构成对产妇和婴儿的侵权，虽然拍摄了新生儿脐带结扎全过程，但此录像带不存在营利目的，故不构成对婴儿肖像的侵权。

法院审理认为，医院负有对患者隐私的保密义务；出版社同样负有对公民隐私的保护义务。本案医院和出版社都违反义务而有过错，其过错行为侵犯了原告的隐私权。据此判决两被告向原告赔礼道歉，并分别赔偿原告精神损害抚慰金 2000 元和 1500 元。

（五）案情复杂必须鉴定的原则

案情复杂必须鉴定的原则是指违反义务和因果关系难认定的医疗纠纷应当借助鉴定的原则。医疗纠纷的特殊性主要源于医疗行为的技术性。由于调解人、法官和患方当事人普遍缺乏医学知识，以致医疗纠纷的特殊处理方式是委托具有专业技能的第三方鉴定。鉴定内容可以包括：死因鉴定、医疗损害鉴定（过错、因果关系和参与度鉴定）、笔迹鉴定、字迹形成时间鉴定，以及伤残等级，医疗、护理、误工、营养、残疾辅助器具费，护理依赖和继续治疗费鉴定等。医疗纠纷的一般处理方式主要包括和解、调解和民事诉讼。根据现行法律和司法实践，对于复杂案情的医疗纠纷，无论当事人选择和解、调解，还是民事诉讼，都可借助鉴定来解决特定问题。当事人都追求公平、公正时，处理案情复杂的医疗纠纷就必须贯彻鉴定的原则。

例如，患者唐某某，男，1965 年 6 月 10 出生，湖南某县人。因腰背痛 7 月，加重 10 天于 2012 年 1 月 12 日入住某市 A 医院，经相关检查诊断为胸椎结核伴脓肿，肺结核。经抗结核治疗及完善术前检查，于 2014 年 2 月 8 日行胸椎结核病灶清除术+植骨内固定术，术后患者出现下肢感觉、运动丧失。2014 年 2 月 9 日转入上级 B 医院，诊断为胸椎结核术后双下肢截瘫，椎管内异物占位。当天急诊行胸椎前路内固定取出+病灶清除术。2014 年 2 月 20 日行胸椎后路植骨内固定术。2014 年 4 月 20 日转入本市 C 医院治疗……2014 年 10 月患者仍存在双下肢感觉运动障碍。

2014 年 10 月 5 日，患者之妻聘请律师。律师与患者家属共赴 A、B、C 三家医院调取病历。律师研读病历后发现 B 院 2012 年 2 月 9 日 B 院术前 CT 片和手术记录表明：椎管内异物占位，异物形状为固定螺钉。初步判断 A 院术中螺钉误入椎管导致双下肢截瘫。同时在 A 院手术记录中发现外院指导老教授两人。询问患者之妻得知：A 院聘请外院两位退休的老教授，并要患方付 5000 元会诊费，还不给票。据此初步判断 A 院可能没有手术资质。经调查，A 院属二级医院，无权开展 4 类手术。双方律师历经两个多月的协商谈判，终于达成共同委托省司法鉴定中心进行医疗损害、伤残等级，医疗、护理、误工、营养、残疾辅助器具费，护理依赖和继续治疗费等鉴定的协议。

【司鉴分析】

（1）被鉴定人唐某某因腰背痛 7 个月，加重 10 天，于 2012 年 1 月 12 日入某市 A 医院，医方经摄片等相关检查，诊断为 T_{11}、T_{12} 椎体结核及椎旁脓肿。有明确手术指征，行胸椎前路胸椎结核病灶清除+植骨内固定术。据《湖南省各级综合医院手术分类及批准权限规范》，该手术为第四类手术需三级医院才能开展。据某市卫生局某卫发〔2009〕274 号文件，医方属二级医院，故医方无行本例手术的资质，医方因违反《湖南省各级综合医院手术分类及批准权限规范》存在过错。

（2）医方于 2012 年 2 月 8 日行胸椎前路胸椎结核病灶清除+植骨内固定术，术后即发生双下肢感觉运动障碍，阅术后 CT 片示椎管内金属物体（螺钉）占位，说明医方在手术中将内固定螺钉置入椎管内造成脊髓的损伤，存在过错。该过错与被鉴定人目前双下肢截瘫有因果关系，建议医疗过错程度为完全责任。

（3）被鉴定人目前双下肢截瘫，脐以下感觉消失，双下肢肌张力增高，肌力 0~2 级。参照 GB/T16180-2006《劳动能力鉴定和职工工伤与职业病致残等级》B.1.b）二级 4）条之规定构成二级伤残。参照 GA/T800-2008《人身损害护理依赖程度评定》有关规定，存在大部分护理依赖，建议伤后休息。肌张力稍增高，双下肢感觉消失，腹壁反射稍减弱，膝、踝反射减弱，病理征未引出，提睾反射存在。出院诊断：胸椎结核术后并双下肢截瘫，椎管内异物占位。

C院最后的阶段小结：因手术后双下肢运动、感觉障碍2月余，以脊髓损伤于2012年4月20日入院。入院后完善相关检查于2012年5月3日行胸11、12、腰1椎体结核病灶及椎旁脓肿清除术，伤口一期愈合。于2012年5月30日行交感神经阻滞术、6月5日行脊神经后根节阻滞术、6月8日行骶管置管术，术后对症支持治疗。近两年来患者病情稳定。目前情况：患者双下肢活动障碍、感觉异常，以烧灼肌疼痛、麻木为主，夜间明显，稍心烦，多思，小便可自行解出，偶有失禁，大便不能自行解出。查：双侧巴氏征（+），右侧下肢肌力0~2级，左下肢0~1级，双上肢肌力5级，双侧下肢腱反射亢进，肌张力升高，呈痉挛性瘫痪，双上肢正常，T_{12}脊髓水平以下触、痛觉消失，感觉异常。目前诊断：脊髓损伤，脊髓结核术后，高尿酸血症。

【司鉴意见】

（1）A医院对唐某某诊治过程中，医方未尽到高度注意义务，手术中将内固定钉侵入椎管损伤脊髓，存在过错。该过错与被鉴定人唐某某的双下肢瘫痪有因果关系，建议医疗过错程度为完全责任。被鉴定人目前情况构成贰级伤残，伤后休息至评残日前一日，存在大部分护理依赖，营养期限为90日，后期医疗费按实际金额发生计算。

（2）A医院对唐某某的手术无资质。双方收到鉴定书后，进入协商处理阶段。由于双方都欲一次性处理继续治疗费，但鉴定意见"后期医疗费按实际金额发生计算"使双方难以达成一次性处理的共识，患方于2015年4月2日向A院所在市的某区法院提起诉讼。在法官的主持下，终于达成除已垫付的医疗费、护理费由医方承担外，另一次性赔偿患者160万元的调解协议。

（六）司法最终处理的原则

法治社会应当遵循司法最终解决的原则。民事诉讼是医疗纠纷处理机制中最规范、最权威和最终的一种机制。医疗纠纷是旨在追究医方责任的医患争执。此纠纷因医疗行为的特殊性导致其处理难度通常比一般纠纷大得多，从而使和解与调解更难达成共识。因此，诉讼是医疗维权的最后一道防线。然而，医疗诉讼的时间成本、精力成本和经济成本比一般诉讼高得多，以致患方通常在和解及调解无效的情况下才提起诉讼。比如上一案例，不是由于双方都欲一次性处理继续治疗费，且鉴定意见"后期医疗费按实际金额发生计算"使双方难以达成一次性处理的共识，就没有必要提起诉讼。正所谓"打官司是无奈的选择。"

本章小结

本章第一节阐述医患纠纷的概念、分类和特殊性；第二节阐述医疗纠纷的防范机制，履行注意义务的一般规律和审查方法；第三节阐述医疗纠纷的处理机制，医疗纠纷的处理方式和医疗纠纷处理原则。本章涉及的主要内容如下：

医患纠纷特指医疗服务活动产生的应否承担或如何承担民事责任的医患争执。

医患纠纷包括医疗纠纷和一般纠纷。其中，医疗纠纷可进一步区分为医疗违约纠纷和医疗侵权纠纷；一般纠纷也可进一步区分为一般违约纠纷和一般侵权纠纷。

医患纠纷的特殊性，首先表现为两类责任区分的必要性；其次表现为医疗责任的认定难度通常大得多。

医疗纠纷的防范机制是针对病情及其变化而履行注意义务的一般规律。

履行注意义务是妥当实施医疗行为的义务。履行注意义务应在病情及其变化的基础上遵守选项规范和操作规范并贯彻辩证的诊疗原则外，还应规范履行告知义务、护理义务、转诊义务、资质保证义务、病历书写存档义务、诊疗管理义务等，才能妥当实施医疗行为。这就是履行注意义务的一般规律。

履行医疗注意义务的审查方法是：一查病情及其发展变化的过程；二查诊疗方案的确定和实施，是否符合选项规范和操作规范并贯彻诊疗原则；三查告知义务、护理义务、转诊义务、资质保证义务、病历书写存档义务、诊疗管理义务等，是否规范履行；四查针对不良病变的选项和操作是否存在"应为能为而不为、应为能为而错为或不应为而为之"的注意义务的违反。

医疗纠纷处理机制又称医疗纠纷化解机制，是指医疗纠纷的处理方式，以及该方式相适应的相关参与人员共同遵守的办事规程或行为准则。

医疗纠纷的处理方式包括医疗责任认定特点相适应的特殊处理方式，以及私力救济、社会救济和公力救济等三种民事责任纠纷的一般处理方式。

医疗纠纷处理原则是指参与医疗纠纷处理的相关人员（包括当事人）应当遵循的基本要求或基本准则。根据维稳宗旨和医疗纠纷的处理机制，医疗纠纷处理原则包括但不限于：提倡和解、调解的原则；避免矛盾扩大的原则；降低成本的处理原则；案情简单无需鉴定的原则；案情复杂必须鉴定的原则；司法最终处理的原则。

复习思考题

1. 什么是狭义的医患纠纷？

2. 什么是医患纠纷的特殊性？

3. 医疗纠纷的防范机制是什么？

4. 履行医疗注意义务的一般规律是什么？

5. 怎样审查医疗注意义务的履行？其重点审查和最终审查方法是什么？

6. 医疗纠纷的特殊处理方式，以及私力救济、社会救济和公力救济分别是指什么？

7. 医疗纠纷的处理原则包括哪些？

8. 医疗纠纷处理中的首要原则是什么？有什么办法避免医患矛盾扩大？

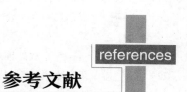

参考文献

[1] 陈一凡："医患关系概论"，载《报刊精萃》2008年第5期。

[2] 刘文义：《现代汉语新词典》，中国妇女出版社1994年版，第994页。

[3] 中国社会科学院语言研究所词典编辑室：《现代汉语词典》，商务印书馆1985年版，第851页。

[4] 李步云：《法理学》，经济科学出版社2000年版。

[5] 王利明：《民法》，中国人民大学出版社2000年版。

[6] 陈一凡："浅析医疗服务的概念和内容"，载《中外健康文摘（新医学学刊）》2007年第12期。

[7] 陈一凡："论医疗服务关系"，载《管理观察》2008年第1期。

[8] 陈一凡："论医疗服务中医疗与服务的辩证关系"，载《中外健康文摘（临床医药版）》2008年第5期。

[9] 《毛泽东选集》（第1卷），人民出版社1991年版。

[10] 舒远招：《马克思主义哲学原理》，湖南师范大学出版社2001年版

[11] 吴家麟：《法律逻辑学》，群众出版社1983年版

[12] 李本富：《医学伦理学》，北京大学医学出版社2002年版。

[13] 辞海编辑委员会：《辞海》（上），上海辞书出版社1979年版。

[14] 张赞宁："论医患关系的法律属性及处理医事纠纷的特有原则"，载《中国司法鉴定》2001年第2期。

[15] "希波克拉底誓言"，载http://wenku.baidu.com/vien/7daa85d5clc708a1284a44ca.html，2011年6月14日访问。

[16] 王利明：《侵权行为法归责原则研究》，中国政法大学出版社1992年版。

[17] 龚赛红：《医疗损害赔偿立法研究》，法律出版社2001年版。

[18] 何颂跃：《医疗纠纷与损害赔偿新释解》，人民法院出版社2002年版。

［19］屈茂辉：《中国民法》，法律出版社 2009 年版。

［20］陈一凡："浅议医学技术规范"，载《中外健康文摘（新医学学刊）》2008 年第
　　　5 期。

［21］起草小组：《医疗事故处理条例释义》，中国法制出版社 2002 年版。

［22］王泽鉴：《民法学说与判例研究 1》，中国政法大学出版社 1998 年版。

［23］张新宝：《中国侵权行为法》，中国社会科学出版社 1998 年版。

［24］奚晓明、王利明：《侵权责任法新制度理解与适用》，人民法院出版社 2010 年版。

［25］北京市海淀区人民法院民事审判一庭编写，张家麟主编：《医疗纠纷 48 案》，中国法
　　　制出版社 2008 年版。

［26］黄松有：《人身损害赔偿司法解释的理解与适用》，人民法院出版社 2006 年版。

［27］梁华仁：《医疗事故的认定与法律处理》，法律出版社 1998 年版。

［28］陈志华等：《医疗律师以案说法》，中国法制出版社 2008 年版。

［29］王岳："从人文视角审视《侵权责任法》之新变化"，载《健康报》2011 年 7 月
　　　8 日。

［30］唐茂林：《人民调解及其转型研究》，线装书局 2009 年版。

［31］刘小宁、李运华：《卫生法学教程》，科学出版社 2000 年版。

［32］李显冬等：《中华人民共和国侵权责任法条文释义与典型案例详解》，法律出版社
　　　2010 年版。

［33］陈晓军：《医疗损害赔偿》，中国法制出版社 2004 年版。

［34］柳经纬、李茂年：《医患关系法论》，中信出版社 2002 年版。

［35］吴春岐、王维嘉：《医务人员侵权风险防范与救济》，中国法制出版社 2010 年版。

［36］陆庆标：《医疗纠纷诉讼实务操作》，中国法制出版社 2009 年版。

［37］周伟等：《常见医疗事故的鉴识与纠纷处理》，人民法院出版社 2003 年版。

［38］钟刚等：《医疗纠纷锦囊》，法律出版社 2010 年版。

［39］孟强：《医疗损害责任》，法律出版社 2010 年版。

［40］单国军：《医疗损害》，中国法制出版社 2010 年版。

［41］陈一凡："浅析原生、派生和衍生形态的医患关系"，载《中外健康文摘（临床医药
　　　版）》2008 年第 5 期。

［42］王冰：《医疗纠纷——律师在线答疑》，中国法制出版社 2009 年版。

［43］王传益、李博等：《医疗纠纷防范与处理》，警官教育出版社 1998 年版。

［44］李君、周永庆：《医疗损害——官司证据收集、认定和运用》，中国法制出版社 2011
　　　年版。

［45］梁东：《服务合同案例评析》，中国经济出版社 2005 年版。

［46］王森波：《医疗事故认定与医疗纠纷处理》，中国民主法制出版社 2002 年版。

［47］ 唐德华：《医疗事故处理条例》的理解与适用，中国社会科学出版社 2002 年版。

［48］ 张天文：《医疗事故及纠纷的防范》，人民军医出版社 2004 年版。

［49］ 官以德、孙建、方道茂：《医疗事故与医疗纠纷处理》，人民法院出版社 1999 年版。

［50］ 王亚平：《医患权益与保护》，人民军医出版社 2003 年版。

［51］ 张秦初等：《防范医疗事故与纠纷》，人民卫生出版社 2000 年版。

［52］ 田兴洪等：《医疗事故的认定及法律责任研究》，中国经济出版社 2004 年版。

［53］ 睢素丽、单国军：《医疗事故处理解析》，法律出版社 2003 年版。

［54］ 王学棉：《特殊类型诉讼中的司法正义》，人民法院出版社 2003 年版。

［55］ 高绍安：《医疗纠纷典型判例评析》，中国法制出版社 2001 年版。

［56］ 史会明：《医疗事故索赔指南》，中国法制出版社 2005 年版。

［57］ 赵旭东：《合同法学》，中央广播电视大学出版社 2002 年版。

［58］ 江平：《中华人民共和国法律全释》，中国民主法制出版社 2002 年版。

［59］ 陈一凡：《医患关系法律分析》，人民法院出版社 2013 年版。

［60］ 蔡继峰、常云峰：《基层医疗机构医疗损害防范知识及案例解析》，人民卫生出版社 2016 年版。